北京针灸名家丛书

针道传灯

韩碧英

主　　编　刘元石　彭唯娜

副 主 编　叶永铭　郗亚薇

编　　委　李　贺　李珊珊　杨　涛

关　芮　张　盼　陆　瑶

王　扬　于余娜　宾璐璐

卢　霞　陈　灼

主　　审　韩碧英

中国中医药出版社

·北京·

图书在版编目（CIP）数据

针道传灯——韩碧英 / 刘元石，彭唯娜主编 . —北京：
中国中医药出版社，2020.5
（北京针灸名家丛书）
ISBN 978－7－5132－6142－5

Ⅰ . ①针… Ⅱ . ①刘… ②彭… Ⅲ . ①针灸疗法－临
床应用－经验－中国－现代 Ⅳ . ① R246

中国版本图书馆 CIP 数据核字（2020）第 032490 号

中国中医药出版社出版
北京经济技术开发区科创十三街 31 号院二区 8 号楼
邮政编码 100176
传真 010-64405750
河北品睿印刷有限公司印刷
各地新华书店经销

开本 880×1230 1/32 印张 10.25 彩插 0.5 字数 268 千字
2020 年 5 月第 1 版 2020 年 5 月第 1 次印刷
书号 ISBN 978－7－5132－6142－5

定价 49.00 元
网址 www.cptcm.com

社 长 热 线 010-64405720
购 书 热 线 010-89535836
维 权 打 假 010-64405753

微信服务号 zgzyycbs
微商城网址 https://kdt.im/LIdUGr
官 方 微 博 http://e.weibo.com/cptcm
天猫旗舰店网址 https://zgzyycbs.tmall.com

如有印装质量问题请与本社出版部联系（010-64405510）

《北京针灸名家丛书》
编委会

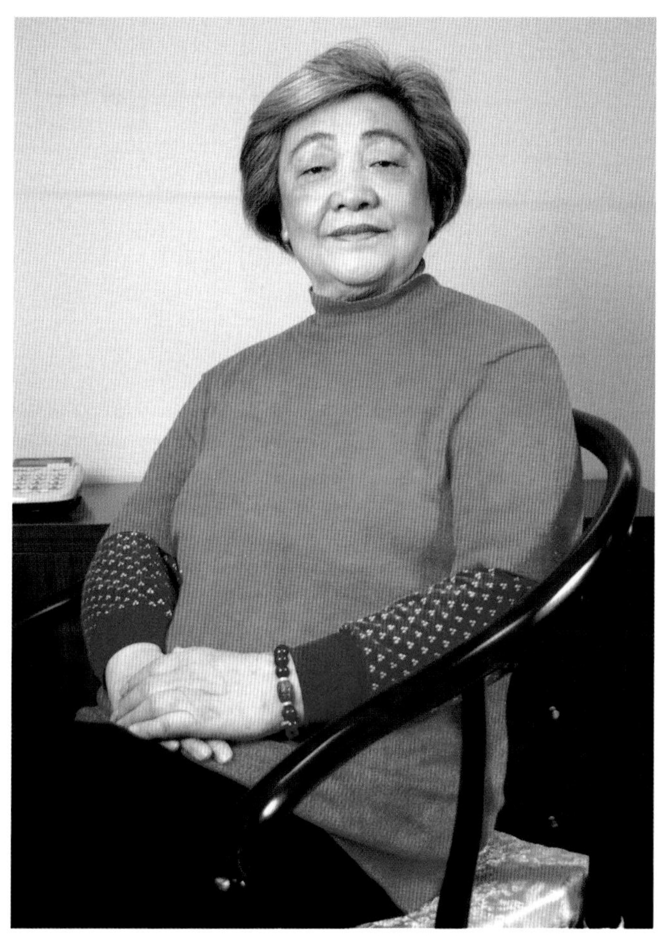

韩碧英

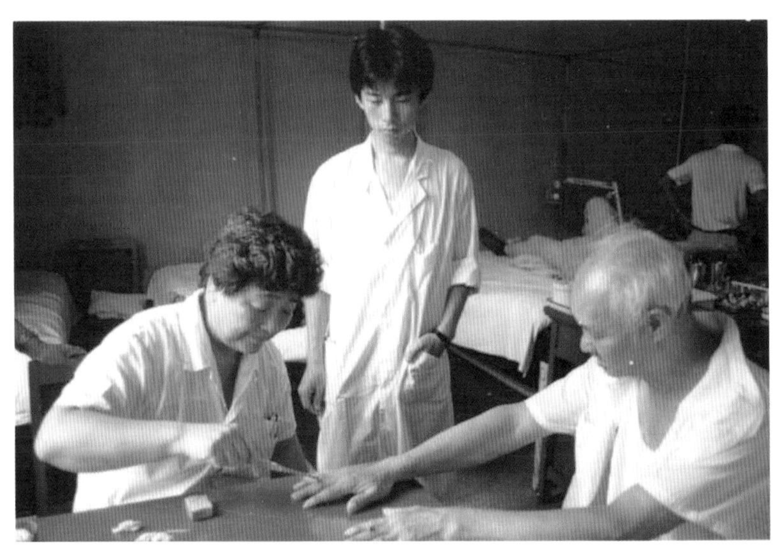

1991 年韩碧英在（左一）为患者做灸疗

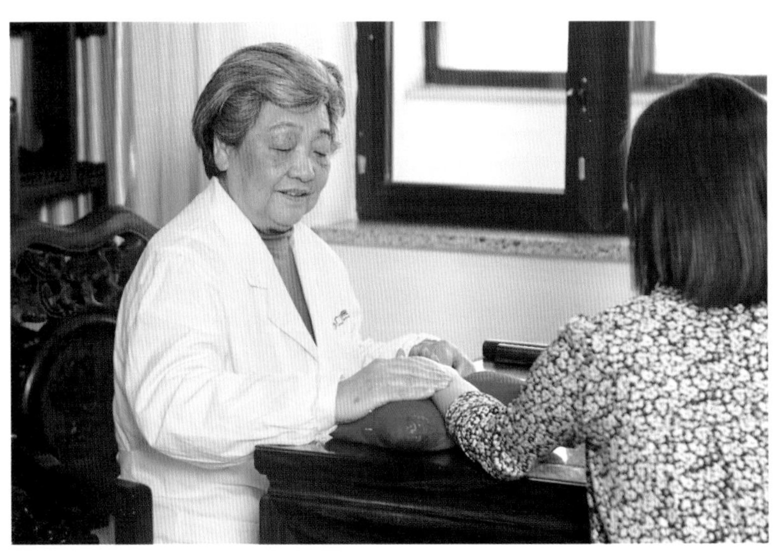

2016 年韩碧英（左）诊病工作照

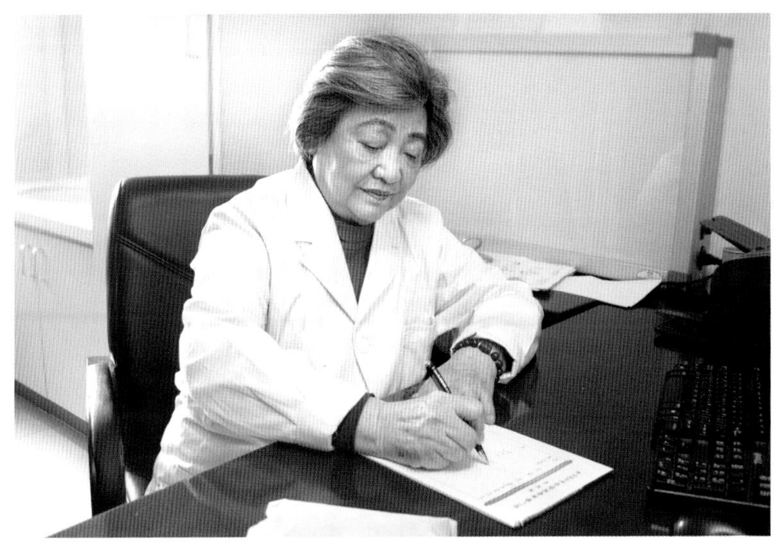

2017 年韩碧英工作照

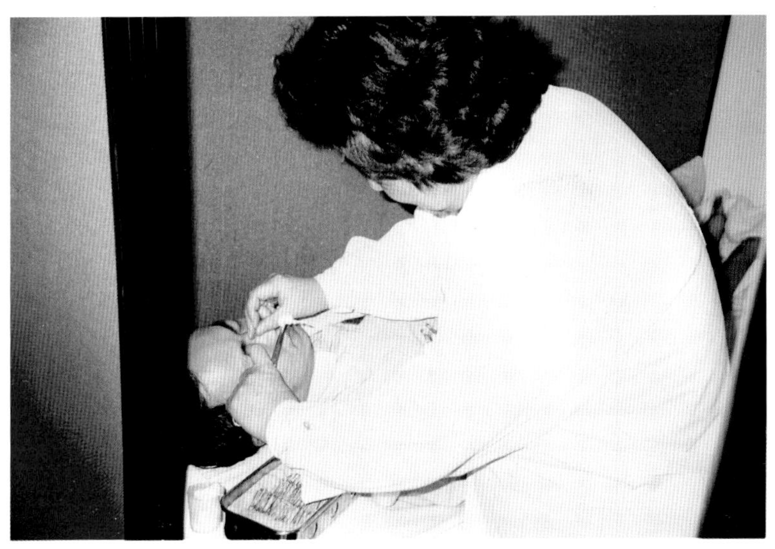

1980 年为日本患者治疗视神经萎缩

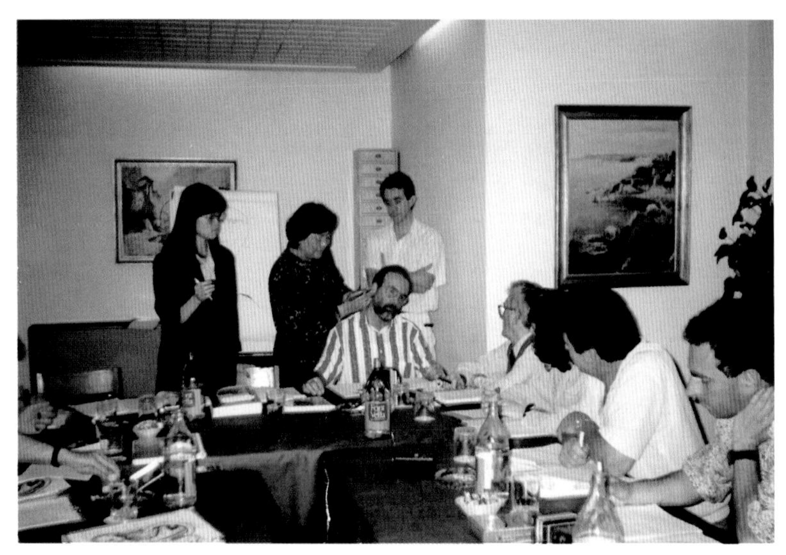

1998 年韩碧英（左二）在巴塞罗那讲授耳针课程

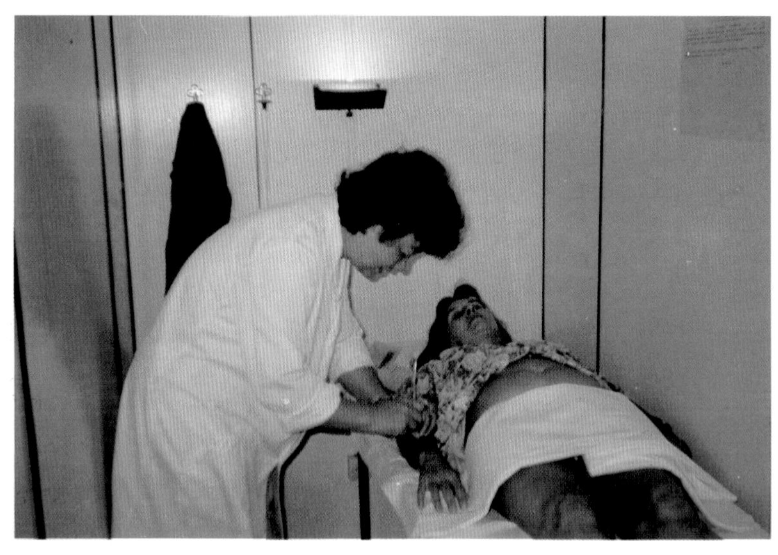

1999 年韩碧英（左）在西班牙为患者治疗

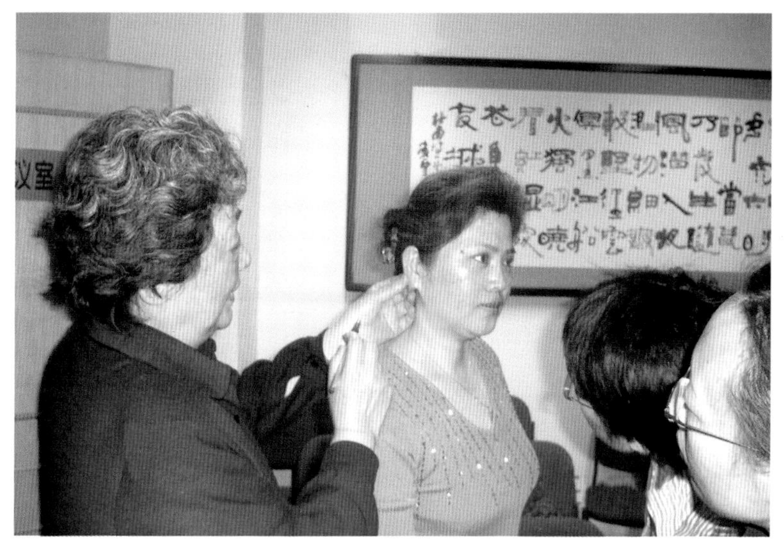

2006 年韩碧英（左一）在北京针灸名家经验学习班上为学员示范耳针取穴方法

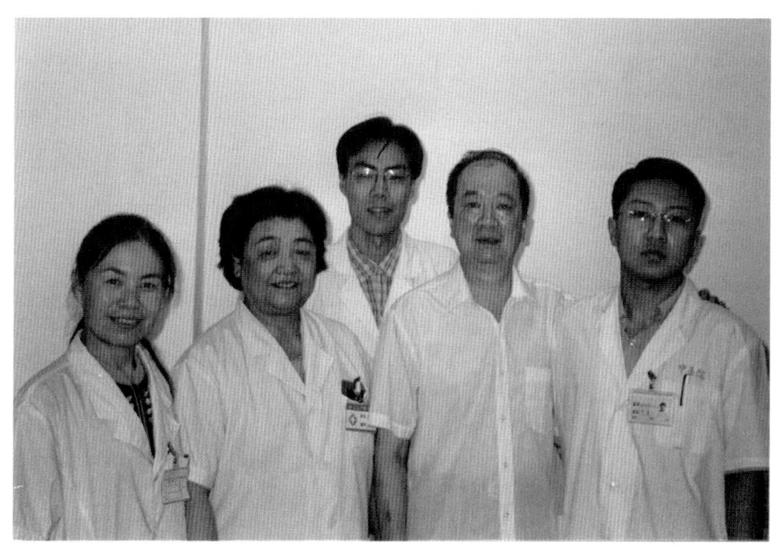

1989 年韩碧英（左二）、叶成鹄（右二）与进修医师合影

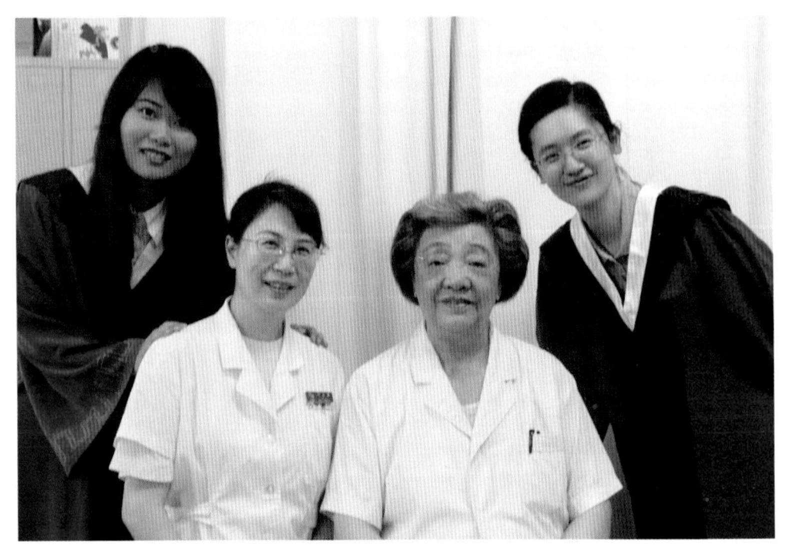

2015 年韩碧英（右二）与大徒弟叶永铭（左二）及其学生合影

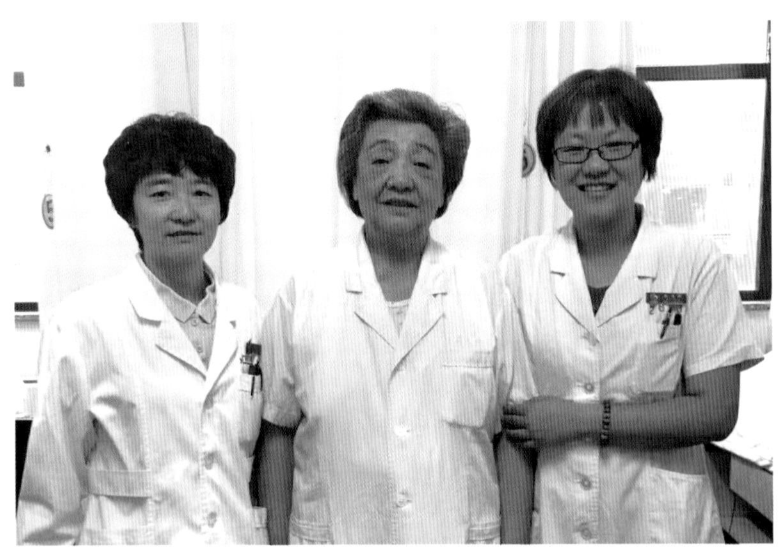

2015 年韩碧英（中）与彭唯娜、杨涛合影

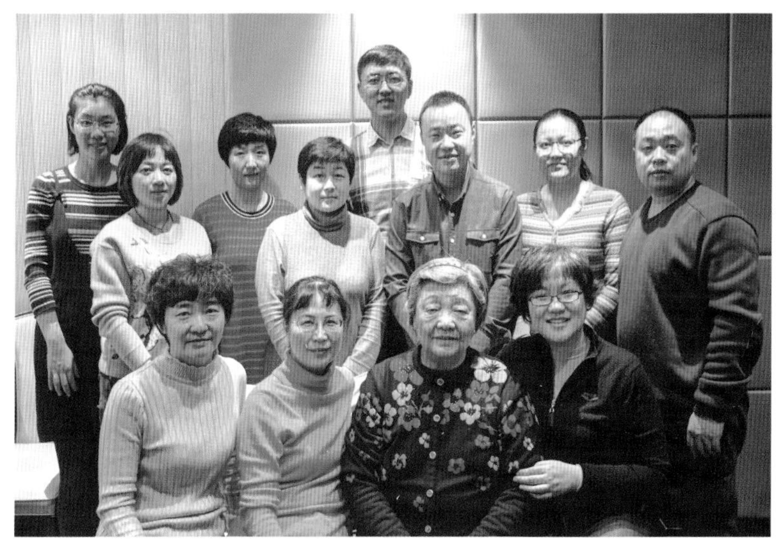

2017 年韩碧英（前排右二）与弟子合影

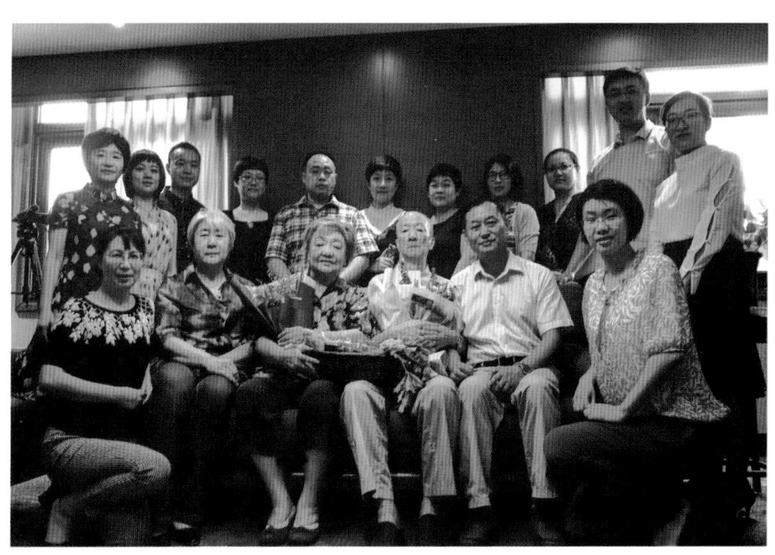

2018 年 7 月 4 日在收徒仪式上韩碧英（前排左三）与弟子们合影

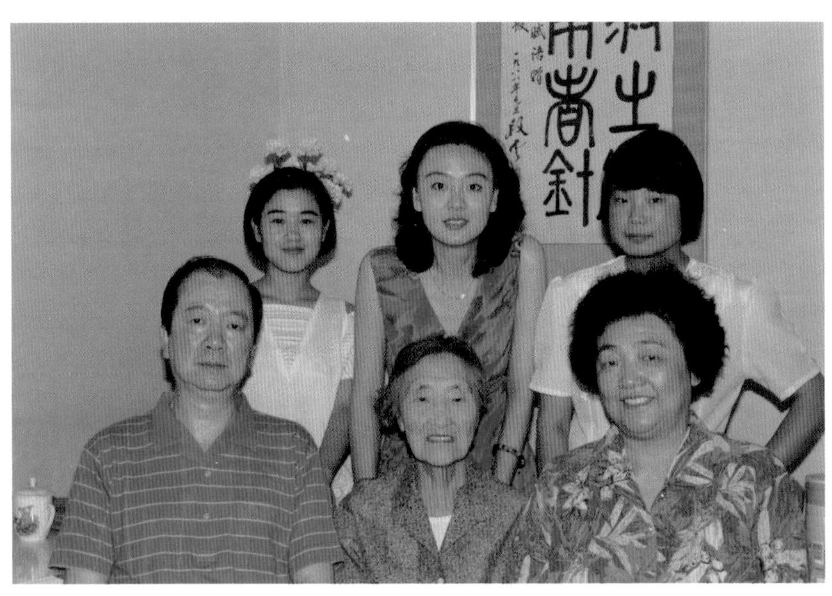

1998 年与家人合影（前排左起：叶成鹄、杨真茹、韩碧英，后排中叶菁）

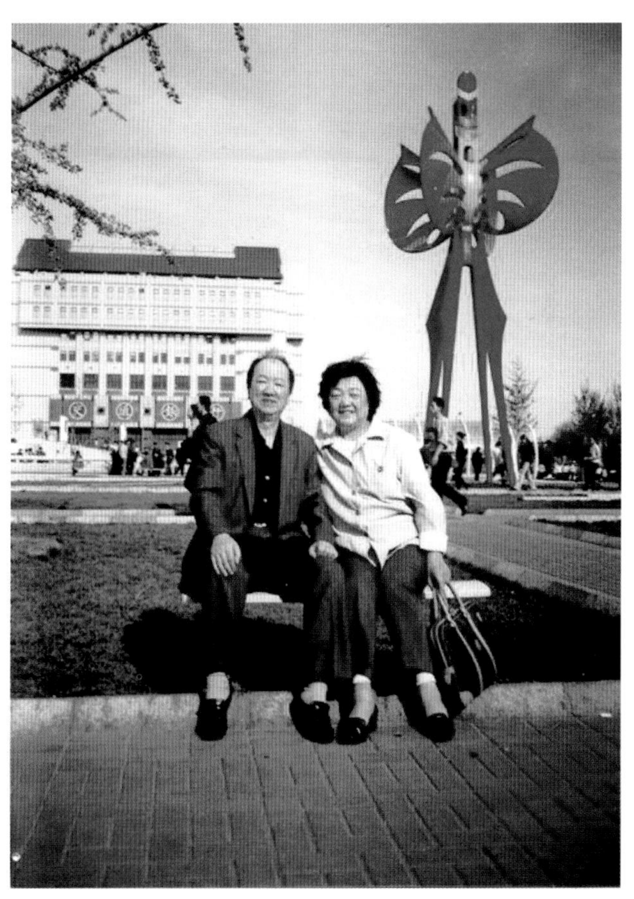

2002 年韩碧英与先生叶成鹄在西单广场

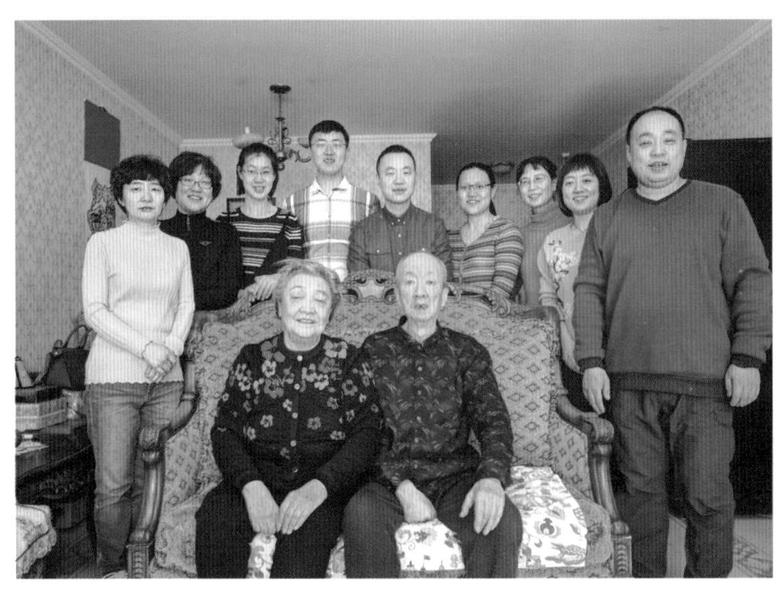

2017 年韩碧英（前左）和叶成鹄（前右）在家中与弟子们合影

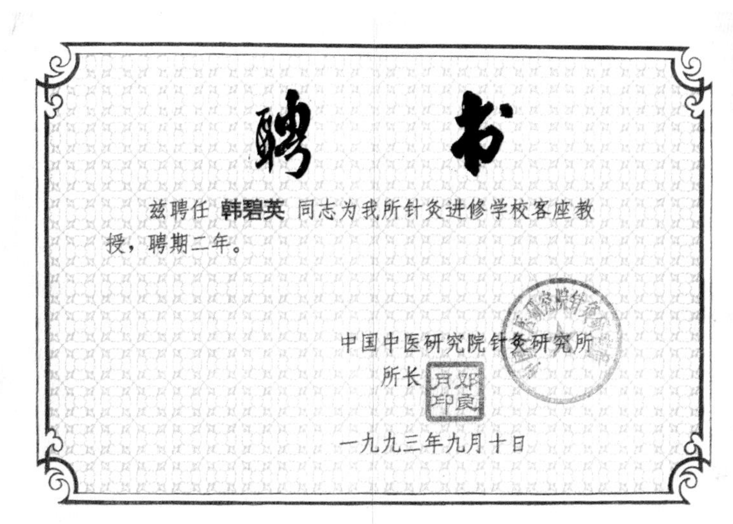

聘书

兹聘任 **韩碧英** 同志为我所针灸进修学校客座教授，聘期二年。

中国中医研究院针灸研究所

所长 邓良月印

一九九三年九月十日

中国中医研究院针灸研究所针灸进修学校客座教授聘书

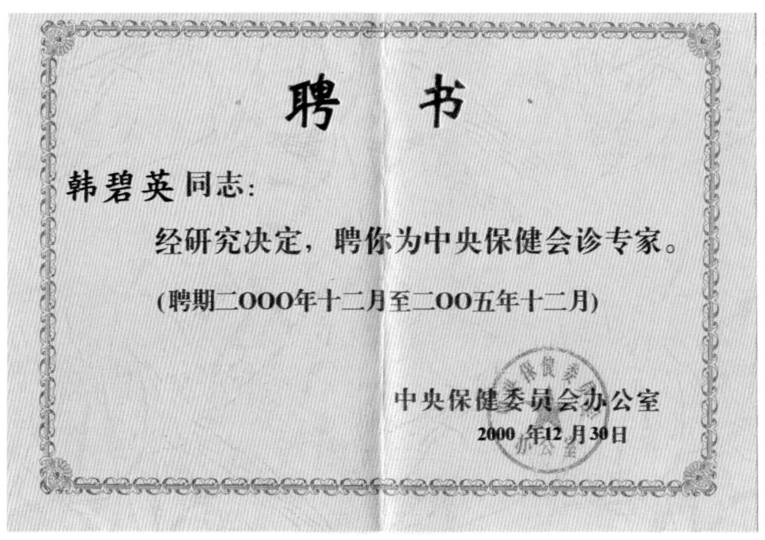

聘书

韩碧英同志：

经研究决定，聘你为中央保健会诊专家。

（聘期二OOO年十二月至二OO五年十二月）

中央保健委员会办公室

2000 年12 月30日

中央保健会诊专家聘书

聘书

兹聘请 韩碧英同志

为《中国临床医生》杂志第七届编辑委员会特邀编委。

人民卫生出版社

2011年1月

《中国临床医生》杂志编委聘书

丛书前言

针灸疗法作为祖国传统医学中重要的组成部分，有着数千年的历史，针灸疗法理论与技术的形成和发展离不开一代又一代的针灸人。黄帝与岐伯等人的君臣问对，成就了以《灵枢》为代表的针灸理论体系；扁鹊著《难经》，阐发针灸经旨，丰富了针灸理论；皇甫谧删浮除复，论精聚义，撰成《针灸甲乙经》，使针灸疗法自成体系；其后历朝历代贤人辈出，涪翁、郭玉、葛洪、杨上善、孙思邈、窦默、徐凤、杨继洲、高武、李学川，直至民国的承淡安、黄石屏等，如璀璨群星，闪耀在针灸历史的天空。正是这些精英的薪火传承，成就了针灸的繁盛大业。

北京古城有着800年的历史，特殊的历史地位和厚重的文化积淀，造就了众多针灸名家。王乐亭、胡荫培、牛泽华、高凤桐、叶心清、杨甲三、程莘农、贺普仁……这些德高望重的针灸前辈，成为北京近现代针灸学术的代表人物，他们的学术思想和精湛技艺推动了北京地区针灸学术的发展，在北京地区针灸史上留下了浓墨重彩的一笔。他们的道德情操、学术思想和临床技艺是针灸界的宝贵财富，应当深入挖掘、整理并发扬光大。

北京针灸名家学术经验继承工作委员会是在北京针灸学会领导下的一个学术研究组织，它的主要任务就是发掘和整理北京地区针灸名家的学术思想和临床技艺，凡在北京地区针灸界有一定影响力的、德高望重的、有独特学术思想和临床技艺的针灸专家，都是我们工作的对象。我们本着客观、求实、慎重、细致的原则，力求全面展示针灸名家们的风采，展示他们的学术价值和影响力，为推动北京地区针灸学术的发展，为针灸疗法促进人民健康，提高生活质量做出自己的贡献。

这套丛书对于我们来说是工作成果的体现，对广大读者来说是走近针灸名家，向他们学习的有利工具。通过它，可以了解这些针灸名家的追求与情怀，可以感受到他们的喜怒哀乐，可以分享他们的临床所得，使自己得到受用无穷的精神食粮。这就是我们编辑这套丛书的目的。

北京针灸名家学术经验继承工作委员会

《北京针灸名家丛书》编辑委员会

2017年8月

前　言

传承千年的中医针灸，因其独特的理论体系和确切的临床疗效，虽几经沉浮，仍屹立不倒，更是在2010年被联合国教科文组织列入“人类非物质文化遗产代表作名录”。自此，针灸学不仅是中国的瑰宝，更是属于世界的财富。一代代中医人为了中医针灸事业的恒长发展付出了毕生的心血和努力，并通过大量的临床实践使中医针灸理论得以细化和升华，这些宝贵的认识和经验具有极高的学术价值和临床指导作用。所以，对名老中医的学术思想进行系统的整理和抢救性挖掘尤为重要。

韩碧英教授是中国中医科学院广安门医院知名针灸专家，从事临床工作50余载，20世纪60年代曾在叶心清等多位老专家指导下学习，主要继承了叶心清老中医的治学方法与临床经验，并在之后的临床实践中不断积累与发扬，逐渐形成了特有的学术思想和理论体系。

她的学术思想以叶心清等老中医的传承为主干，遍读经典与各家注释，采撷众家学说，验之临床取其效者。因此，对中医生理病理体系的理解并不拘泥于一家之论，强调理须能用之于临床，术必本之于理，有理可依，有法可则，不做无根之木，不可天马行空。

在理论体系上，注重局部与整体的关系，尤重脾胃。临床中注重审因辨证，首先明确脾胃功能在整体病变中所受的影响以及所起的作用，并从多个角度分析病机特点。治疗原则常以中焦脾土为中心，运用升降补泻法调整其余四脏；又常强调后天脾胃对于先天肾精的补养，以及先天肾阳对后天脾胃的温煦作用；对于痼疾沉疴，每用奇经八脉以逆流挽舟。

韩碧英教授认为，临床中多数疾病虽然表现为某脏某腑或某经某络的虚实盛衰利滞，但溯本求源，往往在于整体阴阳的失衡，如上实而下虚，阴盛而阳衰，累及多经多脏，故治疗时又擅长针灸、中药并用，调经通络用多针，补泻阴阳取重点，攻补兼施，缓急相宜。这种诊断时着眼整体又重视细节，治疗时针多而不乱，补泻分明正是韩碧英教授的传承特点。

《针道传灯——韩碧英》一书通过个人小传、谈针论道、验案分析等章节全面展示了韩碧英教授的从医之路以及在针灸理论、实践等方面的独到见解，期望能够为中医针灸传承发展发挥积极的作用。

本书编写过程中得到了叶成鹄教授的全力支持，在此进行致谢。

本书尽可能展现韩碧英教授的针灸理论和针灸思辨特点，部分内容保留了韩碧英教授写给弟子手稿的原貌（如“原气”与“元气”）、部分穴位后的备注等内容。但由于编者水平有限，不当之处，敬请同道提出批评意见，以便修订时更正。

编者

2020 年 1 月

序

针灸是中医学的重要组成部分，也是我国特有的治疗疾病的手段，有“拯救之法，妙用者针”之说。针灸疗法具有鲜明的中国文化特色与地域特征，是基于中国医学和科学传统产生的宝贵遗产。中国中医科学院广安门医院针灸科成立于1955年，其前身为中国中医研究院针灸研究所临床部，是我国创建最早、规模最大的针灸科之一。科室先后会集过叶心清、郑毓琳、高凤桐、郭效宗、李志明、许世谦等一大批享誉全国的名老专家，他们不仅在此悬壶济世，还曾著书立学、培养后进，为医院的学科建设做出了突出贡献。

韩碧英教授是目前我院名老针灸专家的杰出代表。她出身于书香门第，自幼喜爱中医，1961年考入北京中医学院（现北京中医药大学），系统学习针灸基础和中医理论，其间得到我院著名针灸学家叶心清先生的指导，自此矢志中医针灸事业，至今已有50余年。她熟读经典、精研岐黄、融汇新知、知守达变，积累了丰富的临床经验，形成了独具特色的诊疗思路；她慈善谦和、医德高尚、济世救人、仁心仁术，始终保持着一颗仁爱之心，赢得了广大患者的高度赞誉；她治学严谨、求真务实、为人师表、教书育人，把自己的学术思想和临床经验倾囊相授，为科室培养了大批人才。

橘井流芳半百年，术精岐黄当著述。《针道传灯——韩碧英》

一书系统梳理了韩碧英教授的行医之路、学术思想和临床经验，全方位展现了韩碧英教授屡起沉疴、大医精诚的医者风范，无私分享了其在针灸理论和实践方面的诸多心得体会，具有重要的指导意义，是传承与发展针灸学的宝贵财富。

余读书期间便闻及韩碧英教授学识渊博、精于针术、教书育人有方，后有幸跟诊，聆听韩碧英教授讲授“标本根结”“气街四海”“五输五行”等知识，自觉受益颇多，亦有犹余未尽之感。今书稿出版在即，甚感欣慰，先睹为快，乐而为序。

中国中医科学院广安门医院副院长 刘　震

2020 年 1 月

目录

第一章
医家小传

韩碧英是中国中医科学院广安门医院知名针灸专家。毕业于北京中医学院（现北京中医药大学），曾在叶心清等多位老专家指导下学习，继承了叶心清等老中医的治学方法与临床经验，重视针灸经典中对生理病理的分析，注重局部与整体的关系。她勤求古训，博采众方，数十年如一日，从事医疗、教学、科研工作已50余载，学验皆丰，是北京针灸界中金针叶派的传承名家。

情系中医，少年立志

1940 年 4 月，韩碧英出生于吉林省辽源市的一个知识分子家庭。她的祖上原是山西省洪洞县大槐树庄人，清朝末年迁居到现在的辽宁省铁岭市，后与纪氏结婚，共生育四男四女。其祖父从事小本生意，生意有起色后便迁居至吉林省辽源市，开了一家印染铺，生意红火。

韩碧英的祖父喜欢读书，以孔孟之道治家，给四个儿子起名均以“学”字排列。韩碧英的父亲为家中次子，祖父为他起名叫韩学孟。韩碧英祖父从史籍中看到扁鹊给人治病的故事，心里很感动，也希望培养孩子学习医道医理。虽然四个儿子送入学堂后最终无人从医，但父亲对医学的喜爱对韩学孟的影响十分深远。

韩学孟先生为人正直谦逊，从小勤奋好学，写得一手好字，又善绘画，尤擅竹、梅。在他眼中，青青翠竹能立严寒而不屈，经历千万次风雨的洗礼和光阴打磨，依旧不卑不亢；傲雪寒梅为花中四君子之首，迎雪吐艳，凌寒飘香，在百花凋零的时节迎着飞雪开放，不与百花争艳。竹、梅都具有高洁谦逊、自强不息、坚韧不拔的品格和气节。韩学孟先生也是秉持这样的精神对子女进行言传身教，他常说，做人要有竹之坚韧和梅之傲骨，要自强自重，堂堂正正；面对困境、逆境时，要有不屈的气节和坚强的意志。在父亲的教诲下，韩碧英自幼性格坚毅、勤奋好学，明白做人要自强、自重的道理。

韩碧英的母亲张爱莲是家庭妇女，在旧社会“女子无才便是德”思想的影响下未能有机会读书，大字不识，常把韩学孟先生带回家的资料当火引子，文化上的差距使得韩学孟先生一度对夫人感情疏远，但为了家庭和孩子，他还是尝试着弥补这一差距。他用纸片做成识字卡，在家教夫人认字。通过日积月累的学习，使张爱莲逐渐认识了许多字，与丈夫的共同语言也越来越多，两人感情逐渐好转。张爱莲婚后 3 年未孕，后经西医调治，共生育了八个子女，韩碧英排行老四。

韩碧英幼年时，父亲曾患重病，在当时医疗条件较差的情况下，疾病延宕数月且逐渐加重。看到父亲被病痛折磨，自己却无能为力，这给韩碧英幼小的心灵留下了深深的创痛，她希望自己能获得一种对抗疾病的力量来为家人解除痛苦。在万般无奈的情况下，韩学孟先生想起以前曾听过的那些中医治病有神奇疗效的故事，开始在民间找寻能治好自己疾病的中医。经朋友介绍，终于找到了当地一位名叫“赵太百”的中医师，经这位中医师的精心调治，他的病终于痊愈了。痊愈后的韩学孟对中医更加信任，每遇亲朋好友患病，他总是推荐中医调治，年幼的韩碧英也亲眼见证了中医妙手回春的神奇。

韩碧英兄妹在双亲的培养下都受到了良好的教育，韩碧英父母对传统文化的重视和对医学的推崇，深深地影响着童年时代的韩碧英，长期的耳濡目染，使她产生了长大后要成为一名为人治病的医生的愿望。

拜师学艺，博采众长

韩碧英知道，要想实现成为一名医生的梦想，就要上学读书，学好文化。上小学后，韩碧英学习刻苦，成绩一直很优秀。

韩碧英的母亲有一位姓庙的远亲，是一名擅长以膏药治病的中医，他家的祖传膏药秘方能治内、外、妇、儿等各科疾病。韩学孟常去他家抓药，他对谦逊好学的韩学孟印象很好。新中国成立初期，铁路运输处于半停顿状态，在铁路局工作的韩学孟无事可做，庙先生就劝他辞职跟自己学习医术，并将一些药方及炼膏的技术传授给他。韩学孟跟他学了一段中医，后来铁路运输再度恢复，韩学孟迫于生计便又返回铁路局继续工作。韩碧英却常在闲暇之余翻阅庙先生留给父亲的资料，无数不解之谜使她对中医的兴趣倍增。

1955年韩碧英小学毕业，铁路局中学提前招生，韩碧英虽认真参加了面试却不料落榜，心情十分沮丧。韩学孟先生鼓励韩碧英面对逆境一定要坚强和自信，一定要有战胜困难的勇气。在父亲的支持和鼓励下，她重新备考，参加了北京市中学统一招生考试，并以优异的成绩被北京第八女子中学录取。这次的重考经历使韩碧英明白了无论做什么事都要付出坚持不懈的努力，只有这样才会成功。

1956年，韩学孟先生调到成都铁路局运输处工作，小妹随父母迁居成都，韩碧英和哥哥们则被留在了北京。这是韩学孟先生考虑到北京的大学多，教学质量高，兄妹俩能够学到真本事，长大后做一个有用的人而做出的决定。父亲的良苦用心让韩碧英和哥哥铭记于心，他们在北京学习非常刻苦，功夫不负有心人，哥哥于1958年考上了大学。哥哥的成功给了韩碧英极大的激励，她立志要向哥哥学习，一定要踏入大学的校门。3年后，她也开始面临高考，她觉得此时是实现自己成为医生梦想的最佳时机，因此毫不犹豫地选择了中医专业，父母对她的选择非常支持。凭着自己的努力，1961年秋，她如愿考入了北京中医学院（现北京中医药大学）。韩碧英之所以报考中医，一方面是因为这是她童年的理想，另一方面则是因为在那个缺医少药的年代，中医尤其是针灸是保健治疗的较佳方法。就这样，韩碧英带着对中医浓厚的兴趣和热忱踏上了学医的道路。

就在那一年的欢迎新生晚会上，韩碧英初识了她的人生伴侣叶成鹄。叶成鹄的父亲叶心清是我国著名的针灸学家，擅长金针术，德术皆碑，新中国成立后曾为多名国家领导人和外国元首做过保健工作，扬名海内外。当时叶成鹄是学校乐队的小提琴手，一表人才，风度翩翩。晚会快要结束时，叶成鹄邀请韩碧英跳舞，叶成鹄舞步熟练而轻巧，而韩碧英初涉舞场，舞步凌乱，多次踩到叶成鹄的脚，弄得她很不好意思。也就是那次晚会，成就了两人日后的姻缘。（图 1–1）

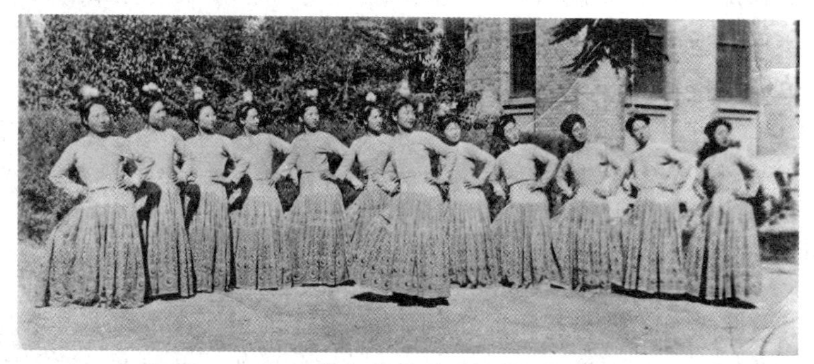

图 1–1　大二参加高校汇演表演孔雀舞领舞

大学生活的第二年秋天，韩碧英与叶成鹄相恋，那个年代谈恋爱没有多少花前月下的卿卿我我，更多的是相互鼓励、并肩学习。在两人相恋的过程中，韩碧英得到了叶心清老先生的关爱与指导。那是 1963 年暑假回校，韩碧英从成都带来小吃送给叶成鹄。叶成鹄说："我父母最喜欢吃成都小吃，我带你去见见我的父母吧。"韩碧英随他来到叶老先生居住的国务院宿舍楼，一进门看见家里有很多人，叶心清先生和夫人坐在沙发中间，旁边是哥哥叶成亮和嫂子彭登慧、弟弟叶成焕、妹妹叶成媛。叶老先生中等身材，精神矍铄。叶老夫人有一张典型的四川人面孔，慈祥和蔼。因为叶成鹄从来没和韩碧英说过他父亲的事，所以韩碧英当时并不知道叶老先生是我国著名的针灸专家。落落大方，知书达理的韩碧英给叶老先生留下了很好的印象。在返回学校的路上，韩碧英才得知叶老先生原是四川名医，调来北京后在中国中医研究院广安门医院针灸科工作，医理造诣颇深，临证经验丰富，经

常为外国首脑治病，是第四届政协委员，担任中央保健工作。听了叶成鹄的介绍，韩碧英对叶老先生又多了几分敬仰。（图 1–2）

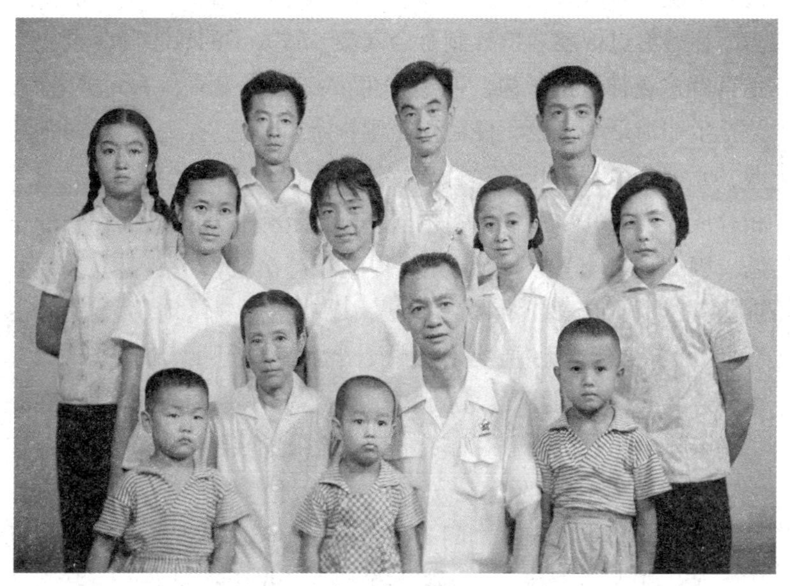

图 1–2　叶心清一家（1965 年）

二排左起：杨真茹（叶心清夫人）、叶心清。三排左起：叶成瑾（叶心清二女）、韩碧英、叶成瑜（叶心清长女）、彭登慧（叶成亮夫人）；四排左起：叶成媛（叶心清三女）、叶成鹄、叶成亮（叶心清长子）、叶成焕（叶心清三子）

在与叶成鹄和叶家的交往中，韩碧英得到了叶老先生的很多指教。叶老先生告诉韩碧英："学中医必须懂得阴阳五行……要想学好中医，首先要学好经典，然后旁通诸家，方能取得高屋建瓴之效。"对中医有一定了解的韩碧英深以为然，她知道中医古籍文义深奥，有些字多音多义，古体假借情况甚多，且无断句，学习经典首先要过好文字关，若无坚实的古文基础，则难以登堂入室。因此，她充分利用课余时间，刻苦研读《易经》《说文解字》

等以帮助理解经文。她体会到，学习《易经》会逐渐了解阴阳变化、消长盈亏的规律，有助于理解和掌握中医的阴阳学说，确如古人所说“易与医通”。

韩碧英也曾就扁鹊针刺百会穴救治虢太子的故事问叶老先生是否有这么神奇的效果。叶老先生讲：“脑为髓海，为元神之府，神是生命活动的象征，髓海不足则预示生命之衰微，髓海竭则神败，元神生命就终止了；百会位于颠顶，为诸阳之会，与风府穴相合成为四海穴中的髓海，两穴相配能起到护髓海、保神明的作用，因此用之有效。”叶老先生提到在一次会诊中，曾以金针刺神门穴沿心经施以徐疾补泻手法，成功救治一位垂危患者，说：“脑为元神之府，心主神明，神门又为心经的原、输穴，自此穴沿经透刺可以通调经气，达到醒神的目的。”就这样，韩碧英在叶心清老先生的点拨下，对针灸产生了浓厚的兴趣。

叶老先生对她的健康也十分关心。他发现韩碧英面颊有雀斑，就为韩碧英诊脉，询问有关脾胃、月经的情况。认为她“肾阳不足，中土克肾水”，为她开方取药，并让叶老夫人煎好装在瓶里，以便她随吃随热，叶老先生对她的关爱由此可见一斑。而韩碧英心中也充满对叶心清老先生的钦佩和敬仰，尤其是叶老先生严谨的治学态度和精湛的医术，潜移默化地影响着她未来的从医之路，叶老先生针药并用治疗疑难杂症的思路也对她以后的临床工作有很大的启发。

大学的最后阶段是临床毕业实习，随师侍诊是临床实践的第一步。韩碧英怀着对中医学的酷爱，以积极认真的学习态度投入侍诊工作。她在临床实践时，得到了很多名家的指点。1965年9月至1966年6月，韩碧英有幸与师姐肖承悰（萧龙友之孙女）在延庆跟随任应秋教授学习中医内科。后又有幸跟随“伤寒派”名家刘渡舟教授、针灸泰斗程莘农教授、儿科名家刘弼臣教授学习。1967年在北京中医医院实习时，还得到妇科名家柴嵩岩教授的指教。全面的临床实践给她的内、外、妇、儿各科打下了坚实的基础。从最初接诊患者时茫然不知所措，到边抄方边揣摩老师的诊病诊疗方法，再到侍诊日久对老师的辨证思路及治疗特点有深刻认识，直至逐渐能够有自己的诊疗思路，每一点收获都弥足珍贵。

就这样，六年的大学生涯，韩碧英系统学习了中医针灸基础及经典理论，包括《黄帝内经》《伤寒论》《金匮要略》《温病条辨》《难经》《本草备要》《针灸甲乙经》，以及内、外、妇、儿各科的理论知识；同时也进行了西医基础理论及内、外科的学习，1967 年她以优异的成绩毕业于北京中医学院第六届中医专业。

巧用银针，救死扶伤

20 世纪 60 年代席卷中国大地的“文化大革命”给韩碧英的工作和生活带来了巨大的冲击。1967 年 9 月的一个傍晚，有人以请叶心清先生出诊为名将他逮捕入狱。“国民党特务”“国际间谍”“五一六反革命分子”等各种莫须有的罪名扣在了叶老先生的身上。这一去，叶老先生再也没能回来。1969 年 9 月 12 日，一生清廉耿直、医德高尚、医术精湛的针灸学家含冤离世。（图 1–3）

这一突然的事件直接影响到韩碧英和叶成鹄的关系。韩碧英被推上了生活的十字路口，政治上的压力使她透不过气来。学校领导多次劝韩碧英与叶成鹄断绝关系，说如果那样就可以像别人一样分配工作和正常生活，否则会受到牵连，影响一辈子。在那个疯狂的年代，是否与“反革命分子划清界限”是一个大是大非的立场问题。面对如此高压，韩碧英心里充满了迷惑和不解：叶老先生曾多次为中央首长、外国首脑做保健工作并得到他们的赞许，毛主席也亲笔手书《忆秦娥 · 娄山关》相赠，如果他有历史问题，怎么会承担这样重要的工作呢？而且医生就是治病救人的，叶老先生德术双馨，怎么就能从一名救死扶伤的好医生突然变成了“反革命”？韩碧英怎么也不敢相信这样的事实。

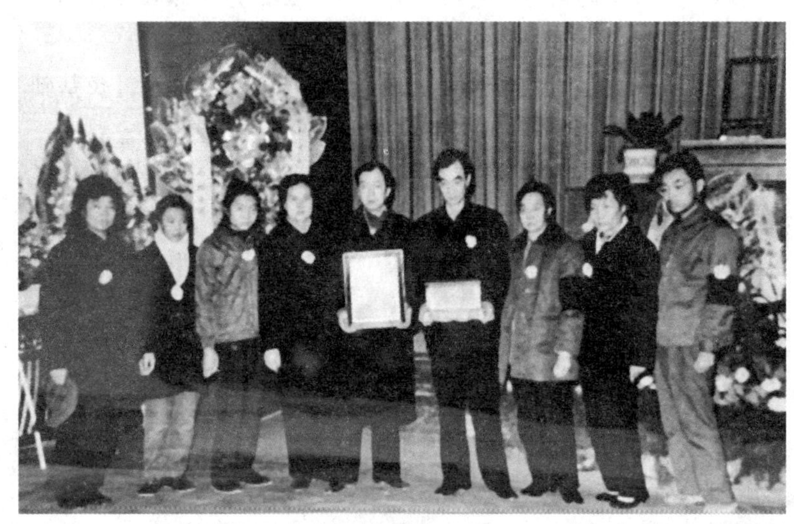

图 1–3 叶心清追悼会（1969 年）

左起：韩碧英、叶菁、叶章娟（叶成亮女）、叶成瑾、叶成鹄、叶成亮、叶成瑜、彭登慧、叶章铭（叶成亮子）

1968 年毕业分配之前，是决定韩碧英与叶成鹄关系的关键时刻，叶家当时的凄惨境况无法形容。就连她去看叶成鹄时都有人监视。面对如此高压，她心中充满矛盾和犹豫，也产生过离开叶成鹄的念头。但叶老先生慈祥的面容，叶成鹄无助的表情，无时无刻不在撞击着她的心，这种违背良心的想法无时无刻不在煎熬着她。在逆境中的韩碧英想起年幼时父亲的教导：做人要有劲竹之坚韧和寒梅之风骨，绝不能做有违良心之事。

1968 年 8 月，经过深思熟虑，韩碧英毅然向叶成鹄提出：“咱们结婚吧！”叶成鹄激动地说：“你决定了？”韩碧英说：“决定了！”叶成鹄说：“好，你先去报到，等我的问题解决了就去找你，咱们平静地过一辈子”。听到此言，韩碧英潸然泪下，与叶成鹄结婚的决心更加坚定了。（图 1–4）

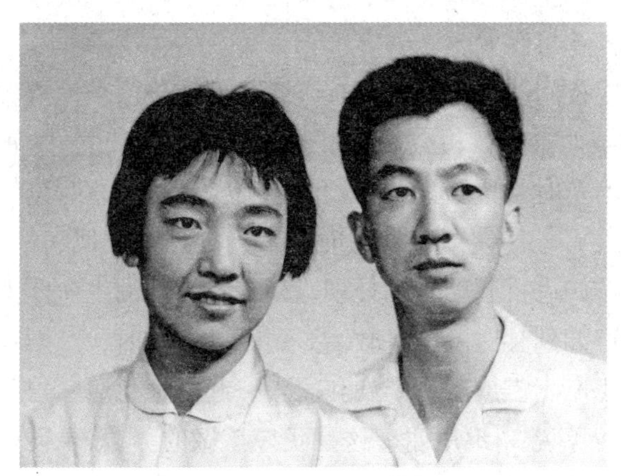

图 1–4　韩碧英、叶成鹄结婚照（1968 年）

婚后的韩碧英因受叶心清先生的牵连而被分配到甘肃边远地区工作，而叶成鹄则在“牛棚”中劳动改造，两人无法通信。但不管环境怎样恶劣，韩碧英依然保持着自己的本色，像劲竹一样挺拔向上，真实坦荡。她坚信：踏过坎坷和泥泞，一定能走出一条属于自己的路。

到甘肃后，韩碧英被分配到宁县盘克公社卫生院工作，当时卫生院只有 3 名医生，后来又分配来了两名兰州医学院的毕业生。工作的主要内容就是去老乡家中出诊，有赶集的日子就坐堂出诊，开方抓药。大学实习期间扎实全面的中西医基本功训练，给了刚开始参加工作的韩碧英很大的帮助。

一天下午，韩碧英在院内值班，突然有几个人抱着一个孩子急匆匆跑进来，说小孩溺水，救上来后一天还没有醒过来，不能进食，无尿，呼吸浅弱。韩碧英快速查体后认为首先需要开通静脉通道补液，但又一时无法找到静脉。怎么办？韩碧英突然想起在学解剖时曾经做过大隐静脉剥离，于是她在孩子脚踝部开通了静脉通道。经过处理，孩子渐渐苏醒过来，及时准确的抢救措施挽救了孩子的生命，看着苏醒过来的孩子，她第一次体会到了医者救人的神圣与伟大。

又一次夜间值班，韩碧英被一阵急促的敲门声惊醒。一位即将临盆的孕妇难产，检查后怀疑是“胎盘早剥症”，这属于产科急症。如不及时处置会危及产妇的生命。在这危急时刻，韩碧英利用自己在月坛医院产科实习时曾参与处理过类似病例的经验，大胆地为孕妇进行了初步的处理，稳定住了她的生命体征，然后立即护送产妇到县医院产科救治。由于处置及时，产妇脱离了危险并顺利生产。痊愈后的产妇和家人一起前来感谢韩碧英的救命之恩，韩碧英说：“不用谢，这是我应该做的。”韩碧英就是这样将学到的医学知识一步步运用到临床。

韩碧英白天忙于应诊，遇有疑难病例，立法处方无把握者，便在晚上查找资料，仔细研究，“焚膏油以继晷，恒兀兀以穷年”。梅花香自苦寒来，在艰苦的环境中，韩碧英宛如一枝不畏严寒，经霜傲雪的梅花，悄然开放着。

1971年，韩碧英莫名其妙地被诬陷为“火烧英国驻京办事处”的策划者，被送到县医院接受隔离审查，并常常接受批斗。平日不挨批斗时，她就在供应室劳动。一天医院领导突然来找她，她以为又要挨斗了，没想到却是给一位来自甘肃省平子公社先进党支部的书记米某治病。此人中风后失语、失写和记忆力减退，想寻求针灸治疗。医院领导想起韩碧英是北京知名中医学府毕业，中药针灸兼修，于是让她来试试。此时，韩碧英学过的针灸技术派上了用场。她想起叶老先生给她讲过的“扁鹊灸百会救虢太子”的故事，并告诉她百会位于颠顶，为诸阳之会，督脉、肝脉皆入于颠。脑为元神之府，心主神明，所以百会主治冥冥不自知、舌缓不语等神志症。于是取百会、神门、行间、廉泉施以针刺，其中神门穴沿经透刺，行间穴施以泻法。仅治疗了3次，患者就能开口说话了，经过一段时间的治疗，患者逐渐康复。这是韩碧英将叶心清老先生“调髓海，启神明”的针刺心法第一次运用于临床。（图1–5）

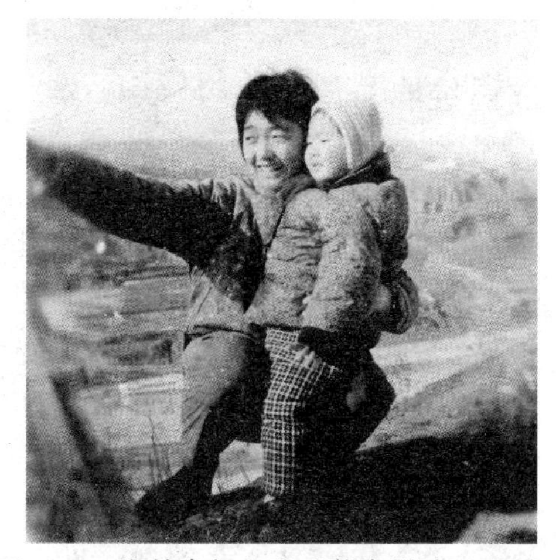

图1–5　在甘肃与女儿叶菁合影（1968年）

这以后韩碧英的处境得到了改善，许多患者慕名前来请她治疗。有一位樊姓男患者，因被长期捆绑，致使双上肢无力，活动能力丧失，生活不能自理，十分痛苦，虽多方求诊，病情却无改善。韩碧英认为属中医“痿证”，经针刺双侧肩髃、曲池、天井、手三里、合谷、后溪等穴，临床症状日渐减轻，生活逐渐自理，最终重返工作岗位。

通过多次成功的临床病例，她感到银针虽小，但疗效甚佳，且方便实用，花费也少，当地的农民生活条件艰苦，缺医少药，小小的银针就是为他们解除病痛的最好工具。这坚定了她以针灸为主要治疗手段的决心。

尽管那时韩碧英的临床经验尚不够丰富，但是凭借扎实的医学理论基础和认真细致的工作作风，在独立应诊后还是取得很多意想不到的疗效。一支小小的银针，使她逐渐在宁县崭露头角，成为当地小有名气的医生。同时针灸的神奇疗效也让她感受到了这一古老技术的魅力，坚定了她投身针灸事业的决心。

注重经典，博古融今

韩碧英非常重视中医理论的学习，她感到中医理论博大精深，非埋头苦读、深入钻研不能得其精髓。此外，中医论著汗牛充栋，徒执一家之言很难窥其全貌，临证用之亦感不足。因此，无论工作多么繁忙，她都抽时间阅读中医和针灸经典古籍，结合临床病案反复思考，认真总结。白天看病，晚上看书，成了她的日常生活习惯。在学习经典的同时，也广泛浏览各大名家的著作，不仅反复研读《黄帝内经》《难经》，而且还认真学习《针灸甲乙经》《肘后备急方》《诸病源候论》《针灸资生经》《针灸大成》《针灸大全》《备急灸法》《脾胃论》《针灸集成》《医林改错》《神灸经纶》等古典医籍，为临床打下了坚实的理论基础。她也从实践中体会到，针灸歌赋如《标幽赋》《百症赋》《玉龙歌》《马丹阳十二穴歌》等和大量的针灸医案是前人的临床经验和总结，十分宝贵，熟读可以从中得到启发，提高诊疗水平，应当受到高度重视。

1976年落实政策后，韩碧英返回北京，此时叶成鹄也已解除“劳动改造”并回到中国中医研究院广安门医院针灸科，与针灸名家李志明教授一起工作。李志明教授是针灸名家郑毓琳老先生的弟子，郑老先生擅长应用“烧山火、透天凉”等针刺手法治疗各种疑难杂症。李志明教授得郑老心传，对针刺手法有很多独到的见解，擅长应用“烧山火”热补手法针刺风池穴治疗视神经萎缩；又擅灸疗，应用“瘢痕灸”治疗顽疾有很好的效果，著有《瘢痕灸》一书。由于与叶成鹄的关系，韩碧英也有幸向李志明教授学习并得到他的指点，掌握了针刺隐白穴治疗中风急性期下肢瘫痪、刺绝骨穴治疗急性腰扭伤等方法。在以后的临床工作中也屡屡受益于李志明教授的指导与启发。

韩碧英回京后，先后在北京矿务局大鞍山矿医院及北京矿务局职工医院工作。当时以疼痛类疾病来医院就诊的矿工很多，特别是急性腰扭伤更是矿工的多发病，而这正是针灸疗法的适应证。韩碧英根据《玉龙歌》“脊背强痛泻人中，挫闪腰酸亦可攻”的记载，单取人中穴治疗急性腰扭伤，取得了立竿见影的疗效。但在临床上反复应用此法时，发现其仅适用于痛点位于督脉的腰痛，而对两侧腰痛的患者效果不明显。于是她根据经络理论思考此问题，认为腰两侧疼痛应为膀胱经受损，以后按照《四总穴歌》“腰背委中求”的记载针刺委中穴取得了较好疗效。后来又遇到腰痛不可左右转侧而用以上方法治疗无效的患者，经李志明教授指导，采用针刺绝骨穴的方法治疗，效如桴鼓。（图 1–6）

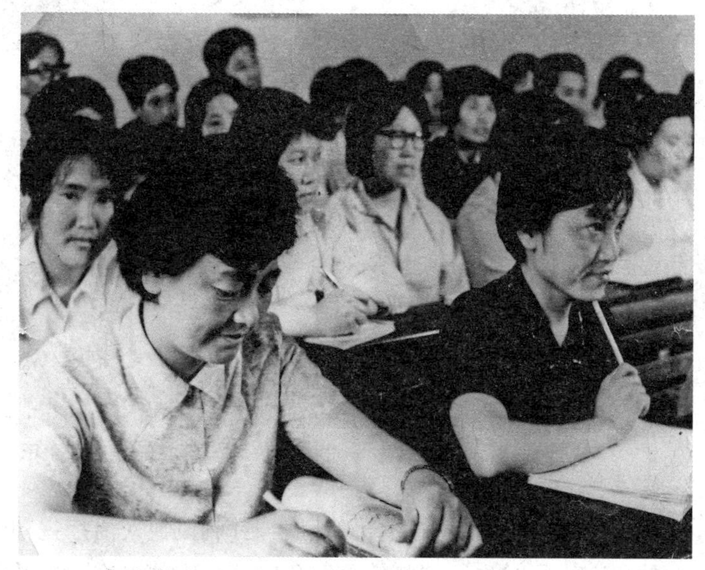

图 1–6　在大鞍山矿务局工作期间参加心电图学习班（1977 年）

工作的需要，使韩碧英更加全面系统地掌握了针灸理论与技能。她与矿务局医院神经科病房配合治疗中风，并参与神经科病房查房与会诊。在李志明教授的指导下，她尝试从脾论治中风后肢体运动障碍。盖脾主四肢肌肉，井穴（隐白）为经气的始发穴，刺井穴可激发经气，促使下肢功能恢复，在中风初期时刺之有效。再配合其他腧穴，取得了显著的临床疗效。由于扩大了针灸在神经内科方面的适应证，她的学识与针灸技术得到医院的认可，被聘为针灸科副主任。之后，在李志明教授和叶成鹄的帮助下，她又进行多种针灸方法研究和尝试，并总结临床经验，撰写了“针灸并用治疗面神经麻痹”“远道刺人中穴治疗急性腰扭伤”等两篇学术论文，获得“京煤科技”三等奖。（图 1–7）

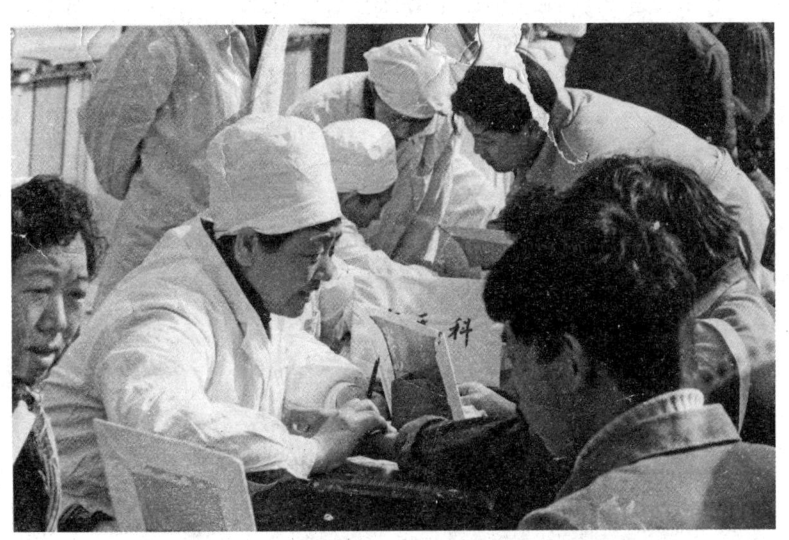

图 1–7　在北京矿务局参加义诊，时任针灸科副主任（1978 年）

当时叶成鹄与李志明教授合作开展“针刺风池穴治疗视神经萎缩”的研究，同时进行“骑竹马”灸穴位的定位研究，以及临床治疗“脱骨疽”病的疗效研究，韩碧英对这些研究很感兴趣并积极协助他们工作。1985 年 12 月，她也调到广安门医院针灸科工作，此时李志明教授已身患重病，韩碧英配合叶成鹄继续进行研究工作，查找资料并加以总结。

在临床应用灸疗和查阅相关文献的过程中，韩碧英发现灸疗文献多为散载，因此计划系统总结古代灸疗腧穴及适应证。在李志明教授的指导下，她和叶成鹄共同努力，对艾灸疗法的起源、发展及临床应用做了详细阐述和系统整理，最终完成了《实用灸疗》一书的编写工作，并将苇管灸治疗面神经麻痹、隔药物灸治疗踝关节扭伤及腰椎间盘病变引发的腰腿疼、实按灸治疗各种痹症、核桃皮灸治疗眼底病变、艾条熨热灸治疗带状疱疹，以及温针灸治疗中风后遗症等技术应用于临床，均取得较好效果。（图 1–8）

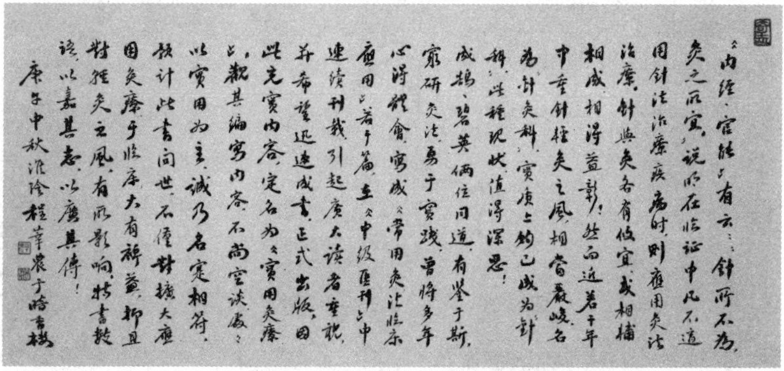
《内经·官能》有云："针所不为，灸之所宜。"说明在临证中凡不适用针法治疗疾病时，则应用灸法治疗。针与灸各有攸宜，或相补相成，相得益彰！然而近若干年中重针轻灸之风，相当严峻，名为针灸科，实质上均已成为针科。此种现状值得深思！成鹄、碧英俩位同道，有鉴于斯，穷研灸法，勇于实践，曾将多年心得体会，写成《常用灸法临床应用》若干篇，在《中级医刊》中连续刊载，引起广大读者重视，并希望迅速成书，正式出版，因此充实内容，定名为《实用灸疗》。观其编写内容，不尚空谈，处处以实用为主，诚乃名实相符。预计此书问世，不仅对扩大应用灸疗于临床大有裨益，抑且对振兴灸法之风，有所影响，特书数语，以嘉其志，以广其传！
庚午中秋[illegible]程莘农于[illegible]

图 1–8　程莘农院士为《常用灸法临床应用》作序

1985 年，李志明教授拟总结在临床上应用多年的耳穴诊疗经验，他知道韩碧英精通耳穴诊治，就把收集到的资料交与她，并委托她编写此书。她不负李志明教授的厚望，夜以继日，加紧工作，终于在 1986 年李志明教授离世前完成了《耳穴诊疗法》的编写工作，实现了李志明教授的心愿。（图 1–9）

韩碧英刻苦钻研的敬业精神和精益求精的学习态度深受院内老一辈针灸家的喜爱，因此得到了许多专家教授的指点，这些宝贵学术经验和针灸技术对她的学习和工作帮助很大，使她的针灸理论知识和临床技能得到了极大的提高。在老一辈针灸工作者的言传身教下，在长期坚持不懈的刻苦学习与大量的临床实践中，她汲取各家之长，并在临床中灵活运用，反复验证，逐渐加深了对针灸学的理解与感悟，形成了自己的学术观点和经验特长。

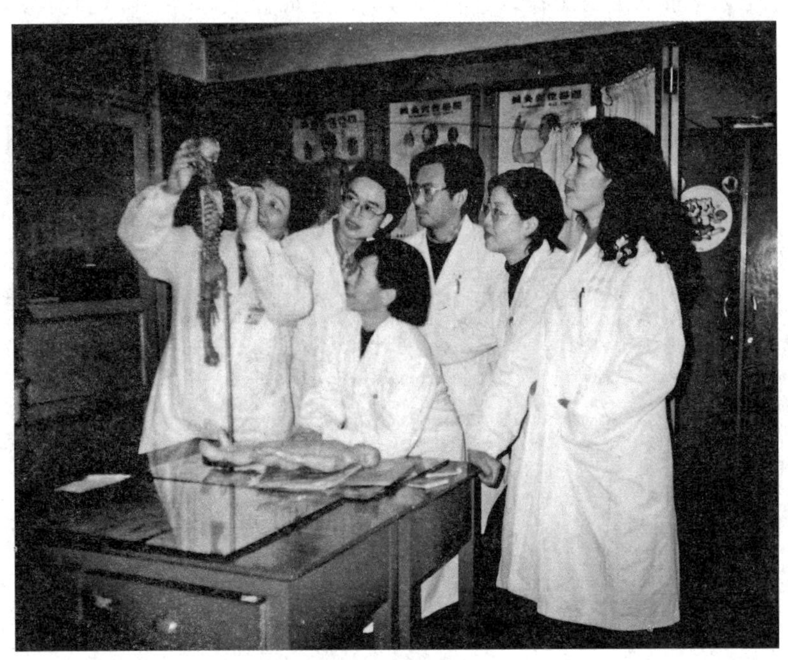

图 1-9　为进修医生讲解取穴方法 (1980 年)

对神志病的治疗，她遵循叶心清老先生以调心、肝、胃、二跻、髓海理论为核心的原则，她反复阅读叶心清老先生的病案和手稿，受到很多启发。叶老先生取穴少而精，所用多为特定穴，这些腧穴在诸多针灸名著中均有记录，并以歌诀的形式相传。叶老先生对特定穴的理解和应用对她的影响十分深远，直到现在还指导着她的临床工作。她学习了李志明教授针刺睛明穴、风池穴治疗视神经萎缩的方法，又在实践中加以改良，沿用至今。在针灸科病房工作的经历，也使她形成了针灸、中药并用治疗中风、痿证、痉证等神经系统疾病的综合治疗方案。

质变源于量变的积累，持之以恒的刻苦学习与钻研，使韩碧英的针灸技术日益精湛。因出色的工作业绩和病房工作经验，1990 年医院领导将广安门中医院针灸科主任的重担交给了她。

在她的领导下，针灸科病房的床位由 13 张增加至 34 张，由原来只能收治脑血管病后遗症期患者，发展到能够收治包括急性期在内的各期脑血管病患者。同时，通过与宣武医院神经内科的横向联合，接触并尝试治疗除脑血管病之外的神经系统的其他病种，如脑脊髓炎、脑萎缩、帕金森病、周围神经病变等，在扩大收治神经科疾患病种的同时，探索中西医结合治疗神经系统疾病的方法，寻找不同疗法的合适干预时机，取得了良好的治疗效果。

除了病房工作，韩碧英还承担针灸门诊任务。由于有丰富的病房工作经验和诊疗思路，她大胆扩展针灸门诊诊治病种，增加治疗手段，根据不同疾病、不同时机选择应用不同的针灸方法，不仅取得了良好的临床效果，扩大了影响，也大大增加了针灸科的门诊量。

1987 ～ 1988 年，韩碧英先后担任中国针灸学会第四届理事会理事，中国针灸学会耳穴诊治委员会委员及北京针灸学会临床委员会委员等；2000 ～ 2005 年，被中央保健委员会聘为中央保健会诊专家；2014 年，被北京同仁堂中医院聘为专家门诊专家。

德术兼备，言传身教

2000 年，韩碧英到了花甲之年，也到了退休的年龄。退休后的她仍心系针灸，总结几十年的从医经验，她认为作为一名专业的针灸医生，应该更深入、正确地理解针灸理论，才能在前人经验的基础上对尚未解决的疑难杂症的治疗方法有所创新和发展。因此，年逾花甲的她仍坚持在出诊之余重温中医经典。不仅精读原著，还详读历代名家的注释，并做了有针对性的学习笔记。其中有关“孙络”“经别”“络脉”“根结”“开阖枢”等内容对她启发很大。她认为，中医理论的核心是阴阳五行，十二经脉是经络系统的主体，但不是全部，如果能够读懂并运用恰当，在治疗中必会收到奇效。如取“根结”穴中足窍阴、足至阴、听宫、睛明治疗枕神经痛；取隐白、中脘治疗脾虚腹胀等，均 1～2 次而愈。

韩碧英不仅自己一直坚持经典的学习并反复验证，同时也教导弟子们广读医书，开阔思路，做到理论与实践并进。她告诫弟子们，读经典首先要读《素问》与《灵枢》，许多针灸理论、辨证治则、取穴刺法皆分载在这两部书中，是针灸工作者的必读经典。历代针灸名家在这两部书的基础上进一步理解与发挥，相继撰写了《针灸甲乙经》《针灸资生经》《针经指南》《洁古云岐针法》《窦大师针法》《扁鹊神应针灸玉龙经》《针灸大全》《针灸大成》等典籍。这些论著在不同的层面上给后学者提供了宝贵的经验，并能帮助我们理解运用《素问》《灵枢》中的病机、治则，尤其是书中的一些歌赋，介绍了许多临床经验，非常珍贵。

例如病机十九条“诸风掉眩，皆属于肝”。“掉眩”为风之轻症，如临床上的“帕金森病”属中医颤症，属风木为患，治疗应以泻肝热、息肝风为主，辅以对症取穴。若治疗过程中苔见厚腻，满布水滑，颤症加剧，是肝无力克制脾土，土湿化热，热扰神明所致，可取中脘、水分、天枢、章门、期门平补平泻，泻足三里及上、下巨虚以清泻中焦之热。

精读诸家注释，能够较好地帮助理解经文的深奥含义。如“玄府”，张介宾注释“气门，腠理空窍也，所以发泄营卫之气，古曰气门”。依张介宾所注，应理解为卫气行于孙络、血络、浮络及皮部。在临床上对于皮肤病、麻木症，应取“毛刺”法，病在表刺卫勿伤营。再如“身重”，《素问·六元正纪大论》“四之气，凉乃主……其病……身重”。张介宾注“湿胜者，脾自病，故身体重”。临床见自觉身体沉重，或卧而不能自起，要考虑到脾病。

韩碧英对腧穴也有很多独到的见解。她认为，交会穴共计108个，分布于头身四肢，由于经络循行复杂多样，每一经的循行都或多或少地有横斜出入、迂回曲转之处，因此，经与经之间就不可避免地发生相交的现象。而交会穴正处于交叉处，所以交会穴不仅能治本经病证，同时又治与之相交合经的病证。《标幽赋》中提出的“住痛移疼，取相交相贯之迳……经络滞，而求原别交会之道……”很好地阐明了交会穴的特性。临床上应用交会穴不但能治本经病证，还能治疗交会经脉的疾病。

例如：头维穴主治病证包括头痛如破、目痛似脱、迎风流泪等症状，这是本经病证，同时头维穴也可治疗眼睑瞤动和目胀。足少阳胆经过目，胆火上攻则目胀，化风则眼睑瞤动，此为风木症。头维穴为足阳明和足少阳的交会穴，属阳明经，五行属金，金能克木，所以能治眼睑瞤动。

又如：三阴交穴主治病证包括脾胃虚弱产生的心腹胀满、溏泄、食不化等症状。腹胀满、溏泄、食不化乃是中焦脾土失调所致。土弱则肝木易乘之，使中土更弱，而肾中命门之火可以生土，助脾胃运化水谷精微，中土旺则肝木难乘。三阴交穴为足太阴、厥阴、少阴三条经脉交会之所，与三经均有联络，刺之可以调三经促平衡，达到“阴平阳秘”的目的。因此，针刺三阴交能够通过调整交会经脉的气血来治疗脾胃等相关疾患。

韩碧英在多年的临床工作中，得到无数患者的好评，诊室内挂满锦旗，被赞誉为“妙手舞银针，白衣秉丹心”。而她对于这些赞誉之辞一向看得很淡，认为能够被广大患者认可，不仅是对一名医生的鼓励，同时也是一种鞭策。她对跟诊学习的弟子们说：“行医多年，深感医者责任重大，且医理精深，必须详究。所谓‘胆欲大而心欲细，行欲方而智欲圆’。因此，对待患者的问诊一定要细致全面，治疗后症状的改变及特殊的病证要写好病历，不仅要总结成功的经验，更要善于总结失败的教训，对治疗失败者要仔细思考，认真总结，这是作为一名医务人员最好的品德。”

春风化雨，桃李芬芳

一花独放不是春，百花齐放春满园。韩碧英一直十分注重对年轻医师的培养，总是不遗余力地为科室的后学讲述中医基础理论，传授针灸技术。她说：知识和经验不能据为己有，尤其是从事临床工作的医者，不仅要解决患者的疾苦，更重要的是要将知识和经验完整地传承给后人，门户之见会影响中医学的发展。

她日常工作中除带教大量学生、进修生和来自世界各地的外国针灸师外，还积极承担各种学会及院内研究生、进修医师的讲课任务。她每次都认真备课，书写讲稿，由于授课态度认真，授课内容贴近临床，取材真实，因此每次课堂都座无虚席。（图1–9）

她常说“有人认为针灸只是一种技艺，有何理论可言？这是偏见。针灸之学，易学难精。首先要明其理论，若深研《内经》及《甲乙经》则知其高深，并非一蹴而就，一学可得，非下苦功不可。故针灸之学，不能只知几个穴位，几种手法，而应从中医整体观、脏腑经络学说入手，深入理解脏腑经络腧穴之间的密切关系。腧穴绝不是一个局限的点，而是有一定范围的，针刺之感应是由点到面，由面到线，方能取得较好的效果。十四经之腧穴，重点掌握特定穴、交会穴和四肢肘膝关节以下的五输穴等，同时对经外奇穴不可忽视。针刺时不仅要重视刺手，同时要重视押手的配合。《难经》中‘知为针者，信其左；不知为针者，信其右’，即是在讲押手的重要性。得气的感受从穴下传到押手的那一瞬间，刺手针下的酸麻胀重感也随之而至。应该注意的是，用针和用药一样，必须根据辨证论治原则，先辨证，次立法，处方后再下针，并且要详记医案，不可孟浪从事，否则不仅疗效不佳，且易发生事故”。

退休后的韩碧英更加注重人才的培养。她在重读大量古籍经典基础上，结合自己多年临床经验，将这些宝贵的医学感悟毫无保留地传授给后学。她经常提到，许多疾病，古人未能详述，需在临证中不断探微索隐，有所发挥。有时为了更清晰地阐述某些问题的本质，还会回家翻阅相关的经典古籍，就疾病的病因病机、治疗方法以及自己的心得体会进行全面完整的记录，让后学者不仅明白某种疾病治疗的方法和思路，还能够知道出处，能够更深入地理解和临床应用。这种追本溯源的教学方式深受学生的欢迎。

“师者，传道授业解惑也”。韩碧英认为，人的一生是有限的，而医学的理论与实践的总结，必须传承与他人，自己之所以临床得到收获，也是基于古人留下的理论及经验，为了中华医学绽放光芒，必须做到将自己的临床经验、体会传授给后学者。多年来，她与实习同学、进修大夫一起工作，常常解答他们提出的问题，涉及的疑难问题，一时不能全面解答，她也会抽出时间查找答案。有幸得到她指点的医生赠送锦旗留言“妙手起四海沉疴，金针度五湖英才”“知识渊博深似海，德术兼备为良师”。以此表达了他们对老师的敬意。

韩碧英在将针灸向世界推广方面也不遗余力。自 1986 年在广安门医院工作以来，她多次与叶成鹄教授合作，带教来自世界各国的针灸医生。她针灸治疗临床效果明显，对疾病的病因病机及辨证治疗思路讲述清晰易懂，受到国外学生的赞誉和喜爱。1989 年，被美国纽约国际针灸学聘为针灸客座教授；1991 年，被南美洲中医研究学会聘为顾问。

除带教外宾外，1990 ～ 1991 年韩碧英作为援外医疗专家赴西班牙工作一年。其间曾治疗一位患脱髓鞘疾病的女士，针药并用使患者很快康复。当地过敏性鼻炎哮喘的患者较多，来寻求针灸治疗的多数都是经西药治疗无显效的，经她的治疗，哮喘发作都能得到较好的控制。就这样，知道来自中国中医研究院的韩碧英医生的人越来越多，甚至还有邻近国家的患者前来寻求治疗，很多患者在她的精心治疗下得到康复。当地的针灸同行也慕名前来向她学习。1999 年，韩碧英应邀再次前往西班牙讲学一周，受到参会同行的好评，并因对当地针灸行业的发展做出贡献突出而被赠予市徽。（图 1–10）

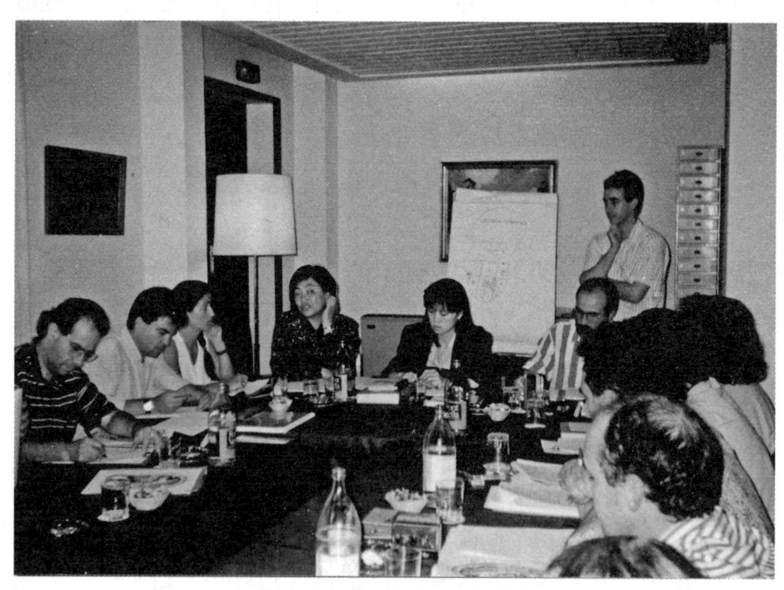

图 1–10　在巴塞罗那进行耳针讲座 (1999 年)

韩碧英以专业的知识和突出的疗效使当地人逐渐了解针灸，相信针灸，学习针灸。同时，也为了让西方世界认识针灸、认识中医，让拥有三千多年历史的中国传统针灸疗法在世界上得到认可而做出了努力和贡献。

第二章
谈经论针

韩碧英有着非常深厚的中医理论基础和精湛的针灸技艺，这与她对中医经典的热爱与刻苦钻研分不开。尤其是对于《黄帝内经》的研读，使她获益匪浅；对于经典理论的理解和针法的探索，使她有了独特的体会。本章即是对经典的理解和感悟。

论厥证

厥证是《黄帝内经》中提及较多的病证，但在临床实践中，很多医生对于“厥”是什么样的病，以及“厥”的病因病机存在困惑。现结合临床对《素问·厥论》中的厥证做一探讨。

一、厥证概述

1. 释字

“厥”，《尔雅》作“瘚”;《说文》云“瘚，云逆气也”；刘熙在《释名》中也说“厥，逆气也”。可见，逆气为厥字的本义。

2. 释证

“厥”作为病名最早见于《内经》，《素问》有“气厥论”“厥论”两篇，《灵枢》有“厥病”篇，其中《素问·厥论》是解释厥证概念及病因病机的专篇。

在《素问·厥论》的众多注释中，王冰注“厥，谓气逆上也”；张介宾注“厥者，逆也。气逆则乱，故为眩仆脱绝，是名为厥”，又论“今人多不知厥证，而皆指为中风也。夫中风者，病多经络之受伤；厥逆者，因精神之内夺。表里虚实，病情当辨”。也有注释认为，“逆”是四肢不温，“厥”是手足冷等症状。除《内经》诸注家外，颜师古在《急就章注》中解释“厥者，气从下起，上行入心胁也”。李东垣也解释“厥逆二字，每每互言，未尝分逆为不温，厥为冷也”。

由此可见，古代医家对于厥证的共识是“厥”为逆气，主要是由下向上行的。

二、厥证总述

1. 常见四肢冷热

在《素问·五脏生成》中有“凝于足者为厥”。王冰对此注解有两个，“厥，谓足厥冷也”及“厥，逆气上也”。也就是说，厥证发病时，先由足趾尖冷起，冷的感觉从肢端逐渐向躯干延伸。而在临床上厥证常表现为四肢不温或四肢发热，即手足自肘膝至腕踝自觉发凉或发热。

2. 可损及元神之府

（1）猝然仆倒：《素问·厥论》提到“厥或令人暴不知人，或至半日远至一日乃知人”；《素问·大奇论》也描述“暴厥者，不知人与言”；《素问·缪刺论》中还有“邪客于手足少阴、太阴、足阳明之络，五络俱竭，令人身脉皆动而形无知也，其状若尸，或曰尸厥”。这三篇都提到厥证可以令人在很短的时间内出现意识障碍，不能认知。《史记·扁鹊仓公列传》中扁鹊治疗虢太子“尸厥”是大家耳熟能详的故事。

（2）重症可导致死亡：在《素问·调经论》中有“血之与气，并走于上，则为大厥。厥则暴乱，气复返则生，不返则死”，描述了厥的重症可以导致死亡，也揭示了厥证的病机是气血上逆。

3. 其他表现

厥证的表现在《内经》中还有“喘而心烦”（《素问·阳明脉解》）、“腹满”（《素问·厥论》）、“腰痛”（《素问·病能论》）、“头痛”“齿痛”（《素问·奇病论》）等。

除了上面所提到的“寒厥”“热厥”“暴厥”“尸厥”外，还有“六经厥”“十二经厥”等，虽然发病部位和临床表现各异，但其为逆气的本质不变，后面详述。

三、厥证分述

《素问·厥论》首句为“黄帝问曰：厥之寒热者何也”，这就引出了“寒厥”和“热厥”的概念，然后在对答中指出热厥的病因是“阴气衰于下”，寒厥的病因是“阳气衰于下”。

从描述的病位和病因来看，热厥的病位在足三阴经，是足三阴经阴气衰少引起的；寒厥的部位在足三阳经，是由足三阳经阳气衰少引起的。

1. 热厥

（1）经文阐释

①“热厥之为热也，必起于足下何也”？张介宾注“足下指足心”。高世栻注“三阴经根起于隐白、大敦、涌泉，三阴者集于足下而聚于足心”。

②“阳气胜则足下热”。张介宾注“若阳盛阴虚，阳乘阴位，故热厥必从足下始”。

③“热厥何如而然也”？马莳说“以肾精纵欲，胃经纵酒而然也”。

④“酒入于胃，则络满而经脉虚，脾主为胃行其津液者也，阴气虚则阳气入，阳气入则胃不和，胃不和则精气竭，精气竭则不营其四支也。此人必数醉，若饱以入房，气聚于脾中不得散，酒气与谷气相薄，热盛于中，故热遍于身，以内热而溺赤也”。张志聪注“饮酒者，卫气先行于皮肤，先充络脉……夫卫气者，水谷之悍气也，酒亦水谷悍热之液，故从卫气先行于皮肤，从皮肤而充于络脉，是不从脾气而行于经脉，故络脉满而经脉虚也”。高世栻注“酒入于胃，先行皮肤，先充经络，则络脉满而经脉虚，不由脾气之运行，故曰脾主为胃行其津液者也。今不由脾运，是阴气虚，酒先行皮毛络脉而后入，则阳气入。入者，络脉之热复入于胃也。故阳气入则胃不和，胃不和则经隧之精气竭，

精气竭则不营灌四支也”。

⑤“夫酒气盛而慓悍，肾气日衰，阳气独胜，故手足为之热也”。杨上善注“谓手足热之人，数经醉酒及饱食，酒谷未消入房，气聚于脾脏，二气相搏，内热于中，外遍于身，内外皆热，肾阴内衰，阳气外胜，故手足为之热也”。

（2）热厥探析：热厥的病位在于手足，其基本病因为阴气衰少，阳热来乘。卫气于平旦自睛明穴散行于六阳经皮部的孙络，每行一周，卫气由足阳明胃经散入足底涌泉穴（阴位），行阴分依次经肾、心、肺、肝、脾，复合于目。异常状态下，阴不足则阳盛，卫气不能入于阴，则卫阳盛于足底，故足心热，称为“阳乘阴位”。

综上所述，热厥的原因有三：其一，饮酒致使络脉满而经脉中的阴气不足，为阳热所乘。其二，纵欲伤肾，肾精不足致使阴虚不能制衡阳热，聚于涌泉穴的卫阳难以入行于阴，故致足底发热。其三，饱食致使酒气与谷气相搏，聚于脾中不得散，热盛于中。

临床取穴：其一，泻阳经络穴及肾经荥穴以治足下热。其二，取肾、脾、胃的俞穴及募穴相配，调整脏腑功能紊乱，并可加肺俞以宣发、肝俞以泄热。其三，补复溜、经渠以补金生水，泻大敦治疗子盗母气。

临证发挥:《张氏医通》中建议热厥宜选加减肾气丸。

2. 寒厥

（1）经文阐释

①“寒厥之为寒也，必从五指而上下于膝者何也”？张介宾注“五指为阳气之所起，寒为阴邪，反从阳分而上”。

②“阴气起于五指之里，集于膝下而聚于膝上”。张介宾注“里，言内也，亦足下”。

③“故阴气胜则从五指至膝上寒。其寒也，不从外，皆从内

也”。张介宾注“若阴气盛则阳气虚，阳不胜阴，故寒厥必起于五指而上寒至膝。然其寒也，非从外入，皆由内生也。故凡阳病虚者，必手足多寒，皆从指端始”。

④“寒厥何失而然也”？马莳注“寒厥之由，以肾经纵欲而然也”。

⑤“前阴者，宗筋之所聚”。杨上善注“阴器为前阴；宗，总也。人身之大筋总聚以为前阴也”。王冰注“宗筋侠齐下合于阴器，故曰前阴者，宗筋之所聚也”。马莳注“前阴者，阴器也，外肾也”。

⑥“太阴阳明之所合也”。王冰注“太阴者，脾脉。阳明者，胃脉。脾胃之脉皆辅近宗筋，故云太阴、阳明之所合”。张介宾注“足之三阴、阳明、少阳，及冲、任、督、跻筋脉皆聚于此，故曰宗筋。此独言太阴、阳明之合者，重水谷之藏也。盖胃为水谷气血之海，主润宗筋，又阴阳总宗筋之会，会于气街，而阳明为之长，故特言之”。

⑦“春夏则阳气多而阴气少，秋冬则阴气盛而阳气衰。此人者质壮，以秋冬夺于所用，下气上争不能复，精气溢下，邪气因从之而上也。气因于中，阳气衰，不能渗营其经络，阳气日损，阴气独在，故手足为之寒也”。王冰注“夺于所用谓多欲而夺其精气也”。吴崑注“下气，身半以下之气也。上争者，阳搏阴激，身半以下之气亦引而上争也。不能复，谓不能复归其经也”。高世栻注“在下之阴气，上争于阳，致阳气不能复。复，内藏也”。张志聪注“渗者，渗于脉外；营者，营于脉中。营气、宗气皆精阳之气发行于脉中，诸阳之气淡渗于脉外，非独卫气之行于脉外”。杨上善注“阳气者，卫气也”。

（2）寒厥探析：寒厥的病位在足五趾至膝上下，其基本病因为阳气衰少，寒邪来乘。在历代医家的注解中，张介宾虽认识到寒厥为阳气虚所致，此寒非外之寒邪，乃是由内生的，但并未说明为何“寒由内生”，且“必从指至膝”。王冰注中认为，足三阴经循足阴而上，集于膝下而聚于膝上，实际上足三阴三阳经均聚于膝下。张志聪在注解“阳气衰不能渗营其经络”中提到诸阳之气，其中应含脏腑之阳气。

综上所述，寒厥的原因有二：其一，秋冬阳气衰少时，入房伤肾，使肾阳日损。春夏阳气多阴气少，秋冬阴气多阳气少，秋冬二季阳气由盛渐衰，以至于寒，而人与四季阴阳相应，此时人的阳气亦呈内敛状态，故卫阳虚少。在秋冬阴盛季节而房劳过度，精气外泄过多，肾之阳气因阴精衰少失摄而上逆，与上焦之气相争，不能复回肾脏，导致肾阳亏损，阳虚则寒邪乘之而入，以居于中，留于四肢。总结为精溢则气去，气去则阳虚，阳虚则阴盛为邪，故寒气上逆矣。其二，命门火衰不能生脾土，则卫气化生不足。卫气源于中焦水谷之悍气，其生成有赖于脾胃运化，脾胃运化之力又需命门之火熏蒸。命门火衰时，卫气化生亦不足。当卫气不足时，则温煦功能不足。五输穴分布于足趾至膝盖上下，为卫气渗营经脉之处，卫气衰少则膝以下不得温煦，故见肢冷。

临床取穴：以温肾补命门之火为法，取任脉之中极穴、关元穴及督脉之腰俞穴等，并取神阙穴施以隔盐灸。

临证发挥：上文明释此处前阴即阴器，筋之总和挟脐下合于阴，还提示“阳痿”与宗筋的关系，启发了治疗筋病的思路。虽然聚于阴器的筋脉有足三阴、阳明、少阳、冲脉、任脉、督脉、跻脉，但因重水谷之藏，仍言以太阴、阳明为主，水谷化生营血，主润宗筋。此外，由于宗筋之会，会于气街，还揭示出治疗男性生殖病的针刺方案为调气街的生理病理基础。

《张氏医通》中建议寒厥宜先附子理中汤。

3. 厥的重症

（1）经文阐释

①“厥或令人腹满……阴气盛于上则下虚，下虚则腹胀满”。马莳注“下气上争而行之于上，则下虚，故气在腹不在足，所以腹中满也。夫曰阴气盛于上则腹胀满者，乃上文之寒厥”。

②“或令人暴不知人……阳气盛于上则下气重上而邪气逆，逆则阳气乱，阳气乱则不知人也”。马莳注“阳气盛于上则不知人者，乃上文之热厥也”。高世栻注：“阳热之气盛于上，则下气重上而邪气逆，逆则阳气乱”。张介宾注“阳气乱则神明失守，故暴不知人也”。

（2）重厥探析：由于脾主升清，肾藏命门之火温补脾阳。今脾肾俱病，发为厥证，肾阳不温脾土，阴寒气盛停于腹中，脾不升清，胃气不能下降，所致腹胀满。

从嗜酒纵欲及饮食不节的病因和阳气逆乱所致神明失守的病机来看，与我们临床上中风病某些病因病机相同。因此也有医家认为，中风病属于厥证，应按厥证治疗。

4. 经脉厥

（1）六经厥证

“巨阳之厥，则首肿、头重、足不能行，发为眴仆”。

“阳明之厥，则癫疾欲走乎、腹满不得卧、面赤而热、妄见而妄言”。

“少阳之厥，则暴聋、颊肿而热、胁痛、骱不可以运”。

“太阴之厥，则腹满䐜胀；后不利，不欲食，食则呕，不得卧”。

“少阴之厥，则口干、溺赤、腹满、心痛”。

“厥阴之厥，则少腹肿痛、腹胀、泾溲不利、好卧屈膝、阴缩肿、骱内热”。骱内热，即热厥之证。

“盛则泻之，虚则补之，不盛不虚，以经取之”。

吴崑引《难经·第六十九难》“实则泻其子，虚则补其母，当先补然后泻之。不盛不虚，以经取之者，是正经自病，不中他邪，当自取其经”。

以上内容与相应足六经的“是动病”相仿，可与《灵枢·经脉》互参。

（2）十二经脉厥证

“太阴厥逆，胻急挛，心痛引腹，治主病者”。

“少阴厥逆，虚满呕变，下泄清，治主病者”。

“厥阴厥逆，挛，腰痛，虚满，前闭，谵言，治主病者”。

“三阴俱逆，不得前后，使人手足寒，三日死”。

“太阳厥逆，僵仆，呕血，善衄，治主病者”。

“少阳厥逆，机关不利。机关不利者，腰不可以行，项不可以顾。发肠痈，不可治，惊者死”。

“阳明厥逆，喘咳，身热，善惊，衄，呕血”。

“手太阴厥逆，虚满而咳，善呕沫，治主病者”。

“手心主，少阴厥逆，心痛引喉，身热，死不可治”。

“手太阳厥逆，耳聋，泣出，项不可以顾，腰不可以俯仰，治主病者”。

“手阳明、少阳厥逆，发喉痹，嗌肿，痓，治主病者”。

张介宾注“治主病者，谓如本经之左右上下及原俞等穴，各有宜用，当审其所主而刺之”。

以上各经病证为本经经气厥逆，又可循经累及所过之脏腑，所以治疗应以调理本经气血为主。与张注之意相同，也符合黄元御所著《素问悬解》中义。厥证的分类虽多，其本质不离气血逆行，总属本虚标实。临证不仅要注意厥气的病位与病性，还应该注意运用四诊找出本虚的脏腑经络。由于厥的临床表现复杂多样，这里仅就《内经》中所列举且临床较常见的厥证进行了分析，要详细了解厥证更多的表现，还应参看《针灸甲乙经》《诸病源候论》《黄帝内经太素》等经典。

四、《内经》所论其他厥证

除《素问·厥论》外，对于厥证的阐述也散落于《素问》和《灵枢》的其他篇章，可分病名而习。

1. 痹厥

《素问·五脏生成》“卧出而风吹之，血凝于肤者为痹，凝于脉者为泣，凝于足者为厥。此三者，血行而不得反其空，故为痹厥也”。杨上善注“血寒凝聚，积肤为痹，积脉血止，积足为厥”。

2. 下厥

《素问·五脏生成》“腹满䐜胀，支鬲胠胁，下厥，上冒，过在足太阴、阳明”。王冰注“胠，谓胁上也”。吴崑注“下厥，谓气从下逆上也。上冒，头目如蒙冒也”。

3. 暴厥

《素问·大奇论》“脉至如喘，名曰暴厥。暴厥者，不知与人言”。张介宾注“暴厥，谓猝然厥逆而不知人也”。

4. 煎厥

《素问·生气通天论》“阳气者，烦劳则张，精绝，辟积于夏，使人煎厥”。吴崑注“煎厥者，怒志煎熬厥逆也”。王冰注“烦扰阳和，劳疲筋骨，动伤神气，耗竭天真，则筋脉䐜胀，精气竭绝”。这里的“煎厥”与《脉解》中“善怒者，名曰煎厥”的概念相同。

5. 薄厥

《素问·生气通天论》云“阳气者，大怒则形气绝，而血菀于上，使人薄厥”。高世栻注“虚极而厥逆也”。马莳注“阳气者贵于清净。若大怒而不清净，则形气经络阻绝不通，而血积于心胸之间”。张琦注“怒则气逆，而血随之郁积心胸之间，是阴阳气血并迫而然。形气绝者，营卫不通，形状若死也”。

6. 阳厥

《素问·病能论》“阳气者，因暴折而难决，故善怒也。病名阳厥”。王冰注“言阳气被折郁不散也。此人多怒，亦曾因暴折而心不疏畅故尔”。

《灵枢·经脉》也有对阳厥的描述，“胆足少阳之脉……是动则病，口苦，善太息，心胁痛不能转侧，甚则面微有尘，体无膏泽，足外反热，是为阳厥”。

7. 阳明厥

《素问·阳明脉解》“阳明厥，则喘而惋，惋则恶人”。高世栻注“厥，厥逆也，胃络之脉不能上行下达则厥逆”。

《素问·奇病论》“帝曰：人有头痛以数岁不已，此安得之？名为何病？岐伯曰：当有所犯大寒，内至骨髓，髓者以脑为主，脑逆故令头痛，齿亦痛，病名曰厥逆”。王冰注“人先生于脑，缘脑则有骨髓。齿者骨之本也”。杨上善注“大寒入于骨髓，流入于脑中，以其脑有寒逆，故头痛数岁不已，齿为骨余，故亦齿痛”。

由此应联想到三叉神经痛，其齿痛应从髓、肾而治，是本。

8. 厥逆

《素问·腹中论》“有病膺肿、颈痛、胸满、腹胀，此为何病，何以得之？岐伯曰：名曰厥逆”。马莳注“膺、颈、胸、腹皆在上中二焦也。今膺肿、颈痛、胸满、腹胀，则下气逆上，病名厥逆”。张介宾注“此以阴并于阳，下逆于上，故名曰厥逆”。

9. 三阳厥

《素问·阴阳别论》“三阳为病，发寒热，下为痈肿，及为痿、厥、腨、痟。其传为索泽，其传为颓疝”。

10. 风厥

《素问·评热病论》“有病身热，汗出，烦满，烦满不为汗解，此为何病？岐伯曰：汗出而身热者，风也。汗出而烦满不解者，厥也。病名风厥”。

论痿病

《黄帝内经》首先提出了“痿”的概念，在《素问·生气通天论》中有“因于湿，首如裹，湿热不攘，大筋软短，小筋弛长，短为拘，弛长为痿”。《素问·痿论》中有“大经空虚发为肌痹，传为脉痿”。对此，王冰注为：“痿谓痿弱无力以运动”。《儒门事亲》中也说“弱而不用者，为痿”。他们都阐明了痿是以肢体弱而无力，甚者失用为主要表现的临床病证。

现代医学中的运动神经元病变、重症肌无力、肌营养不良、急慢性神经根炎及肌炎等疾病的慢性期，以及脊髓型颈椎病等出现肢体失用的疾病均属痿病的范畴。韩碧英在长期临床实践中，形成了独特的痿病辨证治疗体系，取得卓著的疗效。

一、痿病常见的病因病机

《素问·痿论》有“五脏使人痿”之说，指出五脏有热可致五痿。如“肺热叶焦……著则生痿躄也”“心气热……虚则生脉痿”“肝气热……筋膜干则筋急而挛，发为筋痿（即屈伸不利或不能）”“脾气热……肌肉不仁，发为肉痿”“肾气热，则腰脊不举，骨枯髓减，发为骨痿”“阳明虚则宗筋纵，带脉不引，故足痿不用也”。韩碧英认为，本病最根本的病因为“阳明虚”与“邪热盛”。分述如下：

（一）因热致痿

《证治准绳·痿》中有“五劳、五志、六淫尽得成五脏之热以为痿也”。《证治汇补·痿痹》也说“内热成痿，此论病之本也。若有感发，必因所夹而致”。历代医家论述痿病病因时，也有认为热、湿、瘀、阴虚等均可致五脏功能失衡而致痿。

韩碧英认为，“因热致痿”是现代最常见的病因，而热邪最容易导致肺金失于清肃。外因中热、燥、湿等邪袭于肺表，内因中五志化火或湿热上熏肺叶，使肺失清肃，津液失布，终致肌痿筋弛，四肢不用；且肺失清肃后，气机升降不畅，浊阴不降则胃肠积热，又会进一步灼伤津液，加重本病。正如朱丹溪《金匮钩玄》中说“肺得火邪则热矣，肺受热邪则金失所养，木寡于畏而侮其所胜，脾得木邪而伤矣，肺热而不能受摄一身，脾伤则不能运动四肢，而病痿矣”。

在痿病中，虽然失用的部位表现各不相同，但大都具有热邪为病共同特点。如病变局部的酸、肿、胀、痛，兼有肌肤弛坠、口干口苦、排便灼热不尽、便稠臭、小便黄、舌红、苔黄腻等均提示热邪阻滞经络，肠腑积热；部分面瘫患者头面部可以见到红色疱疹，头面肿胀，提示热毒壅盛。部分运动神经元病患者身热不畏寒，易出汗，提示热盛迫津液溢出毛孔。

（二）因虚致痿

韩碧英认为，“阳明虚”与“脾病”是形成痿病的重要因素。“阳明”的具体功用，在脏腑表现为脾胃的纳谷与运化、升清与降浊，在经络则以足阳明胃经功能为主。

感受或内生湿热、过食膏粱厚味、久病耗气伤血等或致阳明气虚，无力受纳；或致脾脏升清失调，不能为胃行津液。总之，受纳与运化失常之后，谷气不能与清气并行而化生气血，气血虚则脉道空虚滞涩，皮毛、脉道、筋、肉、骨等均可因失于濡养而生痿。

1. 阳明虚

（1）四肢不得水谷气而病痿。《杂病源流犀烛·诸痿源流》云“阳明虚则五脏无所秉，不能行气血，濡筋骨，利关节，故肢体中随其不得受水谷气处而成痿”。清代陈修园论痿“若阳明虚，不能受水谷之气而布化，则五脏无所秉，宗筋无所养，而痿痹作矣”。在临床中，阳明虚的患者可见周身肌肤萎黄无华、触之粗糙、肌肉不丰、乏力纳差、年老虚秘等症。

（2）宗筋纵带脉失约而病痿。《素问·痿论》云“阳明者，五脏六腑之海，主润宗筋，宗筋主骨而利机关也……故阳明虚则宗筋纵，带脉不引，故足痿不用也”。此处宗筋由于阳明虚而不得濡养，筋失濡养则弛纵无力，筋弛则带脉无法约束诸脉，气血不得下达而致足痿。《灵枢·经脉》中说“足阳明之别……虚则足不收胫枯”，与此有关。

2. 脾病

《素问·太阴阳明论》云“四肢皆禀气于胃而不得至经，必因于脾乃得禀也。今脾病不能为胃行其津液，四肢不得禀水谷气，气日以衰，脉道不利，筋骨肌肉皆无以生，故不用焉”。《临证指南医案》云“太阴湿土，得阳始运；阳明燥土，得阴自安”。阳明气虚则导致太阴脾土不得运化，亦指此意。

韩碧英也强调，脾的气化功能在“痿病”中至关重要，脾病则常见舌本僵硬、吐字不清、大便飧泄或推动无力。运动神经元病患者出现吞咽困难、饮水呛咳等症状，多属于脾病累及肺肾。若兼见气短、气促、清涎壅盛、咳嗽气喘者，多属于脾病后母病及子，肺失宣肃；若兼见喘促不得平卧、吞咽不能、二便失约者，则多属脾虚不能补养先天之本，终致肾虚不能纳气。

二、治疗痿病的临床思路

1. 从“治痿独取阳明”到调理中焦

“治痿独取阳明”是《黄帝内经》中治疗痿病的大法，但是此处的“阳明”，是包含脾胃在内的整个中焦，因此脾病实际上也在阳明病的范畴之内。阳明虚主要指胃腑的受纳和降浊功能失常，脾病则是指脾的升清运化功能失调。因此，恢复中焦气机的升降，使水津最终得以敷布，是“治痿独取阳明”的核心思想。

在临床中，影响中焦气机升降的原因多见于饮食不节所致的湿热、宿食积滞，以及过劳所致的脾气虚弱。因此，治疗的原则通常为益气健脾，清利湿热，调畅气机，最终脾土得复，则能养血生肌以治痿。

2. 脏腑经络同治

韩碧英认为，痿病虽然以经筋失用为主要表现，看起来病在经络，但实际上与脏腑功能，尤其是气机升降关系密切，应属脏腑经络同病。治疗中应围绕“中焦升降失调”和“热灼津伤”的病机，将脏腑辨证和经络辨证有机结合起来。

三、痿病常用的治疗方法

韩碧英临床治疗痿病时，常以调理中焦气机、清热养阴为法，使邪之轻者随脾肺宣散而出，邪之重浊者由阳明谷道下泻而去。

（一）脏腑病取门海俞募

本病主要责之脾胃与肺，但由于五脏之间的生克关系以及六腑之间的相互作用，治疗时除脾、胃、肺外，也常取小肠、大肠、肝、肾等脏腑的相关穴位协同治疗。如调理脾胃中焦，不能忘记肝木与脾土之间的相克关系，健脾者抑木扶土是为关键；治疗运动神经元病变中的肺脾两虚证型，则应注意补土生金，补脾即补肺。

常用穴位配伍如下：中脘、章门、期门抑木扶土，疏肝健脾；取天枢宽肠理气；肺俞、脾俞、胃俞、肝俞、肾俞等以养脏腑精气；取魂门、意舍以疏肝气，解土郁等。

（二）补其荥而通其俞

“补其荥而通其俞”是韩碧英治疗痿病重要的取穴原则。补荥通俞化裁于《素问・痿论》“各补其荥而通其俞……调其虚实，和其逆顺……筋脉骨肉，各以其时受气，则病已矣”。荥是五输穴中的荥穴，俞是输穴，《素问吴注》认为“补”为致其气也，“通”为行其气也，这一条是对“治痿独取阳明”的补充。五脏致痿则选取相应的荥俞治疗。张景岳认为“盖治痿当独取阳明，又必察其所受之经，而兼治之。如筋痿者，取阳明厥阴之荥俞；脉痿者，取阳明少阴之荥俞；肉痿、骨痿，其治皆然”。

但临床中，这一治则也应该灵活应用。现代人的痿病多见热盛肉消，在取穴性为火的阴经荥穴时，则宜用泻法；阳经荥穴穴性属水，多用补法，以水克火，则正合壮水以制阳光之道。输主体重节痛，气机通畅则正气来复，湿邪尽去。针刺补泻手法则遵循《内经》所在传统手法，以捻转补泻及迎随补泻为主，特殊穴位行九六补泻手法。

韩碧英认为，痿病治疗的最终目的是恢复皮毛筋肉中的营卫运行，营其所营，卫其所卫。而营血的渗灌荣养需要卫气的鼓动，才能经由络脉、孙络到达筋肉、腠理、肌肤、皮毛，或由经络、经别养润五脏六腑。正如《素问·阴阳应象大论》所论“清阳发腠理……清阳实四肢”。《灵枢·邪客》云“卫气者，出其悍气之慓疾，而先行于四末分肉皮肤之间而不休者也”。而卫气的运行分布与五输穴在四肢之所出、所溜、所注、所行、所入的排列相当。因此，在痿病的治疗中，调节荥输亦可调达卫气，进而促进皮、脉、肉、筋、骨的荣养。

（三）“标本、根结”与“气街、四海”

韩碧英认为，在经络体系中存在四个特殊结构，影响着经气的运行，即多经并行的“气街”、多经共同灌注的“四海”、辅助正经运行的旁路“标本与根结”，借助经气彼此交贯的旁路以调整正经的失衡是其针灸治疗的重要特色之一。治疗吞咽困难时，常取百会配廉泉、玉英配大敦、人迎配厉兑等根结穴组。治疗髓海病时，常取百会配风府调头气街；升降气机时，常取中府、三脘、水分、肺俞、脾俞、胃俞、三焦俞等调胸气街与腹气街；治疗下肢痿痹时，常取足三里、上巨虚、内庭等调胫气街。

（四）调经筋以复其用

韩碧英认为，痿病虽属脏腑经络同病，但在临床表现上以肉消筋软为主，因此需调经筋。

调筋之法需先根据经筋循行、分布及功能特点，反复寻找肌肉萎缩凹陷及筋结挛缩的分布方向，以及经筋“结”“聚”“散”的方向，然后再布针。如下肢无力时，可见沿足阳明经筋循行的小腿前胫骨突起、肌肉瘦削、足趾间筋肉萎缩凹陷、足趾拘挛；上肢无力不能上举时，则可见围绕肩胛的手足太阳经筋萎缩、肩胛骨突起、肩峰凹陷。

布针时，对筋肉痿软无力、凹陷的部位，多沿经筋循行方向平刺，以起痿壮肌；筋结挛缩的部位，多垂直于经筋走行方向平刺，以解结止痉。因筋肉萎陷，则经筋局部气虚则血停，因此循经筋分布针刺，可以促进气血更快地渗灌萎陷失用的筋肉，从而起痿壮肌，疾病尽复。

（五）中药治疗以及日常调护

1. 中药

韩碧英治疗痿病时常针药并施，常用方剂有“四君子汤”合“四物汤”化裁，或“补中益气汤”合“四物汤”加减。

“四君子汤”出自《太平惠民和剂局方》，是补气的基本方剂。其性甘温益气，温而不燥，补而不壅。方中茯苓先升后降，恰好体现了中焦气机升降的职司。

“补中益气汤”出自《脾胃论》，相比“四君子汤”，它突出了补中气、升清阳的作用。其清阳升，浊阴降，气机升降有序，职司分明。

“四物汤”出自《太平惠民和剂局方》。方中当归辛苦甘温，养血行血，其性甘有健脾之效；川芎辛散之性，上至头面，内达阳明血海；熟地和白芍养血滋阴，性味偏厚，易有凝滞之碍，当湿邪较重时，可以改熟地为生地。“四君子汤”使脾胃运化正常，气血生化有源，“四物汤”养血生肌，阳明充实，宗筋得润，束筋骨，利机关，四肢得用。

加减时，清热常用天花粉、知母、玉竹以清肺胃之热时兼顾存津，盖因苦寒常有伤阴之弊端，故而多用甘寒、甘凉之品；兼见头颞、耳后疼痛时，属热在少阳经，则选夏枯草、菊花以清散风热；化湿常佐扁豆、砂仁、佩兰，湿邪重则配苍术、生苡仁、通草，使健脾利湿不伤脾；化痰理气配香橼、浙贝；湿邪滞涩经络，则配僵蚕、丝瓜络、木瓜。

韩碧英强调用药的平和与灵动，方剂数亦不宜过多，每3～5剂就需根据舌苔变化调整用药，两诊之间休整1～2天再续服，以利虚弱脾胃休养，药性吸收。当舌脉提示湿热之邪留恋未尽时，不宜过早服用滋补有碍气机之品，或过快加大补气之品，避免过度壅滞，不利于脾胃恢复，延误病情。

2. 调护

韩碧英常鼓励患者了解疾病的自然规律后，注意发现治疗过程中每个微小的进步，以保持平和的心态，积极接受治疗与康复。避免因肢体失用等症状造成情绪低落、急躁、失眠等不良情绪。鼓励患者进行适度的活动锻炼，但不建议盲目进补与过度训练，总以循序渐进为原则，促进疾病的康复。

四、临证解惑

1.“肺热叶焦”与“筋骨痿弱”的关系如何理解

精微物质由脾传输给肺，经宣发肃降而遍布全身。当肺热叶焦时，其宣肃的功能就会减弱，甚至丧失，肉失濡养则瘦，筋失濡养则痿，骨失濡养则髓少而枯。此外，还有一种情况是筋失津液则枯而痉。

2. 还有哪些兼症也属于热邪

肉跳是个动的症状，肯定是热证。风为阳邪，阳化热还是热；如果是阴虚引起的，就是虚热。一味滋阴有时解决不了问题，要把热去掉才行。因此，要用荥穴，如果热邪过盛就用泻法，虚热就平补平泻。清热之后再补营阴，阴平则阳秘，阳秘则平。如果只扎治疗跳动的有效穴，属于治标不治本。

有些患者可以见到牙龈萎缩，还是因为热。壮火食气，因为热气血被消耗，则组织器官中营养匮乏出现萎缩。热对外是消耗，对内是腐蚀，经脉受损就难以输送、敷布营养物质了。

口气重与大便臭也都是热。如果中焦有寒，排出大便带有腥味；凡是有臭秽、酸腐都属中焦有热。假如热在小肠的话，则水谷精微更易消耗，所以清小肠、留津液更为重要，津液存，才能生营血，濡养筋肉。

有的患者初见流口水，后期反而口水消失，这不一定是治疗有效，很有可能是津亏了，表现就是舌干无苔或燥苔，口中没有津液。

3. 如何理解“相交相贯”的旁路

正经是主要的通路，如果按作用来说，大约是 80%；根溜注入等属于本经分出的孙络组成的旁路，其作用大概是 20%。“取相交相贯之迳”的含义，是指打通所有相关的通路，如果主干通了，旁支也就通了，那治疗时间就缩短了。因此，要通过交会穴带动所有的经脉和络脉的气血恢复畅通。

4. 外关穴如何应用

外关穴是手少阳之别，其病实则肘挛，虚则不收。虚证时前臂没力，扎的时候应该沿经斜刺用补法；实证时，则逆经用泻法。

5. 丰隆穴如何应用

丰隆穴可以治疗胫枯、足下垂，因为足阳明络上行至头后转而下行至喉，与足阳明胃经相合，因此足阳明胃络的上行气血、下行气血与本经气血均流经并汇聚于丰隆穴。如果补丰隆，则足阳明胃本经、络脉的气血均得到补益，失养的筋肉得到濡养，肢体就有力了。此外，足阳明络是逆经上行的，循咽过颊，因此丰隆穴还能治喉痹。

6. 长强穴如何应用

督络虚，则头重而摇之，因此颈软要补长强穴。但是帕金森病的患者针刺长强穴就会睡不着觉，因为阳过胜了，所以长强只有督脉虚的时候才能用。

7. 为什么关冲、中冲可以治疗舌缓不伸

运动神经元病发展到延髓部时，会出现舌根受累，舌体伸缩无力，造成吞咽困难症状。对此，张志聪说“心包络之脉……下络三焦，故是主脉所生病者……则喉痹，舌卷，口中干也。取手小指次指端之井穴，乃手少阳之关冲，泻其相火，则诸病自平矣”。马莳亦谓“一阴一阳结，谓之喉痹。则喉痹明系手厥阴心包络，手少阳三焦经也。其病舌卷而短，口中作干……当取手小指之次指即第四指也，系手少阳三焦经，其穴在次指之端名关冲”。运动神经元病的患者多由湿热闭阻经脉，热则筋弛纵，故用中冲、关冲泻热，可以治疗本病的舌缓不伸。这些是取手少阳关冲穴、手厥阴中冲穴的依据。

五、痿病经文条析

1. 原文:“暴挛痫痉，足不任身，取天柱”。

马莳注：暴挛者，拘挛也。张志聪注：足太阳主筋，故气厥（即逆）则暴挛而足不任身矣。

心传：此条经文是我治疗运动神经元病（先痿后挛）的取穴思路。拘挛为筋病，肝主筋，土弱肝木偏胜则侮土，出现肉痿（土病）筋挛（木亢）。取膀胱经天柱，此穴为肾之经别，出腹合于太阳天柱穴，膀胱为壬水，肾为癸水，水能涵木，木得水润则柔，不再克脾土，土旺津血生化充足，筋肉得养，则肉起筋挛止。

2. 原文："因于湿，首如裹，湿热不攘，大筋软短，小筋弛长。软短为拘，弛长为痿，因于气为肿。四维相代，阳气乃竭"。

心传："因于气为肿"，胡澍注解为"此气指热气而言"；高世栻曰"四维相代者，四肢行动不能，彼此借助而相代也"；又丹波元简《痹论》曰"尻以代踵，脊以代头"称四维相代；马莳有注"阳气者，卫气也"；而《灵枢·禁服》言"卫气为百病之母"。因此，治疗应以调卫气为主，中焦生卫气，卫气行四肢、孙络，终归于脏腑。

3. 原文："足受血而能步，掌受血而能握，指受血而能摄"。

心传：营血行于脉中，肢体失于营血濡养而无力，应取五输穴为主。其中，膝肘无力取合穴，握无力取输穴，指不能摄取井穴。

4. 原文："冲阳脉绝，死不治"。

王冰注：冲阳，在足跗上，动脉应手，胃之气也。冲阳脉微，则食引减少，绝则药食不入，亦下咽还出也……真气内绝，故其必死，不可复也。

张介宾注：冲阳，足阳明胃脉，在足跗上，动脉应手，土不胜木，则脾胃气竭而冲阳绝，故死不治。

心传：证实脾胃为长养生命之源泉，脾胃败，生化绝，生命之源泉无所填充，故生命不能维持。而痿证的发生及治疗均与中土有密切关系，"治痿独取阳明"是治疗痿证的根本。

5. 原文："此四肢八溪之朝夕也"。

张介宾注：四肢，五脏经腧之所出也。八溪，即四肢肱股之肉，五脏元真之所通会也。此言五脏之经血，总属于心；五脏之气，总属于肺。经气循行于四肢八溪，注于目，会于脑，濡筋骨，利关节，朝夕循行，外内出入，如环无端者也。

心传：取四肢八溪之穴，引脏腑元真之气，脏腑、经脉内外同治，故治痿证所取伏兔、风市、臂臑、曲池及五输穴，即依此理论。

重脾胃

韩碧英在临证时注重从多个角度分析病机特点，审因辨证，尤其重视脾胃的功能，以中焦脾土为中心，运用升降补泻调整其余四脏。其中尤重后天脾胃对于先天肾精的补养，以及先天肾阳对后天脾胃的温煦功能。

一、脾胃为后天之本，气血生化之源

《灵枢·营卫生会》云“人受气于谷，谷入于胃，以传与肺，五脏六腑，皆以受气”。脾胃为后天之本。无论是卫外而为固的阳气，还是藏精而起亟的阴精均源于脾胃；无论是行息道贯血脉的宗气、泌津液化以为血的营气，还是慓疾遍行周身的卫气亦均源于脾胃；五脏六腑、骨、髓、脑、脉亦皆受气于脾胃。所以一身之上下均赖于脾胃的受纳与运化功能，脾胃若衰，百病丛生。

二、脾胃居中土，旁溉四方，为一身气机升降出入的枢纽

《素问·六微旨大论》云“上下之位，气交之中，人之居也”。又说“气之升降，天地之更用也……升已而降，降者谓天；降已而升，升者谓地。天气下降，气流于地；地气上升，气腾于天。故高下相召，升降相因，而变作矣”。揭示了人体存在自然相应的气机升降变化。

《灵枢·营卫生会》中又将脏腑统摄入三焦，提出“上焦如雾，中焦如沤，下焦如渎”;《温病条辨·治病法论》则说“治上焦如羽，非轻不举；治中焦如衡，非平不安；治下焦如权，非重不沉”，均反映了不同脏腑功能均需借助气机升降来完成，而中焦则是上气下达，下气上举的必经之路，也就是三焦气机升降的枢纽。就营卫而言，营始于手太阴、终于足厥阴，卫日行于阳、夜行于阴，营卫周流于上、下、内、外而不息。人周身气血之升降出入时刻不停，而脾胃居于中土，升清降浊，为气机升降之枢纽。

韩碧英认为，人一身之气血时刻进行着升降出入的运动，周流不息。其中肝生于左，肺藏于右，心部于表，肾治于里，而脾胃居于中土。脾脏敷散水精于四方，阳明阖阳气于胃腑，为气机升降出入之枢纽。脾胃功能的正常与否，直接关系到全身经络脏腑功能的正常运行。如神经内科中常见的脑血管病、急慢性神经根炎、运动神经元病、小脑萎缩等，其发病都与起居失常、饮食不节有关，以致气机升降失常，阳明不足，宗筋及髓海不得润养，易为邪所客。

脾胃虽旁溉四方，其中最重要者为后天补养先天，肾中的先天之精需脾胃所化生的水谷精微不断补充滋养，才不至于耗失太过；而肾中阳气又有温煦脾胃功能的作用。因此，在治疗髓海不足所致的疾病时尤其重视脾胃功能的调理。

三、标在经络者，本常在脾胃

由于脾胃在气机升降出入中的重要作用，由气机升降出入失常所致的经络病，溯本求源，其病本往往在于脾胃，这样的认识在临床中尤为重要。

例如，有的老年患者经常打喷嚏、流鼻涕，反复吃感冒清热冲剂也不改善，改服蓝芩口服液后大便通畅，舌苔由厚变薄，流鼻涕、打喷嚏等症状随之消失。这是由于板蓝根和黄芩都有清理胃肠中热邪的作用，胃腑通畅，气机得降，郁于胸中的阳气自然消散，肺经清肃，症状自除。

再如，有部分面瘫患者兼见面部及舌边麻木。在思考病机时，应想到邪中于面则溜于阳明，痒麻为虚，疼痛为实，这是阳明气血不足的表现。病位涉及皮部与经筋，所以卫气与原气均有不足。二气均由中焦化生而来，所以要从中焦论治，调卫气，补原穴，临床常用迎香、冲阳来治疗。

又如，有些三叉神经痛患者，虽以头面局部疼痛为主，但其齿龈红肿萎缩、口气臭秽、舌苔厚腻，其发作与情绪波动或饮食不节相关，属于标在经络，本在脏腑。治疗时，除局部选穴止痛、移痛之外，应选俞募穴以通调中焦，清利胃肠。

四、顾护脾胃，以平为期

《温病条辨·治病法论》云“治中焦如衡，非平不安”。临床中疾病虽有急慢之分，但在病程中，正邪盛衰的关系是不断变化的。有些疾病虽然起病急，然已有正虚，不可攻伐太过；有些疾病虽迁延不愈，但邪实一直未除，又应注意扶正不能敛邪。无论病位在哪里，正气之源均赖脾胃，故脾胃尤应顾护，以存胃气。中药中五味入五行，味薄味厚各有所宜，然久病者常以厚味则易伤脾胃。此外，有些药物功效卓著，但有小毒，如半夏虽可燥湿化痰，但久服恐伤脾胃。因此，在调理脾胃时，也应注意升降有度，祛邪时避免攻伐太过，反伤正气，总应以平为期。

谈补泻

“用针者，当明补泻”。关于补泻的记载，广泛见于《黄帝内经》诸篇。如《素问·三部九候论》中有“实则泻之，虚则补之”;《素问·生气通天论》及《素问·骨空论》中“不足则补，有余则泻”;《灵枢·胀论》中“补虚泻实，神归其室，久塞其空，谓之良工”;《灵枢·禁服》中对治疗原则有详细的叙述“盛则泻之，虚则补之，紧则先刺而后灸之，代则取血络而后调之，陷下者徒灸之……不盛不虚以经取之”。

这些文字阐明了补泻有各自的对象，即“补虚泻实”。对此马莳注“如气盛不可补，故其来不可逢也。如气虚不可泻，故其往不可追也”。张介宾注“针有浅深之意……病有虚实者，治有补泻之殊……察其正气不足则补之，邪有余则泻之”。杨上善注“补虚泻实得中，故不失也。神室，心藏也。补实泻虚伤神，故神去心室，得于邪气，失去四时正气，致使真伪莫定也。神安其藏，故曰归室。神得归藏，自斯已去，长闭腠理，不令邪入，谓上工也”。

临床体会，马莳注中的补泻概念应为“子午流注”按时开穴配以迎随补泻的一种方法。人体气血的流动随时间而推移，有盛衰之时。气血应时而至则为“盛”，即是“逢”；气血过时而去为“衰”，即“往”。判断气血的盛衰可以据脉象的表现，也可以气血流经的时间作为依据，认为按时间判断气盛气衰更有依据。针刺穴位以五输穴，补泻的原则是判断病证的虚实而定。另一个按时间开穴的是“灵龟八法”，两者不同之处：一是取“五输穴”，一是取“八脉交会穴”。

不仅针刺有补泻的方法，灸也有补泻，并且能对针刺治疗起协同作用。例如在《素问·痹论》的注释中有“风寒湿气，留于分肉之间为痹，故令寸口脉紧实也……陷下者徒灸之……紧则灸刺且饮药”。具体临床治疗方法：如果发现患者有脉紧及有痹痛，先以痛为腧进行针刺及刺荥穴，然后于其刺处加灸。杨注中又说“候知五脏六腑病所在，先须针药，通其荥输，然后传于灸刺大数，谓空补泻之数”。以肺脏病出现的喘咳症为例，若为实证应先取肺输——太渊，若为虚证应取肺荥——鱼际，再施灸法。实证用泻法，壮数宜选双数，疾吹其火以泻之；虚证用补法，壮数宜选单数，常用麦粒灸 3 ～ 5 壮，过程中不应吹火。

无论是张介宾还是杨上善，在注释中都强调准确判断病证的虚实，是采用不同方法补泻的依据，这样才能不失补泻的意义，并强调临床上应正确选用补泻原则以扶正祛邪，才称得上是好医生。

解经别

十二经别是十二正经的分支，同属于脉，是气血运行的旁通路径。经别的出现加强了正经间的表里关系，增进了脏与脏之间的联系，对阴经与头部联系起到桥梁作用，扩大了正经的治疗范围。因此，经别在经络系统中的位置不可忽略，不可不学。十二经别按阴阳表里分为六组。

一、足太阳、少阴经别

1. 足太阳经别的循行

“足太阳之正，别入于腘中”。足太阳经别，从本经别出后进入腘窝。

“别入于肛，属于膀胱”。上行到臀部后，又分出一支分布于肛门，而经别主干继续前行隶属于本腑膀胱。

“散之肾，循膂，当心入散”。散布于肾脏后，行于脊膂内，在行到心脏时，由经别的分支散布于心脏。

“从膂上出于项，复属太阳”。直行的经别主干在脊膂内由低向高行至枕部，从膂出与足太阳正经合于大柱穴。

2. 足少阴经别的循行

“足少阴之正，至腘窝中，别走太阳而合”。足少阴经别上行到达腘窝内，与足太阳经别会合。

“上至肾，当十四椎，出属带脉，直者系舌本”。上行到肾脏，在十四椎命门穴处向外发出形成带脉，一直向上行到舌体处，连接舌体。

“复出于项，合于太阳”。从舌继续上行，过咽喉，行于项的内部，从内向外与足太阳膀胱经别会合，并沿膀胱经别上行到头、眼部。

3. 足太阳与足少阴经别“离、入、出、合”（表 2–1）的过程

（1）足太阳经别从本经小趾端的至阴穴“离别”于本经，后上行到腘窝的委中穴而入行于里，并分两条分支循里而行。一条分支内行到承扶穴处而别行到肛门处，再折返向上连属膀胱本腑，并从膀胱继续上行散布于肾脏，继续沿脊膂上行至心脏，经别之气血散布于心脏。另一分支从腘窝循里直行到项内，从项部天柱穴出行于外，与本经会合。

（2）足少阴经别从足小趾斜行到足心，从涌泉穴“离别”本经。直而上行到腘窝中而趋向并与足太阳经别合拢，伴随足太阳经别上行达于肾脏，归属本脏。然后继续沿足太阳经别直行的一支到达项部，出于体外与足太阳膀胱经脉再次相合于项部的天柱穴，继续上行到达头、眼部。

表 2–1　　足太阳与足少阴经别“离、入、出、合”穴

	离	入	出	合
足太阳经别	至阴穴	委中穴	天柱穴	天柱穴
足少阴经别	涌泉穴	委中穴	天柱穴	在天柱穴合于足太阳

二、足少阳、厥阴经别

1. 足少阳经别的循行

“足少阳之正，绕髀入毛际，合厥阴”。足少阳经别，上行到股里，围绕足厥阴肝经所过的毛际处，和足厥阴肝经会合，然后由外向内行。按经别“离、入、出、合”的规律，阳经经别只能合于本经。

“别者入季胁之间，循胸里属胆”。入行于体内，过季胁，顺着胸的方向上行到达胆腑，这是胆经经别与本腑的隶属关系。

“散之上肝，贯心以上挟咽”。继续上行，传到肝，肝在胆之上；再上行与心贯通，由心上行到咽部，挟咽两侧继续上行。

“出颐颔中，散于面，系目系”。从咽部出来，行于颏与腮之间，散布于面，上行到眼部，与目系发生联络。

“合于目外眦”。上行到眼部，在眼外角与本经相合，此为阳经经别合于本经。

2. 足厥阴经别的循行

“足厥阴之正，别跗上”。足厥阴经别离开本经，过足背部。

“上至毛际，合于少阳”。别离本经后与本经并行，上向直行到髋关节与毛际之处，在此合入足少阳经别。

“与别俱行”。在毛际处与足少阳经别会合后，跟随足少阳经别一起向头面行走。

3. 足少阳与足厥阴经别“离、入、出、合”（表 2–2）的过程

（1）足少阳经别，从足第四趾足窍阴穴别离本经，上行到髋关节处，围绕肝经所过的毛际处，相当于肝经的急脉穴（王冰注：急脉在阴毛中，阴上两旁，相去同身寸二寸半）；由此穴入行于腹里，入腹后沿季胁向胸部上行，在胆经募穴日月之里，隶属于胆腑。再由胆上行，散络于肝，贯通于心，上行到咽部。从咽出于外，行在颔颐之间，散布面颊，过颔颐交界处，继续上行到眼外角，至胆经的瞳子髎穴，合于本经。

（2）足厥阴经别，在足大趾毛处大敦穴别离本经，一直与本经并行到本经所过的毛际处急脉穴，在此与足少阳胆经别会合。阴经经别合于表里阳经，与足少阳经别一起上行到头面部，因此它的“离、入、出、合”的过程，只有“离”与“合”。

表 2–2　足少阳与足厥阴经别“离、入、出、合”穴

	离	入	出	合
足少阳经别	足窍阴穴	急脉穴	咽部	瞳子髎穴
足厥阴经别	大敦穴	急脉穴	—	—

三、足阳明、太阴经别

1. 足阳明经别的循行

“足阳明之正，上至髀，入腹里，属胃散之脾”。足阳明经别从第二趾别离本经，此“上至髀”是省略了起始点，从足沿大腿前侧上行，至腹股沟处进入腹内，隶属于本腑胃。继以分支传播的方式分布到脾脏。

“上通于心”。分支分布到脾脏以后，继续走向胸部，分布于心脏的部位。

“上循咽，出于口，上頞（同山根，即鼻根部）䪼（为眼眶

下部)”。这是指经别从心的部位顺着经别上行的路线到咽部，在口的部位显露于外；继续行到鼻根，到眼眶之下。

“还系目系，合阳明也”。行到眼眶下，环绕目系，在承泣穴合于本经。

2. 足太阴经别的循行

“足太阴之正，上至髀，合于阳明”。此处仍与足阳明相同，省略了经别“离别”句。全句应为：足太阴经别自足大趾隐白穴处离别本经，从足沿大腿内侧上行，至腹股沟处，与足阳明经别相会合，阴经经别合于表里阳经经别。

“与别俱行。”此句有两种解释：一是足太阴经别合于足阳明经别以后，紧紧依附于阳明经别一起上行；二是据马莳、张志聪注释之义，足太阴经别从髀合于足阳明经外，同时入腹里与足阳明经别一起上行。

“上结于咽，贯舌中”。足太阴经别与足阳明经别继续上行，连接咽部与舌体贯通。因此，《经》曰“挟咽，连舌本，系舌下”。

3. 足阳明与足太阴经别“离、入、出、合”(表 2–3)的过程

(1)足阳明经别从足第二趾厉兑穴“离别”本经后，上行腹股沟处，从此“进入”腹里，属于本腑–胃，并发出分支散布于脾脏；继续上行至胸中连络心脏；再上行过咽、口，“出”于口外，行到鼻根及眼眶下部，再环绕目系，在承泣穴处“合于本经”。

(2)足太阴经别，从足大趾隐白穴“离”本经，上行到腹股沟处，会合于足阳明经别，经别“入”腹内，与足阳明经别一起上行，向上经行咽、喉，贯通舌中。

表 2–3　　足阳明与足太阴经别“离、入、出、合”穴

	离	入	出	合
足阳明经别	厉兑穴	气冲穴	口	承泣穴
足太阴经别	隐白穴	气冲穴	口	—

四、手太阳、少阴经别

1. 手太阳经别的循行

“手太阳之正，指地”。杨上善注“手太阳经别，从手至肩，下行走心，系小肠，为指地也”。意为手太阳经别的循行方向，与经脉不同，为从手至腑。

“别于肩解”。肩解，王冰注为“肩上陷解中，缺盆上，大骨前”。手太阳经别，从小指端别离本经上行到肩部。

“从腋走心”。走向肩解内侧，下行到腋窝内，进入胸中，向心循行。

“系小肠也”。由心脏向下，通过膈肌，直达小肠。

2. 手少阴经别的循行

“手少阴之正，别入于渊腋两筋间，属于心”。手少阴经别上行到渊腋穴的两条肌腱夹缝中，向腋窝延伸，进入胸中，隶属于心。

“上走喉咙，出于面，合目内眦”。从心中直上行走向喉咙，挟咽，出于面，在目内眦处与手太阳小肠正经相合，为阴经经别合于表里阳经经脉。

3. 手太阳与手少阴经别“离、入、出、合”（表 2–4）的过程

（1）手太阳经别，从手小指外侧少泽穴“别离”本经后，直行上肩部，并在肩解部位行于内，“入”于腋窝处；由腋窝入胸

内，联络于心脏；从心下行穿膈入腹，隶属本腑小肠；手太阳经别在小肠腑与手太阳经脉相合。因此说“手太阳之正，指地”。

（2）手少阴经别，从小指端少冲穴“别离”本经，上行至腋窝处，与小肠经别合拢入胸中，走向心的方向，直达本脏心；从心上行走向喉咙，过咽部而出于面；沿手太阳经脉。其中一个分支上行到目内眦，因此手少阴经别在面部合于手太阳小肠经。

表 2-4　　手太阳与手少阴经别“离、入、出、合”穴

	离	入	出	合
手太阳经别	少泽穴	腋窝内	—	在腹内与本经合于小肠
手少阴经别	少冲穴	腋窝内	过喉咙，从口出行至面颊	于目内眦，与手太阳小肠经脉相合

五、手少阳、厥阴经别

1. 手少阳经别的循行

“手少阳之正，指天，别于颠”。杨上善注“天，上也”。张志聪注“少阳，初阳也。从阴而生，自下而上，故曰指天”。手少阳经别从手第四指别离本经后，顺着手腕上行过肘部；上肩后平行向颈项部延伸，并与督脉伴行至头部，由颠顶部折返下行至缺盆；手少阳经别别离颠顶后向下行，因此说“别于颠”。

“入缺盆，下三焦”。由缺盆处入于里，向下行，经历上焦、中焦、下焦，三者统称为“三焦”，经别归属三焦本腑。

“散于胸中”。由缺盆入里，过上焦心、肺两脏时，经别的分支散传心、肺两脏。因为心、肺处于胸中，所以说“散于胸中”。

2. 手厥阴经别的循行

“手心主之正，别下渊腋三寸，入胸中”。手厥阴经别，上行到腋窝下三寸，相当于渊腋穴水平处，由此入胸里。

“别属三焦”。手厥阴经别连接三焦。

“出循喉咙，出耳后”。从上焦向喉咙的方向上行并出于外，再向耳后行。

“合少阳完骨之下”。在耳后完骨旁，合手少阳三焦经脉于瘈脉穴。

3. 手少阳与手厥阴“离、入、出、合”（表 2–5）的过程

（1）手少阳经别从第四手指端关冲穴“别离”本经，上行过腕部，过肘上肩，平行向颈项部延伸；与督脉伴行，上头顶部，由顶部折返下行至缺盆；从缺盆处行入于胸里。从胸部下行历络三焦，归属本腑三焦。

（2）手厥阴经别从中指中冲穴“别离”本经，过手掌，行于上肢内侧，到腋窝下三寸处（相当于渊腋穴水平），入于胸里，连接三焦。经别复从上焦顺着喉咙方向上行，由此而出于外，在耳后完骨旁手少阳三焦经瘈脉穴处，会合于手少阳三焦正经，阴经经别合于表里阳经经脉。

表 2–5　　手少阳与手厥阴“离、入、出、合”穴

	离	入	出	合
手少阳经别	关冲穴	缺盆处	—	三焦本腑
手心主经别	中冲穴	渊腋穴水平	喉咙	耳后完骨旁瘈脉穴

六、手阳明、太阴经别

1. 手阳明经别的循行

“手阳明之正，从手循膺乳（胸前两侧肌肉隆起处），别于肩髃”。手阳明经别，从手第二指端别离本经，顺着上肢外侧前缘上行到膺乳部，由膺乳部上行到肩髃穴。

“入柱骨下”。上行到肩部，过肩胛进入第七颈椎后，再向下行入缺盆。

“走大肠，属于肺”。从缺盆处向下行，过胸部，穿过横膈，归属本腑大肠，复上行连络肺脏。

“上循喉咙，出缺盆”。从肺向上顺喉咙部出缺盆处。

“合于阳明也。”从缺盆外自内出于外，与本经会合于缺盆。

2. 手太阴经别的循行

“手太阴之正，别入渊腋少阴之前”。手太阴经别从手指端别出本经，上行走手少阴之前，在腋窝处，入走于胸内。

“入走肺，散之大肠”。入胸中，归属本脏肺，散布于大肠。因肺脉起于中焦，下络大肠，故肺经起始于里，经别的分支亦散落大肠，构成肺与大肠之间的联系。

“上出缺盆，循喉咙，复合阳明”。由肺上行，循喉咙，喉咙在颈，而手阳明大肠经的分支“从缺盆上颈贯颊”，所以手太阴经别在喉咙部与手阳明大肠经会合。杨上善注“至喉咙更合，故云复也”。

3. 手阳明、手太阴经别“离、入、出、合”（表 2–6）过程

（1）手阳明经别从手第二指端别离本经，顺着上肢外侧前缘上行到肩部，再过膺乳部上行到颈部，入第七颈椎。从颈椎下行过缺盆，由缺盆入胸内，从胸过膈，归属本腑大肠；经别复上行，自肺循喉咙，出缺盆与本经会合。

（2）手太阴经别从手指端商阳穴别离本经，上行于上肢内侧，走手少阴之前，在腋窝处，入于胸里，归属本脏肺；经别下行散络大肠，然后上行循喉咙出缺盆，在喉咙部与手阳明大肠正经会合。

表 2–6　　手阳明、手太阴经别“离、入、出、合”穴

	离	入	出	合
手阳明经别	商阳穴	柱骨	缺盆	经别在本经分支缺盆处合于本经
手太阴经别	少商穴	腋窝	缺盆	在喉咙部与手阳明大肠正经会合

综上所述，十二经别的循行和“离、入、出、合”的过程有以下规律：①十二经别均入于体内，与表里脏腑相联系。除手少阳、手太阳外，均继续上行，出于体表。②六阴经经别与其相表里的六阳经正经于头颈部相合，是为六合。③足三阴经别在下肢合于足三阳经别，手三阴经别未与手三阳经别相合。

因此，经别系统揭示了脏腑经络之间以及表里两经之间存在的多路联系，为“有诸内必形诸外”的诊断原则扩充了临床思路，也为古人临床经验“从阴引阳、从阳引阴，由表及里、由里出表，上病下取、下病高取”等治疗方案提供了更为完善的解释。其中，经别系统离、入、出、合的穴位成为医者调整正经与经别、阴经与阳经，以及脏腑与经络气血盛衰的关键，好学者应留心于此。

附录：经别之离合出入总表（表 2–7）

表 2–7　　经别之离合出入总表

	离	入	出	合
足太阳经别	至阴穴	委中穴	天柱穴	天柱穴
足少阴经别	涌泉穴	委中穴	天柱穴	在天柱穴合于足太阳
足少阳经别	足窍阴穴	急脉穴	咽部	瞳子髎穴

续表

	离	入	出	合
足厥阴经别	大敦穴	急脉穴	—	—
足阳明经别	厉兑穴	气冲穴	口	承泣穴
足太阴经别	隐白穴	气冲穴	口	—
手太阳经别	少泽穴	腋窝内	—	在腹内与本经合于小肠
手少阴经别	少冲穴	腋窝内	过喉咙，从口出行至面颊	于目内眦，与手太阳小肠经脉相合
手少阳经别	关冲穴	缺盆处	—	三焦本腑
手心主经别	中冲穴	渊腋穴水平	喉咙	耳后完骨旁瘈脉穴
手阳明经别	商阳穴	柱骨	缺盆	经别在本经分支缺盆处合于本经
手太阴经别	少商穴	腋窝	缺盆	在喉咙部与手阳明大肠正经会合

释络脉

关于络脉较早的描述见于《内经》,《灵枢·九针十二原》云“黄帝曰：愿闻五脏六腑所出之处……经脉十二，络脉十五，凡二十七气以上下”。在《灵枢·脉度》里又进一步说明“经脉为里，支而横者为络，络之别者为孙”。其中提到十五条大的络脉，与十二正经都是气血运行的重要通路。

十二正经及其经别是人体气血运行的主要通路，它们的特点是“径粗”“干线长”，运行的营血量大，在全身的气血运行中起着骨干作用。但仅靠这十二条经脉是难以敷布周身上下表里的，络脉的出现恰好将这个任务承担起来，并且由于络脉具有沟通表里两经的作用，因此使表里经气血流注呈回环的状态。

一、络脉的构成及其分布特点

络脉有大小、主次之分，即十五络脉以及每条络脉不断分出的数以千计的孙络、浮络。既深入脏腑、肓膜、九窍、百骸、腠理、分肉间，又直达筋骨，合皮毛，同样担负着气血运行及输布的任务。就这样，它们与经脉、经别、奇经八脉共同构建了一个网状的通路来维持正常的生理功能。

1. 十五络脉

（1）组成:《灵枢·九针十二原》中所提的十五络脉，是最大的络脉，除脾之大络以外，其余十四条在《灵枢·经脉》里被称为正经“之别”，如“手太阴之别名曰列缺，起于腕上分间……”“足厥阴之别名曰蠡沟，去内踝五寸……”“任脉之别名曰尾翳”“督脉之别名曰长强”等。

（2）分布特点

①入于表里经，如“手太阴之别……别走阳明也”“足太阳之别……别走少阴”等。

②联络脏腑，如“手心主之别……上系于心包，络心系”“手少阳之别……注胸中合心主”“足太阴之别……其别者入络肠胃”“足少阴之别……其别者并经上走于心包”。

③散于自己特定的循行区域，如“脾之大络……布胸胁”“督脉之别……散头上、下当肩胛左右”“任脉之别……散于腹”。

④大络别离本经之处，必不能过大节之间。《灵枢·经脉》

云“诸络脉皆不能经大节之间，必行于绝道而出入，复合于皮中，其会皆见于脉”。

杨上善注“凡络脉之行至大节间止，缘于络道出节至外，入于皮中，与余络合，见于皮。绝，止也”。言络脉始于经，终于络。张介宾注“络脉所行，乃不经大节，而于经脉不到之处，出入腁络，以为通流之用”。

从杨、张之注可以理解，“绝道”是络脉运行气血的通道，以下为大络别离本经之处（表 2–8）：

表 2–8　大络别离本经之处

列缺：腕上分间	偏历：去腕三寸
通里：去腕一寸	内关：去腕二寸
支正：上腕五寸	外关：去腕二寸
飞阳：去踝七寸	光明：去踝五寸
丰隆：去踝八寸	公孙：去本节后一寸
大钟：当踝后绕跟	蠡沟：去内踝五寸
尾翳：下鸠尾，散于腹	长强：挟膂上项
大包：出渊腋下三寸	

除此之外，大络中还有胃之大络，见于《素问·平人气象论》“胃之大络，名曰虚里，贯膈络肺”，以行宗气，在功能上有别于十五大络。

2. 孙络

孙络见于《灵枢·脉度》“络之别者为孙”。马莳注“其络之别者为孙，犹有子而又生孙，较之正络为尤盛也”。张介宾也说“孙者，其言小也，愈小愈多矣。凡人遍体细脉，即皆腠理之孙络也”。在《素问·气穴论》中叙述经络的生理功能时提到“孙络之脉别经者……并注于络，传注十二络脉”。《素问·缪刺论》中有“夫邪之客于形也，必先舍于皮毛，留而不去，入舍于孙脉；留而不去，入舍于络脉；留而不去，入舍于经脉……”这是从外感病的角度分析外邪在经络系统中由表及里传入的过程，间接阐明了孙络与大络的表里关系。

概而言之，孙络是大络、经脉支别的再分支，长度较短，径细，且数量众多，外居于皮肤、肌腠、分肉，内居于脏腑、膈膜、肓膜，深布于孔窍、百骸，遍行周身各处，其中散布于体表的孙络被称为“浮络”。

3. 浮络

浮络见于《灵枢·经脉》“诸脉之浮而常见者，皆络脉也”，描述了浮络的部位及望诊即可见的特点。《素问·皮部论》中“视其部中有浮络者，皆阳明之络……皆太阴之络也”，说明在浮于皮部的络脉分属三阴三阳六经。因为浮络是浮于皮表的，也就构成了经络系统的最外一层。

综上所述，经络系统的主次内外顺序应是：十四正经→十五大络→孙络→浮络，大络从本经别离后，犹如树木的分支，不断分出更小的分支——孙络。由于十五大络中的大多数离开本经后走向表里经，所以有“阳络之走于阴，阴络之走于阳”的说法。

二、络脉病

与十二正经相同，十五大络功能失常也会出现不同的症状，其虚实病变的症状及相应的治法，主要记载于《灵枢·经脉》。而孙络与浮络的病变与治疗则见于《素问·气穴论》云“孙络三百六十五穴会，亦以应一岁。以溢奇邪，以通荣卫……外为发热，内为少气，疾泻无怠，以通荣卫，见而泻之，无问所会”。

以下详述十五络脉病。

1. 列缺络病

“其病实则掌中热，虚则欠故，小便遗数”。手太阴之别入掌中，实则气有余，气有余则化火，故掌中热；虚则阳明不足，阳气不足则不能胜阴，阴阳相引则欠故。手太阴络脉借任脉与肾脏相通，故其气虚时亦累及肾阳，膀胱气化失常则遗尿。

2. 通里络病

“其实则支膈，虚则不能言”。手少阴之别入于心中，络脉实见胸部膨胀，如物支撑；上连舌本，孙络布于舌下，且舌为心之苗，而言为声和，故虚则不能言。

3. 内关络病

“心系实则心痛，虚则为头强”。手心主之别系于心包络心系，故其气有余则心下满，气血瘀阻于心包则心痛；络脉虚，手少阳行于项部孙络的气血不足，筋无所荣，筋缩而项强。

4. 支正络病

“实则节弛肘废，虚则生疣”。杨上善注“弛，纵缓……痂，疮甲”。张介宾注“此经走肘络肩，邪实脉络壅滞，而节弛肘废”。

其意为肘关节周围孙络被邪气阻滞，以致骨节迟缓，关节不能运动；络脉虚则手少阴之气失于太阳寒水调和，君火偏盛则津液枯，聚积于皮部孙络而为痂疥，大则为疣，小则为指间痂疥之类。

5. 偏历络病

“实则龋齿耳聋，虚则齿寒痹隔”。张介宾注“按本经筋脉皆无入耳上目之文，惟此别络有之”。杨上善注“手阳明络别入耳中，与宗脉会”。马莳注“如邪气有余而实，则为龋而齿痛，为耳聋。正气不足而虚，则止为齿寒，为内痹，为隔塞不便，皆当取此穴以治之耳”。

络脉实则阳明经燥热偏盛，其支者遍入齿中，热盛津少则齿枯易生龋齿；其别者入耳合于宗脉，热盛则精竭发为耳聋。络脉虚则燥热之气不足而生虚寒，故生齿寒；其经气虚则由胸下腹之气不足，故膈间不畅。

6. 外关络病

“病实则肘挛，虚则不收”。手少阳络脉邪实，留于筋骨，机关不得屈伸，故病挛也；络脉虚则经筋失养，故弛而无力肘不收。

7. 飞扬络病

“实则鼽窒头背痛，虚则鼽衄”。足太阳络脉自本经别出后，向内连络足少阴经，本经则上行布于鼻、眼周围。络脉实，其寒偏盛，故为鼻塞、头背痛；其不及则水虚不足以制约君火，火盛则鼻衄。

8. 光明络病

“实则厥，虚则痿躄，坐不能起”。足少阳络脉实则脉气厥逆不能下行，发为下肢厥冷；虚则足跗等不得温煦濡养，发为痿痹、坐不能起。

9. 丰隆络病

“其病气逆则喉痹瘁瘖，实则狂颠，虚则足不收，胫枯”。足阳明胃经多气多血，其络脉上络头项合诸经之气，下络咽喉。其气逆，则所络喉嗌之处肿闭，失音不能言；若络脉实，则热邪沿络脉上扰髓海，神志错乱，故发狂癫；因其别者循胫骨外廉，若络脉虚，则胫失所养，肌肉枯痿，足缓不收。

10. 公孙络病

“厥气上逆则霍乱，实则肠中切痛，虚则鼓胀”。足太阴络脉络于足阳明胃经，其分支别行上入腹，络于胃肠。若厥逆之气通过本络的分支上入胃肠，则会发生吐泻交作的霍乱证。本络的实证由于气滞不行，则会出现肠中痛如刀切；虚证因脉气不足导致胃中寒或升降失调而出现腹胀如鼓。

11. 大钟络病

“其病气逆则烦闷，实则闭癃，虚则腰痛”。马莳注“其别者，并本经脉气之行，以上走手厥阴心包络经之下，而外贯于腰脊间”。

足少阴络脉别从内踝绕跟至外踝侧，别入足太阳经；其分支与足少阴经相并上行，走于心包络之下，再向外贯穿腰脊。若厥气循络上行则心烦胀闷，其络脉邪实则气为之闭塞而不行，不行则见二便不通；虚则脉气不足而腰痛。

12. 蠡沟络病

“其病气逆睾肿气疝，实则挺长，虚则暴痒”。杨上善注“此络上囊，聚于阴茎也”。足厥阴络脉别行入走足少阳胆经，其支者经过胫部上至睾丸部，归结于阴茎。厥气上逆则会出现睾丸肿大，突然疝痛；其邪气过盛会使宗筋挺长；“暴痒”属热证，络中气虚，则虚热生风，出现阴部暴痒。

13. 尾翳络病

“实则腹皮痛，虚则痒搔”。任脉大络散于腹，其孙络布于皮内，邪实则孙络气血阻滞，不通则腹部皮肤疼痛；任脉总任一身之阴，其络脉虚则生虚热，故见腹部皮肤瘙痒。

14. 长强络病

“实则脊强，虚则头重，高摇之”。本脉挟脊膂上行到项部，散于头上，复向下，行于肩胛部的左右处，别行走入足太阳经，深入贯穿脊柱两旁的肌肉。络脉实则气滞不行，见脊柱强直不可俯仰；络脉不足则头重难支，摇晃不宁。

15. 大包络病

“实则身尽痛，虚则百节皆纵”。本络在渊腋下 3 寸，散布于胸胁，若邪气盛则周身疼痛，络脉虚则周身骨节弛纵无力。杨上善注“脾为中土，四脏之主，包裹处也……脾之盛气……布于胸胁，散于百体，故实则遍身皆痛，虚则谷气不足，所以百节纵缓”。

络脉病的治疗除了见于《灵枢·经脉》外,《素问·缪刺论》也提到了络脉的治疗，其中主要记载了缪刺法与巨刺法。两者虽然都是左刺右、右刺左，但是巨刺法用于病在大经，缪刺法用于病在络脉，所以临床治疗时所取的部位是不相同的。

因此，在临床治疗上，应详分经病与络病，只有各守其病位，才能迅速收效。并且由于浮络、孙络受病内传大络，再传正经，乃至于腑，所以谨守络脉，不仅能够引邪外出，而且还可以治病于轻浅，防病于未传。

用八脉

韩碧英临床常用奇经八脉治疗临床疑难杂症，其治疗思路是在对于经文的深刻理解、对古人经验的广泛学习和在临床验证基础上建立的。

韩碧英提到奇经八脉，常引《标幽赋》中“阳跻、阳维并督带，主肩背腰腿在表之病”，并要求学生熟读《灵枢》《难经》《奇经八脉考》《针灸大成》等文献中相关的内容。如《奇经八脉考》中对八脉的总述:“阴脉营于五脏，阳脉营于六腑，阴阳相贯，如环无端，莫知其纪，终而夏始。其流溢之气，入于奇经，转相灌溉，内温脏腑，外濡腠理。奇经凡八脉，不拘制于十二正经，无表里配合，故谓之奇。盖正经犹夫沟渠，奇经犹夫湖泽，正经之脉隆盛，则溢于奇经。”

以下分述韩碧英对奇经八脉的临床应用及理解。

一、二维脉

1. 循行

(1) 阴维脉

阴维脉起于诸阴之交，其脉发于腨内分肉中筑宾穴，为阴维之郄；循大腿内侧上行入小腹，与足太阴、足厥阴、足少阴、足阳明会于府舍穴；继续上行与足太阴会于大横穴、腹哀穴；之后循胁肋与足厥阴会于期门穴；上胸膈挟咽，与任脉会于天突穴、廉泉穴，上至项前而终。凡十二穴。

（2）阳维脉

阳维脉起于诸阳之会，其脉发于足外踝下金门穴，上行与足少阳会于阳交穴，为阳维之郄；循膝外廉上行，过髋抵少腹，与足少阳会于居髎穴；循胁肋斜上肘，上行与手阳明、手足太阳会于臂臑穴；过肩前，与手少阳会于臑会穴、天髎穴；与手足少阳、足阳明会于肩井穴；入肩后，与手太阳、阳跻会于臑俞穴；上循耳后，与手足少阳会于风池穴，上头交足少阳脑空穴、承灵穴、正营穴、目窗穴，交足少阳、足太阳于临泣穴。下额与手足少阳、阳明，五脉会于阳白穴。循头入耳，与足少阳会于本神穴而止。

此外，《针灸大成》中记载日月穴为足少阳、足太阴与阳维之会，风府穴为足太阳、督脉与阳维之会，哑门穴为督脉与阳维之会，因此阳维脉共计应为三十六穴。

2. 功用

韩碧英认为，二维脉维络于周身，蓄存十二经脉溢于经外的阴阳二气，并于阴阳经气不足时予以反哺。阳维脉溢蓄诸阳之气，阴维脉溢蓄诸阴之气，使遍布周身的阴阳二气维持正常的生理功能。《难经·二十八难》云“阴维、阳维者，维络于身，溢蓄不能环流，灌溉诸经者也”。《难经·二十九难》云“阳维维于阳，阴维维于阴”。《奇经八脉考》云“阳维起于诸阳之会，由外踝而上行于卫分；阴维起于诸阴之交，由内踝而上行于营分，所以为一身之纲维也……是故阳维主一身之表，阴维主一身之里，以乾坤言也”。

“阳维维于阳，阴维维于阴”之意有三：①阳维脉溢蓄诸阳之气，阴维脉溢蓄诸阴之气。②阳维脉起于诸阳之会，并循行于肩背、头项等阳位；阴维脉起于诸阴之交，并循行于胸腹、颈前等阴位。③阳维脉循行过程中与手足三阳经均有交会，且会阳跻于臑俞，会督脉于风府、哑门；阴维脉循行过程中与足三阴经均有交会，且会任脉于天突、廉泉。

3. 二维为病

（1）阴阳不能自相维。《难经·二十九难》云“阳维维于阳，阴维维于阴，阴阳不能自相维，则怅然失志，溶溶不能自收持”。若阳维不能维系诸阳时，会出现四肢无力，即“溶溶不能自收持”的症状；若阴维不能维系诸阴时，则会出现情志不愉快、心中闷闷不乐，即“怅然失志”的症状。

（2）阴维主里，为病苦心痛；阳维主表，为病苦寒热。阴维受邪，为病在里，故苦心痛；动苦癫疾，僵仆羊鸣；又苦僵仆失音，肌肉痹痒，应时自发汗出，恶风身洗洗然也。阳维受邪，为病在表，故苦寒热；动苦肌肉痹痒，皮肤痛，下部不仁，汁出而寒；又苦颠仆羊鸣，手足相引，甚者失音不能言。

韩碧英认为，临床中应用二维脉，还是按《标幽赋》中“阳跻、阳维并督带，主肩背腰腿在表之病；阴跻、阴维、任、冲脉，去心腹胁肋在里之凝”。在表之病，既包括恶寒发热等表证，也包括在体表的各种疼痛麻木和无力，甚至单纯恶寒也可以取阳维脉来治疗；在里之病，既包括心下不适，也包括恶风、失音、汗出等病，都可以取阴维脉来治疗。

此外，二维脉受邪时，均可出现癫证、痫证。

4. 二维脉穴应用举例

（1）筑宾：阴维脉郄穴，足少阴与阴维之会；取之治疗癫狂、小腿内侧痛、腹痛、呕吐涎沫等。《针灸甲乙经》云“大疝绝子，筑宾主之”。《铜人》云“小儿胎疝痛不得乳，癫疾狂言，呕吐沫，足腨痛”。《类经图翼》云“小儿胎疝，癫疾吐舌，发狂骂詈，腹痛呕吐涎沫，足腨痛”。《针灸资生经》云“筑宾、少海治呕吐涎沫”。韩碧英常取筑宾穴治疗诸阴经的寒证。

（2）大横：足太阴与阴维之会；取之治疗小腹痛、虚寒泻痢、大便秘结、抑郁等。《针灸甲乙经》云“多寒，善悲，大横主之”。《针灸大成》云“多寒，善悲（神志病），四肢不可举动（阴阳维不能自相维），汗多洞痢”。如便秘取大横、梁门、支沟。

（3）期门：足厥阴、足太阴与阴维之会；取之治疗胸胁胀满疼痛、呕吐、呃逆、吞酸、腹胀。《针灸甲乙经》云“治心切痛……泄泻，咳喘，伤寒热入血室”。又说“痉，腹大坚不得息。咳，胁下积聚，喘逆卧不安席，时寒热，奔豚上下，期门主之……伤食，胁下满，不能转展反侧，目青而呕……癃，遗尿，鼠鼷痛，小便难而白，霍乱下注……喑不能言……妇人产余疾，食饮不下，胸胁支满，目眩足寒，心切痛，善噫”。如失眠取肝俞、期门、中都；运动神经元病下肢无力伴肉跳，取肝俞、期门、阳陵泉等及相应经脉的荥俞穴。

（4）府舍：足三阴、足阳明与阴维之会；取之治疗腹中癥瘕积聚、疝气、厥气霍乱。《针灸穴名释义》云“府，聚也；舍，指居处”。《奇经八脉考》云“为五条经气（脾、肝、肾、阳明、阴维）聚会之处所”。《医经理解》云“府舍，在腹结下三寸，上直两乳，此脉上下入腹络结心肺，从胁上至肩，为太阴郄，三阴、阳明之别，故谓诸脏腑之舍也（阴应指手足三阴均过心肺，足阳明从缺盆过肺，故称之为三阴、阳明之别）”。如子宫肌瘤取天枢、府舍。

（5）金门：阳维脉别出之处，足太阳与阳维之会。《百症赋》云“转筋兮，金门、丘墟来医”。《杂病穴法歌》云“耳聋临泣与金门，合谷针后听人语”。《席弘赋》云“患伤寒两耳聋，金门、听会疾如风”。韩碧英认为，金为水之母，足太阳在此与足少阴之气交接，其气应秋、应金，故名金门。足太阳经主筋病，其筋脉分布于全身属最长。转筋即痉挛，多因寒所致，而阳维能维系诸阳之脉经气，阳主温煦，故取之治疗腰痛、外踝痛、下肢痹痛，也可用来治疗癫痫、头痛、耳聋。如头风头痛取申脉与金门，癫疾取后溪、水沟、解溪、金门与申脉。

（6）阳交：阳维脉郄穴，足少阳与阳维之会；取之治疗寒厥、足下垂、膝关节痛。《会元针灸学》云“阳交者，从阳陵内斜，交于阳明，仗阳维之回郄，直交太阳。此三阳之交，故曰阳交”。《百症赋》云“惊悸怔忡取阳交、解溪勿误”。《杂病穴法歌》云“二陵、二交与二跻，头项手足互相与”。如两足麻木取阳辅、阳交、绝骨、行间。

（7）臂臑：手阳明络、手足太阳与阳维之会；取之治疗寒热痹痛、颈项拘急、肩臂痛不举、瘰疬。《针灸聚英》云“臂臑……主臂细无力，臂痛不得向头，瘰疬，颈项拘急”。如臂丛神经损伤，上臂疼痛伴肌肉萎缩，取臂臑、合谷。

（8）肩井：手足少阳、足阳明与阳维之会；取之治疗中风气塞、涎上不语、头项痛、五劳七伤、臂痛、两手不得向头。《针灸甲乙经》云“手足少阳、阳维之会”。《奇经八脉考》云“手足少阳、足阳明、阳维之会”。《胜玉歌》云“髀痛要针肩井”。《针灸大成》云“臂冷痹痛取肩井、曲池、外关、三里”。如臂膊痛连肩背，取肩井、曲池、中渚；瘰疬连腋下，取肩井、膻中、大陵、支沟、阳陵泉。

（9）风池：手足少阳与阳维之会，阳维脉诸病均可取之。如洒淅寒热、伤寒温病汗不出、目眩头痛、项强不得回顾、腰背俱疼、腰伛偻引颈筋无力不收、中风不语。《胜玉歌》云“头风、头痛灸风池”。《通玄指要赋》云“头晕目眩要觅于风池”。如颈项强痛，不能回顾，取承浆、风池、风府；恶寒无汗，取风池、鱼际、经渠、合谷。

（10）脑空：足少阳与阳维之会；取之治疗头重痛不可忍、

颈项强不可回顾、目欲瞑、癫痫鼻痛。魏武帝患头风，发即心乱目眩，华佗针脑空立愈。《针灸大成》云“脑空主头风、目眩”。如头顶痛，取上星、百会、脑空、涌泉、合谷。

（11）承灵、正营、目窗：以上三穴均为足少阳与阳维之会。韩碧英经常三穴合用，治疗目疾、中风及对侧下肢痿痹不用。

承灵：《腧穴命名汇解》云“承指受，穴当头顶”。考“头为元神之府所处，因名承灵。具有宣肺利鼻、清热祛风作用”。

正营：《经穴选解》云“此穴在头部三行、五穴之正中，名曰正，指少阳经头部穴之正中”。老子“营，魄神之常居处也。具有平肝息风作用”。

目窗：“在眼目之上，犹如眼目之窗牖，故名目窗。主治青盲，目瞑，远视，近视，目赤肿痛”。

（12）头临泣：足太阳、足少阳与阳维之会；取之治疗目疾、头痛、恶寒鼻塞、惊痫反视、目外眦痛、中风不识人。《穴名释义》云“目者，泣之所出，穴临其上，善治目疾，故名头临泣”。《针灸甲乙经》云“不得视……两目眉头痛”。《铜人》云“目生白翳，多泪……”，如迎风流泪取头维、头临泣。

（13）阳白：手足少阳、手足阳明、阳维五脉之会；取之治疗头目疼痛、面瘫、夜盲症、眼睑瞤动。《针灸大成》云“阳白主瞳子痒痛，目上视，远视𥆨𥆨，目痛多眵，背膝寒栗，重衣不得温”。如偏头痛，取外关、阳白、角孙、率谷。

二、二跻脉

1. 循行

（1）阴跻脉：起于跟中，出于足少阴内踝下照海穴，上内踝两寸以交信穴为郄；沿足少阴直上，由阴部入于腹内上行，沿胸里入于缺盆；出人迎之前，至咽喉与冲脉交贯，沿鼻旁内行至目内眦；与手足太阳、足阳明、阳跻五脉会于睛明穴而上行，合于太阳、阳跻而上行。共四穴。

（2）阳跻脉：起于跟中，出于足太阳外踝下申脉穴，以踝后下仆参穴为本，踝上三寸跗阳穴为郄；沿大腿外侧上行交足少阳于居髎穴；过臀后，循胁后向上交手太阳、阳维于臑俞穴；上肩交手阳明于巨骨穴，交手阳明、手少阳于肩髃穴；上人迎挟口，交手足阳明、任脉于地仓穴，会手足阳明于巨髎穴；复交足阳明、任脉于承泣穴；至目内眦，与手足太阳、足阳明、阴跻会于睛明穴，而后上行入发际，下耳后，入风池穴而终。共二十四穴。

此外，《灵枢·寒热病》云“足太阳有通项入于脑者，正属目本，名曰眼系……在项中两筋间，入脑乃别阴跻、阳跻，阴阳相交，阳入阴，阴出阳，交于目锐眦”。说明阴阳跻均通于目系，且相互交贯。此处的两筋之间，马莳和张介宾均认为是玉枕穴。

2. 功用

（1）主一身之动静：《奇经八脉考》云：“阳跻主一身左右之阳，阴跻主一身左右之阴，以东西言也”。东西方位常用来指代气机的生与藏。又说“阳跻……循外踝上行于身之左右；阴跻……循内踝上行于身之左右，所以使机关之跻捷也”。张洁古也说“跻者，捷疾也”。后人在此基础上，提出阴跻、阳跻主一身之动静。

（2）调目之开阖：《灵枢·脉度》云“气并相还则为濡目，气不荣则目不合”。《灵枢·寒热病》云“其足太阳有通项入于脑者，正属目本……入脑乃别。阴跻、阳跻，阴阳相交，阳入阴，阴出阳，交于目锐眦，阳气盛则瞋目，阴气盛则瞑目”。所示若二跻脉阴阳相和则能濡养目系，阳气偏胜则瞋目或目不合，阴气偏胜则瞑目。

韩碧英总结，二跻脉司眼睑开阖与瞤动。昼间卫气从目系出于阴时，行于阳二十五度则阳跻脉盛，目张而不寐；夜间卫气行于阴二十五度，则阴跻脉盛，目闭而欲睡。

3. 二跻为病

（1）阴阳缓急失常：韩碧英在临床中善用阴阳跻脉来调整人体左右之动静失衡，其选用的依据正如《难经·二十九难》中所述“阴跻为病，阳缓而阴急……阳跻为病，阴缓而阳急”。其中常见经脉、经筋的病证如下所述：

①经脉阴阳失调：癫痫、中风、骨繇、湿疹、风湿痹痛、崩漏、疝气等病属经脉阴阳失调，可取二跻脉调其经脉。如《奇经八脉考》中阳跻病有“癫痫，僵仆，羊鸣，恶风，偏枯，顽痹”；阴跻病有“苦癫痫，寒热，皮肤淫痹，少腹痛，里急……男子阴疝，女子漏下不止”。

②经筋缓急失常：肩背腰腿痛、转筋、拘挛等病属经筋缓急失常。如《脉经·十卷》云“阴跻脉急，当从内踝以上急，外踝以上缓。阳跻脉急，当从外踝以上急，内踝以上缓”。《奇经八脉考》中阳跻病有“动苦腰背痛……身体强”；阴跻病有“腰及髋下相连，阴中痛”。

（2）目之开阖与寤寐失常：二跻脉交于目系，阴阳相和则目濡，不和则目之开阖失常，如《灵枢·寒热病》云“阳气盛则瞋目，阴气盛则瞑目”。《灵枢·脉度》云“气并相还则为濡目，气不荣则目不合”。人之寤寐亦受目之开阖影响，如《灵枢·卫气行》云“平旦阴尽，阳气出于目，目张则气上行于头”。因此开阖失常亦会导致寤寐失常，如《灵枢·口问》云“阴气盛则目瞑，阴气尽而阳气盛，盛则寤矣”。此时的阴阳失衡在二跻。《灵枢·邪客》曰“阳气盛则阳跻满，不得入于阴，阴虚故目不瞑”。《灵枢·大惑论》云“阴气盛则阴跻满，不得入于阳，则阳气虚，虚则目闭也”。卫气一日一夜行于身五十周，其阴阳相抱为正常生理。此处的阴阳失常指卫阳相对过多或营阴相对不足，也有营卫运行发生紊乱导致阴阳不相交贯，终至寤寐失常。

（3）目内眦痛：《素问·缪刺论》云“邪客于足阳跻之脉，令人目痛从内眦始，刺外踝之下半寸所各二痏，左刺右，右刺左，如行十里顷而已”。临床上常取申脉穴治疗目内眦痛。

4. 二跻脉穴应用举例

临床中常取跻脉穴位来治疗目系疾病、癫痫、睡眠障碍、运动功能障碍、共济失调、肩背腰腿痛等，常用穴位如下。

（1）巨骨穴：手阳明与阳跻之会；取之治疗惊痫、肩背手臂疼痛。《针灸甲乙经》云“肩背髀不举，血瘀肩中，不能动摇”。《针灸大成》云“惊痫，臂膊痛，肩臂不得屈伸”。如肩周炎，取申脉、臑腧、巨骨。

（2）肩髃穴：手三阳与阳跻之会；手足少阳均上肩，因此也有认为阳跻与少阳会于肩髃。取之治疗风疹、肩臂痛、手臂挛急。《针灸大成》云“头不可回顾，肩臂痛，臂无力，手不能向头，挛急”。《百症赋》云“肩髃、阳溪消瘾风之热”。如荨麻疹，取肩髃、阳溪、曲池、三阴交。

（3）地仓穴：手足阳明、任脉与阳跻之会；取之治疗唇缓不收、眼睑瞤动、口角㖞斜。《针灸甲乙经》云“足缓不收，痿不能行，不能言语，手足痿躄不能行”。《针灸大成》云“偏风口㖞，目不得闭，饮水不收，眼瞤不止，瞳子痒”。《承光赋》云“止口流涎”。《杂病穴法》云“口噤、㖞，流涎多，配颊车”。《玉龙歌》云“口眼㖞斜最可嗟，地仓妙穴连颊车，㖞左泻右依师正，㖞右泻左莫令斜”。《百症赋》云“颊车、地仓穴，正口㖞于片时”。如面瘫，取地仓、颊车、合谷。

（4）承泣穴：阳跻、任脉与足阳明之会；取之治疗眼目赤痛、眼睑瞤动、口眼㖞斜。《针灸甲乙经》云“目眩瞢，瞳子痒……目瞤动，与项口相参引，僻口不能言，刺承泣”。《针灸大成》云“目冷泪出，上观……面叶牵动”。如面肌痉挛，取承泣截刺；动眼神经麻痹，取承泣、天柱、申脉。

（5）风池穴：阳跻、手足少阳与阳维之会；取之治疗项强、项痛、目赤痛、口眼㖞斜、中风。《针灸甲乙经》云“颈痛项不得顾……目内眦赤痛”。《针灸大成》云：“腰背俱疼，腰伛偻引颈，筋无力不收”。如目内眦肿痛，取风池、光明。

（6）居髎：阳跻、阳维与足少阳之会；取之治疗腰腿痹痛、中风后遗症。《针灸大成》云“主腰引小腹痛，肩引胸臂挛急，手臂不得举以至肩”。如腰腿痛不能转侧，取环跳、风市、昆仑、居髎、三里、阳陵泉。

（7）跗阳：阳跻脉郄穴，足太阳与阳跻之会；取之治疗下肢肌肉痉挛、踝关节扭伤疼痛、腰骶痛……下肢瘫痪。《针灸大成》云“主霍乱转筋，腰痛不能久立，坐不能起，髀枢股痛，痿厥，风痹不仁……四肢不举”。《备急千金要方》云“主外廉骨痛”。《针灸甲乙经》云“主痿厥”。如足内翻，取申脉、跗阳。

（8）申脉：足太阳与阳跻之会，取之治疗癫痫、失眠、腰腿痛、肌张力障碍。《针灸甲乙经》云“寒热颈腋下肿，申脉主之”。《针灸大成》云“腰痛如折不可以俯仰……束骨、京骨、昆仑、申脉、仆参。足跗肿痛，久不能消，行间、申脉。申脉，主昼发癫疾，足肿”。如癫痫，取上星、百会、风池、水沟、解溪、金门、后溪、申脉。

（9）照海：足少阴与阴跻之会；取之治疗失眠、癫痫、泌尿系感染、咽喉肿痛。《针灸甲乙经》云“视昏嗜卧，照海主之。卒疝，少腹痛，照海主之。偏枯不能行，大风默默不知所痛，视如见星，溺黄，小腹热，咽干，照海主之”。《针灸大成》云“取照海治喉中之闭塞。七疝小腹痛，照海、阴交、曲泉针。足外踝红肿，昆仑、丘墟、照海。痫病夜发灸阴跻、照海穴也”。如咽喉肿痛，取列缺、照海。

三、任、督、冲三脉

1. 循行

任、督、冲三脉同起于胞中，同出于会阴，任由会阴而行腹，督由会阴而行背，冲由会阴循足少阴以上下，又名“一源三歧”。

（1）任脉：为阴脉之海，其脉起于中极之下，上毛际；循腹里上关元，至喉咙，上颐循面入目。其循行过程中，任、督、冲三脉同起于会阴；与足厥阴会于曲骨；与足三阴会于关元；与足少阴、冲脉会于阴交；与足太阴会于下脘；与手太阳、少阳及足阳明会于中脘；与足阳明、手太阳会于上脘；与足太阴、少阴及手太阳、少阳会于膻中；与阴维会于天突、廉泉，与手足阳明、督脉会于承浆。凡二十四穴。

备注：“凡二十四穴”，在《奇经八脉考》中增承泣穴，与《素问·骨空论》所述相符。《难经》与《针灸甲乙经》中并无“循面入目”之说。

（2）督脉：为阳脉之海，其脉起于下极之腧，并于脊里，上至风府，入脑上颠，循额至鼻柱。其循行过程中，与足少阴、足少阳会于长强；与足太阳会于陶道；与手足三阳会于大椎；与阳维会于哑门；与足太阳、阳维会于风府；与足太阳会于脑户；与手足三阳会于百会；与足太阳会于神庭；与手足阳明会于水沟；与足阳明、任脉会于龈交。凡二十七穴。

备注：“凡二十七穴”，在《奇经八脉考》中增中枢穴。

（3）冲脉：冲为经脉之海，又名“血海”“五脏六腑之海”。其脉与任脉皆起于胞中，分为三支。其中一支，循脊背内侧上行，为经络之海。一支浮而在外，起于气冲，行于足阳明、少阴之间，循腹挟脐上行至胸中而散，复会于咽喉，出于颃颡，别络唇口。一支下行支，注于少阴的大络，出于气街，循大腿内廉，进入腘中，伏行于小腿内侧，下至内踝之后跟骨上缘而分出；下行的旁支，与足少阴并行，渗灌三阴；前行的旁支，从跟骨结节上缘浮出，沿足背进入足大趾间，渗诸络而温肌肉。

在其循行过程中，与任脉、足少阴会于阴交，与足阳明会于气冲，与足少阴会于横骨、大赫、气穴、四满、中柱、肓俞、商曲、石关、阴都、通谷、幽门，凡二十六穴。

2. 功用

人周身之阴脉和阳脉均如水入大海一样，终汇于任督二脉，故任督二脉统摄一身之阴阳，为阴阳之总纲。《奇经八脉考》云“任脉……为阴脉之承任，故曰阴脉之海；督脉……为阳脉之总督，故曰阳脉之海”。《针灸大成》云“人身之有任督，犹天地之有子午也”。《奇经八脉考》“督主身后之阳，任、冲主身前之阴，以南北言也”，亦是此义。

冲脉有渗灌十二经气血的作用，为十二经脉之海。《灵枢·逆顺肥瘦》云“夫冲脉者，五脏六腑之海也，五脏六腑皆禀焉。其上者，出于颃颡，渗诸阳，灌诸精……其下者，并于少阴之经，渗三阴；其前者……渗诸络而温肌肉”。《奇经八脉考》云“冲脉……为诸脉之冲要，故曰十二经脉之海”。

此外，冲任二脉还有调经妊子的功用。《素问·上古天真论》云“二七而天癸至，任脉通，太冲脉盛，月事以时下，故有子……七七，任脉虚，太冲脉衰少，天癸竭，地道不通，故形坏而无子也”。

3. 三脉为病

（1）任脉为病：主要表现为盆腔疾患，男子包括疝气、前列腺等疾患，女子包括子宫肌瘤、月经、带下等妇科疾患。《素问·骨空论》云“任脉为病，男子内结七疝，女子带下瘕聚”。《难经·二十九难》云“任之为病，其内苦结，男子为七疝，女子为瘕聚”。

任脉腧穴主治范围很广，从咽至脐下的身前疾患及相应脏腑病均取用。

（2）督脉为病：主要包括颈椎病、腰椎病、强直性脊柱炎等颈胸腰骶脊柱相关病变，中风、癫痫、脊髓炎、脊髓损伤等神经系统病变，以及痔疮、二便障碍等疾患。《素问·骨空论》云“督脉为病，脊强反折……从少腹上冲心而痛，不得前后，为冲疝，女子为不孕、癃痔、遗溺、嗌干”。《难经·二十九难》云“督之为病，脊强而厥”。《脉经》云“此为督脉。腰背强痛，不得俯仰，大人癫病，小儿风痫”。

督脉腧穴主治范围还包括精神类疾病、外感热病等局部病证及相应脏腑病变。

（3）冲脉为病：主要表现为月经、带下等妇科病，以及奔豚、吞咽困难、饮水呛咳等气逆的疾病。《难经·二十九难》云“冲之为病，逆气而里急”。《灵枢·五音五味》云“冲、任皆起于胞中……血气盛则充肤热肉，血独盛则淡渗皮肤，生毫毛……任冲并伤，脉不荣其口唇，故髭须不生。宦者去其宗筋，伤其冲任……唇口不荣，故须亦不生”。

4. 冲、任、督三脉穴应用举例

（1）中脘：手太阳、手少阳、足阳明与任脉之会；本穴还是胃募与腑会，是脾胃气机升降的枢纽，不仅可以治疗脾胃本身的疾病，对于脾胃升降失常引起的全身各系统疾患均有重要作用。《针灸甲乙经》云“胃胀者，中脘主之，亦取章门；心下大坚，肓俞、期门及中脘主之……寒中伤饱，中脘主之”。《针灸大成》云“主五膈，喘息不止，腹暴胀，中恶，脾疼，饮食不进，翻胃，赤白痢，寒癖，气心疼，伏梁，心下如覆杯，心膨胀，面色萎黄，天行伤寒热不已，温疟先腹痛，先泻，霍乱，泻出不知，食饮不化，心痛，身寒，不可俯仰，气发噎”。如运动神经元病，常取中脘、水分、天枢、阴陵泉、胃俞，使气血生化有源；闭经或经迟，取中脘、章门、三阴交、血海。

（2）天突：阴维与任脉之会；取之治疗咳嗽喘憋、胸中气逆、梅核气、吞咽困难、构音障碍、饮水呛咳。《灵枢·忧恚无言》云“人卒然无音者，寒气客于厌，则厌不能发……会厌之脉，上络任脉，取之天突，其厌乃发也”。《针灸大成》云“主面皮热，上气咳逆，气暴喘，咽肿咽冷，声破，喉中生疮，喉猜猜喀脓血，喑不能言，身寒热，颈肿，哮喘，喉中翕翕如水鸡声，胸中气梗梗，侠舌缝青脉，舌下急，心与背相控而痛，五噎，黄胆，醋心，多唾，呕吐，瘿瘤”。如咳嗽连声，取肺俞、天突；吞咽困难，取天突、照海。

（3）廉泉：阴维与任脉之会；取之治疗流涎，舌强不语，暴瘖，吞咽困难。主咳嗽上气，喘息，呕沫，舌下肿难言，舌根缩急不食，舌纵涎出，口疮。《针灸甲乙经》云“穷诎胸痛者，取廉泉”。《铜人》云“……舌根急缩，下食难”。《百症赋》云“廉泉、中冲，舌下肿痛堪取”。如中风后球麻痹导致的构音与吞咽障碍，取廉泉、金津、玉液、照海。

（4）长强：足少阴、少阳与督脉之会；督脉络，别走任脉。取之治疗小脑萎缩、后循环缺血、头晕、腰背痛、二便障碍、痔疮。《针灸大成》云“主肠风下血，久痔，腰脊痛，狂病，大小便难，头重，洞泄，五淋，疳蚀下部，小儿囟陷，惊痫，呕血，惊恐失精，瞻视不正”。《灵枢·经脉》云“督脉之别，名曰长强……实则脊强，虚则头重，高摇之”。如小脑萎缩，取百会、风府、脑空、风池、长强；腰痛，取人中、长强、委中。

（5）筋缩：本穴出自《针灸甲乙经》，九椎下取之；取之治疗肌张力障碍肢体拘挛、脊强腰痛、动眼神经损伤。《针灸大成》云“主癫疾狂走，脊急强，目转反戴，上视，目瞪，痫病多言，心痛”。《针灸甲乙经》云“筋缩急则引卵与舌”。如动眼神经麻痹、中风后肌张力增高、筋挛骨痛，均可选取肝俞、魂门、筋缩三穴相配。

（6）大椎：手足三阳与督脉之会；取之治疗热盛烦呕、癫痫、多汗、项强不得回顾。《针灸大成》云“主肺胀胁满，呕吐上气，五劳七伤，乏力，温疟，气注背膊拘急，颈项强不得回顾，风劳食气，骨热，前板齿燥”。《针灸甲乙经》云“伤寒热盛烦呕，大椎主之”。《伤寒论·辨太阳病脉证并治下》“太阳与少阳并病，头项强痛，或眩冒，时如结胸，心下痞硬者，当刺大椎”。如：多汗取大椎、少府。

（7）百会与风府：百会，手足三阳与督脉之会；风府，足太阳、督脉与阳维之会。韩碧英常用两穴相配调理髓海，尤重补益。《灵枢·海论》云“脑为髓之海，其输上在于其盖，下在风府”。《针灸大成》云“主头风中风，言语謇涩，口噤不开，偏风半身不遂，心烦闷，惊悸健忘，忘前失后，心神恍惚，无心力，疟，脱肛，风痫，青风，心风，角弓反张，羊鸣多哭，语言不择，发时即死，吐沫，汗出而呕，饮酒面赤，脑重鼻塞，头痛目眩，食无味，百病皆治”。又说“主中风，舌缓不语，振寒汗出，身重恶寒，头痛，项急不得回顾，偏风半身不遂，鼻衄，咽喉肿痛，伤寒狂走欲自杀，目妄视。头中百病，马黄黄疸”。如运动神经元病、小脑萎缩、共济失调、中风等髓海病，均取百会、风府、脑空、风池。

（8）气冲：本穴为冲脉之所起，胫气街之所留止。临床常取之通调冲脉与气街，治疗下肢痿痹与妇科病证。《针灸大成》云“主腹满不得正卧，疝，大肠中热，身热腹痛，大气石水，阴痿茎痛，两丸骞痛，小腹贲豚，腹有逆气上攻心，腹胀满，上抢心，痛不得息，腰痛不得俯仰，淫泺，伤寒胃中热，妇人无子，小肠痛，月水不利，妊娠子上冲心，生难胞衣不出”。《脾胃论》云“脾胃虚弱，感湿成痿，汗大泄，妨食，三里、气街以三棱针出血”。如运动神经元病下肢痿软无力，取气冲、阳陵泉、足三里。

四、带脉

1. 循行

带脉起于季胁下，围身一周，如同束带。其循行过程中，又与足少阳会于带脉、五枢、维道三穴，凡六穴。《奇经八脉考》增章门穴。

2. 功用

带脉横围于腰间，约束诸经，使诸气上下而不溢散。《奇经八脉考》云“带脉则横围于腰，状如束带，所以总约诸脉者也”。又说“带脉总束诸脉，使不妄行，如人束带而前垂，故名。妇人恶露，随带脉而下，故谓之带下”。

3. 带脉为病

带脉失常，常见腹满、腹痛、腰腹无力、女性月经失调、男性少腹拘急或遗精早泄、不孕不育等病证。

《难经·二十九难》云“带之为病，腹满，腰溶溶，若坐水中”。

《奇经八脉考》中王叔和曰“带脉为病，左右绕脐，腰脊痛，冲阴股也”。张子和曰“十二经与奇经七脉，皆上下周流，惟带脉起少腹之侧，季胁之下，环身一周，络腰而过，如束带之状。而冲、任二脉，循腹胁，挟脐旁，传流于气冲，属于带脉，络于督脉，冲、任、督三脉同起而异行，一源而三歧，皆络带脉。因诸经上下往来，遗热于带脉之间，客热郁抑，白物满溢，随溲而下，绵绵不绝，是为白带”。

4. 带脉穴应用举例

带脉、五枢、维道：三穴均为足少阳与带脉之会，三穴合用可调理带脉，治疗月经不调、带下、运动神经元病等。

带脉：治疗腰腹弛纵，溶溶如坐水中，月经不调，痛经，赤白带下。

五枢：多用温灸治疗寒疝，也用于治疗月经不调与赤白带下。

维道：治疗三焦失调所致的水肿、呕逆，也可用于治疗部分妇科疾病。

《素问·痿论》云“阳明者，五脏六腑之海，主润宗筋，宗筋主束骨而利机关也。冲脉者，经脉之海也，主渗灌溪谷，与阳明合于宗筋，阴阳总宗筋之会，会于气街，而阳明为之长，皆属于带脉，而络于督脉。故阳明虚则宗筋纵，带脉不引，故足痿不用也”。

《奇经八脉考》云“带脉二穴，主腰腹纵，溶溶如囊水之状。妇人少腹痛，里急后重，月事不调，赤白带下，可针六分，灸七壮”。

如运动神经元病、遗传性小脑性共济失调等出现足不任地或平衡障碍的症状，均可三穴同选治疗。

结语

奇经八脉不同于十二正经与十五络脉，平日作用不显，如《难经·二十七难》所云“脉有奇经八脉者，不拘于十二经，何也？……圣人图设沟渠，通利水道，以备不然。天雨降下，沟渠溢满，当此之时，雾霈妄作，圣人不能复图也。此络脉满溢，经不能复拘也”。当重病沉疴，十二经与十五络无法调节恢复时，则取奇经以补泻，如同水库之于河流。所以临证每于疑难重症以补正经调节之不足。

谈刺法

一、输刺

输刺多用于脏腑的俞募穴及所属经脉上的穴位，六腑有病可选取下合穴。临床多采用直刺或斜刺。如：①腹胀、泄泻责之于脾者，取脾之募穴章门，直刺 0.5 寸；取背俞穴脾俞，向脊柱方向斜刺 0.5 ～ 0.8 寸；取脾经穴三阴交，直刺 0.8 寸。②病在大肠者，取其下合穴上巨虚，直刺或斜刺 0.5 ～ 0.8 寸。

二、远道刺

远道刺出自《灵枢 · 官针》“病在上，取之下，刺腑输也”。《素问 · 五常政大论》也提到“气反者，病在上，取之下；病在下，取之上；病在中，傍取之”。如：①头痛，取列缺。②上牙疼，取足阳明胃经的厉兑、商阳；下牙疼，取手阳明大肠经的三间、合谷。③腰痛，上取人中穴，下取委中穴，上下对刺；委中可放血。

三、络刺

络刺是一种刺血络的方法，又称“放血疗法”，适用于血瘀证及实热证等。在病变局部，选取浮于体表的细小血管，或有凸出，或小血管颜色紫暗或鲜红的地方施以络刺。用三棱针或放血针快速刺入，不留针，令血自然流出。若出血不多，可在刺血部位配合拔罐。

四、毛刺法

毛刺是一种浅刺法，多用于体表麻木或痛等症状。如股外侧皮神经炎、带状疱疹后神经痛等。取 1 寸毫针，中指指尖与针尖距离相平行。将针快速刺入，不可深刺，刺入即出针，不留针。在病变的皮肤范围内反复针刺，如拔毛样，不宜出血。

这种刺法就像拔毛似的，适用于皮痹。持针手法跟普通的不一样，需持针身，位置靠近针尖，使得手指尖碰及体表时，针尖正好碰及皮肤，保证无出血。若卫气积于皮下就会出现麻木、胀，此时不太适合梅花针，因为皮痹宜用毛刺法，刺皮不伤肉。

五、焠刺

“焠”，即火灼的意思，焠刺法即古代的燔针劫刺，现代发展为“火针疗法”。适用于寒痹证。

烧针是火针操作的关键。左手持灯火或点燃的酒精棉球，尽量接近要刺的部位；右手以握笔式持针，将针置于火焰的外上1/3处，先加热针体至通红发白，再加热针尖。快速进针点刺，直入直出。视患处范围确定所刺针数，点刺深度以透入皮肤为度。

六、报刺

报刺适用于痛无定处或游走的病证。先找最痛一点，根据病变所在部位肌肉的厚、薄，选进针的深度，直刺，待痛症缓解后出针；再找寻第二个痛点，重复上述操作，根据痛点的多少而决定针刺数。

七、齐刺

齐刺适用于治疗寒痹，表现为痛处遇冷加剧、遇热缓解。第一针直刺在痛点上，提插捻转，使针下有“麻”“胀”“酸”的感觉；然后以15°夹角在第一针左右进第二针与第三针。

八、短刺

短刺适用于骨痹，如骨质增生、椎间盘脱出症等。直刺进针至骨面，并捻针摩擦骨面后固定留针。针刺数量由病变范围大小决定。注意刺激量不宜过大，旋转不宜过快。例如颈腰椎病刺至棘突；膝骨关节病刺至髌骨、股骨、胫骨近膝关节部。

九、合谷刺

合谷刺又称“鸡爪刺”，属于经筋刺法，常用于肌肉痉挛等症。针刺时取两根毫针刺如“八”字，或取三针刺如“爪”字，针至肌层。中风后肌张力增高、梅杰综合征、面肌痉挛等病常用合谷刺。这是由于肌肉痉挛时，针刺局部穴位使之兴奋，有可能加重痉挛，所以应刺经筋，以合谷刺通阳柔筋。

十、透刺

透刺是一针透达两个穴位，作用在于沟通两穴或两经中的气血，常用来调整阴阳表里及不同脏腑之间的气血虚实。临床常用于治疗气血壅滞导致的疼痛或阴阳失调导致的拘挛等症，也可用于脏腑功能失调的内科疾病。如膝关节疼痛，取膝阳关透向曲泉穴；大便难或腹泻，可从足三里与皮肤呈15°角进针透向上巨虚；肘关节拘急，从曲池透少海穴；手指屈不能伸，针合谷透劳宫穴。

三寸以上的针算是芒针，芒针怎么刺呢？应该是沿皮透刺。但也有人拿三寸以上的针扎腹部，如扎中脘，一直扎到脊柱。这种透刺扎得很深，因为腹如井，井就很深了。腹壁下有脏腑，扎中脘、天枢可以，扎气海、关元则不行，必须沿皮透刺，直刺下去会损伤膀胱。如果其他脏腑的募穴就不行，要刺也是斜刺，那个斜刺我不了解能够起到什么作用，如果直刺就碰到肝脾了。

或问：天枢直刺会不会碰到大肠？不会，天枢下是大肠，大肠有大网膜。实际上扎到胃的时候它也会躲，因为一刺激，胃就偏离了，所以它不会让你从胃扎进去。扎到腹部的时候，大网膜就把它包裹住了，即便刺到大肠了，也刺不进去。因为任何脏器都有一个脏膜，脏膜在咱们中医叫肓膜。包裹保护脏器的肓膜很滑润，针刺的时候它会避开，扎不进去。

沿皮透刺有补泻手法，就是迎随补泻，顺经刺是补，迎着刺是泻，这是要看针刺的方向。还有要判断邪气来的时间，即用时间取穴的方法计算邪气的来去。迎着邪气不让其到来，这时候用泻法，就是阻止其进来。如果经气已经过去了，那么扎的时候正气扶不起来，就必须追它，它过去了之后，取下一个时间追着它。相当于它过了这个站了，你要追它，就应该是随着这个经的方向使用补法，就是迎随补泻法。

这个患者是眼病，选风池行九六补泻。胆经光明治眼睛，胆经循行到眼睛，所以风池穴做一个九六补泻：针向眼球方向进三分之一，不能进针太深，九数是补，然后提到皮下；再进三分之二，然后提到皮下；再进则到不了三分之三了，比刚才要深一点。天柱是太阳经的经别出来的地方，经别从里面走，走到脏腑以后从这出来与本经相合，所以天柱治眼睛，还是做九六补泻，进针前三分之一是天，中间是人，再三分之一是地，左手大指导气，然后压住不能让它跑了，用补的方法。

谈灸法

一、灸法概述

1. 灸法源流

灸法是古代火疗法的一种。古有熅、蒸、熏、熨、灸，前四种作用面积较大，而灸是将火力集中在一点上发挥作用的。《说文解字》云“灸，灼也”。《本草纲目》云“一灼谓之一壮”。《灵枢·官能》指出“针所不为，灸之所宜”。《医学入门》“药之不及，针之不到，必须灸之”。

灸法最早记载于《左传·成公十年》“疾不可为也，病在肓之上，膏之下，攻之不可，达之不及，药不治焉”。这里的“攻”

即指灸法。长沙马王堆汉墓出土的帛书《足臂十一脉灸经》《阴阳十一脉灸经》《五十二病方》等书有很多灸法的记载。《素问·异法方宜论》云“北方者，天地所闭藏之域也。其地高陵居，风寒冰冽，其民乐野处而乳食，脏寒生满病，其治宜灸焫。故灸焫者，亦从北方来”。焫古同“爇”，即点燃、焚烧之意。

三国时期，曹操的孙子曹翕擅长灸法，曾著有《曹氏灸法》，可惜已经亡佚。至唐宋以后，有关灸法的专著逐渐丰富。如唐代的《骨蒸病灸方》、宋代的《灸膏肓俞穴法》及《备急灸法》、清代的《神灸经纶》。

在《针灸甲乙经》《备急千金要方》《针灸资生经》《针灸大成》《医宗金鉴》等历代医学专著中，对灸法的阐述也颇为详细，这些宝贵的医学经验已经成为当今国内外针灸医师临床及研究的指南。

2. 施灸材料及方法

灸火取之艾草。艾叶即艾蒿，又称为“灸草”。《素问·汤液醪醴论》云“当今之世，必齐毒药攻其中，镵石针艾治其外也”。《灵枢·经水》说“其治以针艾，各调其经气，固其常有合乎”。《本草备要》记载“艾叶苦平，生温熟热，纯阳之性，能回垂绝之元阳，通十二经，走三阴……艾火能透诸经而治百病，血热为病者禁用”。

李时珍《本草纲目》云“凡用艾叶，须用陈久者，治令细软，谓之熟艾。若生艾，灸火则伤人肌脉”。正如民间谚语所说“家有三年艾，郎中不用来”。春秋时期的孟轲在《孟子·离娄·桀纣章》中曰“今之欲王者，犹七年之病，求三年之艾也”，也提到了陈年艾草的重要性。现代一般以河南汤阳的北艾、浙江宁波的海艾、湖北蕲州的蕲艾为上品。施灸所用的艾以陈艾为佳。

艾叶可以单独作为施灸材料，也可以根据不同病证，掺合其他药物做成各种不同类型的灸。灸治外科疾病者，如《北方药方碑》云“巴豆和艾作炷，灸疮”，《备急千金要方》记载“治瘰疬破溃者，将大麻花与艾叶等分合捣作炷，灸疮上百壮”。治内科疾病者，如《普济方》中记载治水肿“遂为末，同作艾炷”，在脐心隔蒜灸之。

此外，还有其他灸法。如：①硫黄灸，以硫黄作为施灸材料。《医心方》卷十六引《龙门方》《救急单验方》则有“石硫黄末置疮孔中，以艾灸立验”的记载。②灯火灸，是用灯心草蘸油点燃，在患儿身体上焠烫的方法。《本草纲目》云“灯火……主治小儿惊风、昏迷、搐搦窜视诸病。又治头风胀痛，视头额太阳络脉盛处，以灯心蘸麻油点灯焠之，良”。③明代初期用的太乙神针灸、雷火神针灸法，即将药物与艾绒混合，用纸卷成爆竹形，隔布施灸于患处的一种方法。④宋代的“天灸”“自灸”是运用一些带刺激性的药物（白芥子泥、毛茛叶、旱莲草、斑蝥等）涂于穴位上，使之发泡，达到治病目的一种方法。

随着灸法的盛行，在灸的工具上也有所改进。笔者在多年的临床治疗中应用各种灸法取得较满意的效果，并在借鉴古代灸法的基础上，对一些灸法及工具做了改造，如瘢痕灸、苇管器灸、核桃皮壳眼镜灸等，更便于推广及应用。

3. 灸疗作用

疾病的产生，是由于外感六淫或内伤七情等破坏了人体阴阳的平衡与气血的条达。正如《素问·调经论》云“气血不和，百病乃变化而生”。《素问·举痛论》云“百病皆生于气”。孙思邈说“百病皆气血壅滞不得宣通”。

中医治病的原则就是调阴阳，通经络，和气血。而灸疗的原理如同《素问·阴阳应象大论》中所说“壮火之气衰，少火之气壮；壮火食气，气食少火；壮火散气，少火生气”。即通过扶助衰弱的阳气或者耗散过剩的阳气来调节阴阳的平衡。此外，由于艾草本身芳香的药性，可助火力透达经络，起到宣通气血的功效。明代医家龚居中总结艾灸的作用为寒随温解、火郁发之、虚得温补、实则泻之、流通津液。《素向·至真要大论》云“疏其气血，令其条达，而致和平”，这就是最好的概括。

4. 灸疗用量

古时对灸量多少的衡量，是根据疾病的性质、体质的强弱、年龄的大小，以及部位的不同而定，并提出灸量与疗效的关系。《备急千金要方》说“灸不三分，是谓徒冤，炷务大也；小弱炷乃小作也，以意商量”。《扁鹊心书》记载“凡灸大人，艾炷须如莲子，底阔三分；若灸四肢及小儿，艾炷如苍耳子大；灸头面艾炷如麦粒大”。现代临床上将艾炷分大、中、小三种，是用铜铸或有机玻璃的艾炷器制作的。

（1）大号艾炷底直径 1.2cm，炷高 1.5cm，用于隔盐灸、隔蒜灸，治疗外科疮疡病。

（2）中号艾炷（又称标准艾炷）底直径 0.8cm，炷高 1cm，重量为 0.1g，燃烧 3 ～ 5 分钟，用于化脓灸或隔物灸。

（3）小艾炷炷底直径 0.5cm，炷高 0.8cm，用于非化脓直接灸。

（4）小麦粒炷是用手搓捻艾绒做成麦粒样大小，亦用于非化脓灸，特点为皮肤灼热快。

以上不论艾炷大小，每一个均称为一壮。施灸量的多少，要根据病变的部位、轻重、深浅来决定。这里要提出的是，古代所说数十壮、数百壮和随年壮均指积累数字而言。艾条的施灸量，是根据艾条的长短、粗细和施灸的时间来计算的。艾条灸，每次需灸 5 ～ 20 分钟；灯心草灸，以爆一次为一壮；线香灸，每次 3 ～ 5 分钟。

5. 灸法补泻

灸法的补泻与针法相似，也是根据病证的虚实、寒热来选择的。一般以虚寒证施补法、实热证施泻法。关于灸的补泻，最早见于《灵枢·背俞》“气盛则泻之，虚则补之。以火补者，毋吹其火，须自灭也；以火泻者，疾吹其火，传其艾，须其火灭也”。《针灸大成》曰“以火补者，毋吹其火，须待自灭，即按其穴；以火泻者，速吹其火，开其穴也”。《丹溪心法拾遗杂论》“灸火有补火泻火。若补火，艾火黄至肉；若泻火，不要至肉，便扫除之”。

现代临床中，艾炷灸的补法，就是将艾炷点燃，待自灭；泻法就是将艾炷点燃后，用嘴吹艾炷或用手扇，使艾炷快速燃完。在艾灸壮数上，是以单数 3、5、7、9 属阳为补，双数 2、4、6、8、10 为泻。艾条灸中多以温和灸、温针灸、温灸盒灸等为补法，雀啄灸、熨热灸、灯心草灸、线香灸等为泻法。

正确掌握补泻方法，对提高临床疗效确有很大的作用。

6. 灸疗范围

（1）灸法的正治：古代文献中关于灸法的适应证有很多记载。《灵枢·官能》云“阴阳皆虚，火自当之……经陷下者，火则当之；结络坚紧，火所治之”。《灵枢·禁服》云“陷下则徒灸之，陷下者，脉血结于中，中有著血、血寒，故宜灸之”。《素问·异法方宜论》云“脏寒生满病，其治宜灸焫”。《圣济总录》一书中这样记载“是以论伤寒者……惟少阴背恶寒，吐利，脉不足，与夫脉伏手足厥之类，三者为可灸焉……若病有因寒而得，或阴证多寒，或是风寒湿痹、脚气之病，或是上实下虚、厥逆之疾，与夫劳伤痈疽，及妇人血气、婴孺疳疾之属，并可用灸”。

（2）热证可灸：古代书中用灸法治疗热证、阴虚发热证的记载也屡见不鲜。如《备急千金要方》卷十四记载“小肠热满灸阴都，随年壮”。卷十九记载：“腰背不便，筋挛痹缩，虚热闭塞，灸第二十一椎，两边相去各一寸五分，随年壮”。卷二十三记载“灸肠痈方：屈两肘，正灸肘头锐骨各百壮，则下脓血，即瘥”。

卷二十八记载“凡卒患腰肿、附骨肿、痈疽、疖肿、风游毒热肿，此等诸疾，但初觉有异，即急灸之，立愈”。

灸治热证，古代一些医家认为这属于“从治”之法。朱丹溪认为，灸法用于阴虚证的治疗，是因为灸有补阳之功效，阳生则阴长。《理瀹骈文》云“若热证可灸者，一则热得热则行也，一则以热能引热，使热外出也，即从治之法也”。《灸绳太乙雷火针》条下云“寒者正治，热者从治”。正治就是以热治寒，以寒治热，逆其气而折之。从者，就是以寒治寒，以热治热，从其气而达之。《医学入门》云“……实者灸之，使实邪随火气而发散也……热者灸之，引郁热之气外发，火就燥之义也”。灸法可以引热外出，故热证可灸。

现代也用不同灸法对多种实热病，如高血压（实证）、疖肿、乳痈、化脓性中耳炎、急性结膜炎、带状疱疹、腮腺炎、急性细菌性痢疾、流行性出血热等进行治疗，均取得满意效果。但《圣济总论》也指出“若夫阳病灸之，则为大逆”。王孟英也说“灸可劫阴”。因此，灸治热证时一定要详审病情，辨证准确，合理运用艾灸的补泻方法。

总之，灸疗可广泛应用于寒、热、虚、实诸证，但临床中需仔细观察病情，辨证施治，正确地运用灸量与补泻手法，方能奏效。

7. 灸法注意事项

（1）术者在施灸时，要聚精会神，态度严肃认真，以免烧伤皮肤、衣服。

（2）施瘢痕灸时，要征得患者的同意。施灸以食后 1 小时为宜。颜面、心区、大血管、肌腱处、眼区的某些穴（睛明、丝竹空、瞳子髎）及妇女妊娠期腰骶部，少腹部都不宜用瘢痕灸。

（3）对昏迷患者、肢体麻木不仁及感觉迟钝的患者，灸量不宜过大，避免烧伤。

（4）施灸的次序一般先上部后下部，先背部后腹部，先头部后四肢，先阳经后阴经。

（5）灸后出水疱者，可用碘伏消毒，以防感染。

8. 对古代禁灸穴的认识

《针灸甲乙经》《针灸大成》《医宗金鉴》提出数十个禁灸穴位，认为灸后会产生不良后果。如眼区的睛明、丝竹空、瞳子髎，大血管区的经渠、大迎等穴以及面部的穴位，如果治疗不慎会损伤重要器官或血管，抑或影响美容，这些都是古人的经验总结。

有些禁灸穴位，我们通过临床实践证实，不但可灸且灸后效果显著。如我们曾以下关穴为主温针灸，治疗 170 例周围性面神经麻痹，治愈率为 75.68%，总有效率为 98.5%。又如灸白环俞治疗遗精阳痿，鸠尾、申脉二穴治疗癫痫，隐白穴治疗出血症，犊鼻穴治疗膝关节炎，殷门穴治疗腰腿痛等，都取得满意效果。

二、常用灸法举例

1. 灸足三里、绝骨二穴治疗中风

中医认为，中风的产生概括地说是下虚上实，风痰上扰，气血逆乱所致，其根本在于下虚。下虚即指肝肾亏损、髓海不足，足三里为足阳明胃经之合穴，属土，土生万物，是多气多血之穴。灸足三里即为健脾利湿、平肝、益气生血。

绝骨为八会穴之一，髓会绝骨，灸绝骨亦为补肾生髓充脑海。故灸足三里、绝骨，能收到补精血，益肝肾之功。正如《针灸大成》云“中风之候，但宜灸足三里、绝骨四处”。

典型病例

浩某，男，43 岁。有高血压病史，某日下午 3 时，突然左半身活动不利，测血压 190/120mmHg，神志清楚，某医院 CT 检查诊为“脑溢血”。经治疗病情稳定后，收入我院针灸科病房。苔薄黄，脉弦。中医诊断：中风（中经络，肝肾阴虚）。

选取右侧足三里、绝骨二穴瘢痕灸3壮，灸后7天化脓，40天结痂。治疗期间停服降压药，灸后左侧肢体功能明显提高，生活基本可以自理，血压（140～160）/（70～90）mmHg，病情稳定出院，随访至今病情未见复发。

备注：①瘢痕灸是一种传统治疗方法，虚寒证及久治不愈之证较为适宜。尽管操作比较复杂，并给患者带来一定的疼痛。但是，从大量文献及本人临床实践来看，瘢痕灸对一些顽固性疑难杂症，确有较好的疗效。②灸后的调护也十分重要，保护疮面及促进灸疮的化脓，对取得满意的疗效非常关键。若灸疮的脓液呈金黄色、黏稠、量多，则效果好；若脓液稀薄、晦暗，则疗效差。《医宗金鉴》云“灸后艾疮发时，脓水稠多，其病易愈”。《小品方》云“灸得脓坏，风寒乃出；不坏，则病不除也”。《太平圣惠方》云“灸炷虽然数足，得疮发脓坏，所患即瘥；如不得疮发脓坏，其疾不愈”。

2. 隔盐灸神阙穴治疗泄泻和尿潴留

盐性味咸寒，入胃、肾、大肠、小肠经。具有清心泻火，滋肾润燥之功；与艾炷同用又可温补元阳，健运脾胃，复苏固脱。临床多用于虚寒证。

艾炷隔盐灸有生用、炒用两种，笔者体会炒用更为适宜。炒用可制约盐之寒性，有助于治疗虚寒证。《肘后备急方》治卒霍乱诸急方中记载“着盐脐中灸三壮”。元·危亦林《世医得效方》治阴证伤寒“于脐心以盐填实，灸七壮”。《医心方》卷十二引录葛洪著作“治小便不通，以盐纳满脐，灸上三壮”。《类经图翼》则主张“纳炒干净盐满脐上，以施灸”。

典型病例

（1）泄泻：陈某，女，56岁，退休工人。腹泻半月余，大便稀薄，日行3～4次，伴有腹痛。化验检查：大便常规见白细胞

3～4个，苔薄白，脉沉细。

用炒食盐于脐中，上置大号艾炷灸9壮，一次即愈。后再灸两次以巩固疗效。

（2）术后尿潴留：韩某，女，40岁，北京矿务局医院工作。于1980年7月做阑尾后出现尿闭、腹胀难忍达7小时之久。欲行导尿而患者拒绝，后采用大号艾炷隔盐灸脐中7壮后，自行排尿。

备注：应注意食盐受火爆而起引致烫伤，所以有些医生在行艾炷隔盐灸时，在盐上放置鲜姜片，可避免火爆食盐的烫伤。

3. 隔蒜灸治疗荨麻疹

隔蒜灸最早见于晋·葛洪《肘后备急方》云“灸肿令消法，取独颗蒜，横截，厚一分，安肿头上。炷如梧桐子大，灸蒜上百壮。不觉消，数数灸，唯多为善。勿大热，但觉痛即擎起蒜，蒜焦更换新者，不用灸损皮肉”。

其他如《备急千金要方》《医学入门》《医宗金鉴》《神灸经纶》等书均有记载。大蒜性味辛温，入肺、胃、大肠经，具有消肿、拔毒、止痛、发散之功效。施灸时，再借助艾灸之热力，使热毒之气随火气而散发，故对外科、皮肤科疮疡有治疗作用。

典型病例

李某，女，69岁。素有高血压、中风半身不遂，因吃虾后引发全身风疹块，其痒难忍，影响睡眠，伴头痛、头晕。查：疹色红，高出皮肤，融成大小不等片状风团块，以胸腹部为显著。血压170/100mmHg，舌苔薄黄，脉弦数。诊断：风疹（风热证）。

用隔蒜灸曲池8壮，外关8壮，足三里8壮，大椎6壮，局部8壮。二诊时，痒明显减轻，风疹块渐消退。四诊后，疹退停止治疗。

备注：在施艾炷隔蒜灸时，应根据病情轻重、疾病深浅，选用相应方式局部隔蒜灸。艾炷隔蒜灸对外科痈疽两大类型病证均可治疗，但必须正确应用灸的补泻方法，才能达到预期的效果。

4. 温针灸下关穴治疗面神经麻痹

温针灸，又称“针上加灸”“针柄灸”“传热灸”“烧针尾”。此法是将毫针刺入穴位后，在针柄上插艾绒团或1寸长艾条段，或在针柄先套上姜、蒜等物后再插艾条施灸，其目的是使艾燃烧的热通过针柄或透过药物作用到皮肤上。

下关穴为足阳明与少阳的交会穴，《针灸大成》云“下关……偏风口目喎”。面神经麻痹属阳明少阳证时，取下关穴治疗。

典型病例

叶某，男，39岁，工人。因感冒后右眼不能闭合、饮水则漏7天，于1978年来门诊治疗。体检：右侧抬眉、皱额、耸鼻、示齿均不可自控，眼裂3mm，心肺（-），血压120/80mmHg，苔薄白，脉弦。治法：祛风散寒，温经活络。

温针灸下关3壮后，再配合针刺太阳、攒竹、颧髎、地仓、健侧合谷。每天1次，治疗9次后病情好转。后改为隔日温针灸1次，共针21次，历时28天，症状消失，外观正常，临床治愈。

备注：艾段应从靠近皮肤处燃点，这样皮肤感热快，温热持续长久，有助于提高疗效。笔者曾观察灸患者下关穴时，从靠近皮肤处燃点艾段约2分钟后，皮肤即感温热，温热感一直持续到艾段着完。若从另一端（远端）燃点艾段，则需5分钟才感温热，并且温热程度不如前者。

5. 温灸盒治疗呃逆

呃逆又称“哕”。胃中素有寒气，饮食水谷进入胃中之后，新生的水谷精微之气与素有的寒气相搏，正邪相攻，二气混杂而上逆，发生呃逆。《灵枢·口问》云“谷入于胃，胃气上注于肺，今有故寒气与新谷气俱还入于胃，新故相乱，真邪相攻，气并相逆，复出于胃，故为哕”。

典型病例

患儿包某，男，7岁半。呃逆反复发作1年余，症状加重1周。1年前因夏天贪食冷饮，发现打嗝无声，只见腹部有节律地抽动，并牵动肩膀抬动。经中西药治疗，效果不明显。患儿体胖，舌质淡胖，苔薄白水滑，脉沉细无力。

考虑患儿贪食冷饮，寒凉伐胃，胃气不降，逆而作呃。法当温中和胃，降逆止呃。因患儿惧针，采用大号温灸盒分别灸膻中、上脘、胃俞、三焦俞、气海、关元，每次灸15分钟。第1次灸后，呃逆次数明显减少。次日其母说，大约半小时出现1次，第3日偶尔发作。共治疗4次，呃逆停止。

备注：温灸盒灸是在古代“瓦甑”的基础上发展而来的一种灸疗工具，近年来广泛应用于临床并取得满意疗效。我们在临床实践中，主要适用于慢性、虚寒型为主的疾病。对于惧怕针刺、小儿以及病变部位较广泛（如股外侧皮神经炎）等患者尤为适宜。温灸盒灸具有同时灸治多穴的特点。例如虚寒胃痛的产生多因中阳素虚，因寒滋生，或因饮食不慎，或因触及寒邪，使气机不畅而致疼痛。温灸盒灸胃俞、肾俞，振奋脾肾之阳，以助水谷腐熟、运化。温灸盒灸三焦俞，调整三焦气机，气机和畅，疾病乃除。一次同灸3穴，起协同作用，达到治疗目的。

6. 蒜泥灸治疗崩漏

蒜泥灸也是敷灸的一种。先将所敷贴穴位或患处用75%酒精消毒，再将新鲜大蒜捣成糊状，涂在选定的穴位上或患处，每次涂5～10分钟，以局部感到灼热为度，即可去掉泥蒜。本法是在《寿世保元》围蒜灸治疗疔疮的基础上发展而来的，由于取材方便，操作简单，确有疗效而被较广泛应用。

典型病例

夏某，女，47岁。于2010年12月发现月经后延、量多，少腹有块，在某医院B超检查，发现子宫部位有6cm×7.5cm大小肿物，诊断为子宫肌瘤。经中西药治疗，效果不好，于2011年9月8日来针灸科求治。当时月经已来潮26天，时多时少，心慌气短，面色㿠白，时出虚汗，头晕脱发，腰痛便秘，血压110/90mmHg，触按少腹有块且痛，苔薄白质淡，脉沉细，查血红蛋白9g。中医诊断：崩漏（血瘀兼气血虚弱）。

治以活血化瘀，益气养血。选取双侧涌泉、二白、膈俞、太冲、足三里、三阴交施以蒜泥灸，每穴各10分钟，每天1次。蒜泥灸4天后，月经即净。第二次月经来潮时间准，经量大减。以上法治疗3个月经周期，月经基本正常。

备注：有的穴位或患处贴上蒜泥容易脱落，所以在所贴蒜泥上再贴上一小条胶布固定更好。蒜泥面积直径以1～1.5cm较适合，贴敷面积大一点为佳。蒜泥在穴位上最多贴10分钟，一有灼热感立即去掉，否则会烧灼皮肤而起疱。一旦时间过长，出现水疱时，可用消毒针头刺破，放出液体，涂上碘伏，再用消毒纱布保护即可。

三、特殊灸法举例

1. 骑竹马灸治疗脱骨疽

骑竹马灸法属艾炷直接灸中化脓灸法的一种。灸时令患者骑在自制的竹马上，两脚悬空不要着地，在两膈俞穴上施灸。此法早在《备急灸法》中就记载"治发背脑疽，肠痈，牙痛，四肢下部一切痈疽，疔疮"，明·杨继洲《针灸大成》及清·元鹤溪与胡元庆合著《痈疽神秘灸经》中亦均有论述。本法对中医的脱骨疽（类似血栓闭塞性脉管炎）有较好的疗效。

典型病例

张某，男，24岁。开始右踝关节及足背疼痛，并逐渐加重。2年后右足脱皮，色变紫，知觉消失，行走困难，间歇性跛行，走10分钟即感右足痛、麻木，晚上疼痛加重，后来门诊治疗。

右足第一、二趾发紫、发凉，足背动脉搏动消失，左足背动脉搏动正常。双腿抬高下垂试验：左足（+）；肢体血流图显示：右足血流量偏低；血压130/90mmHg。舌苔薄白，脉弦滑。西医诊断：右足血栓闭塞性脉管炎（中期）。中医诊断：脱骨疽（湿热型）。

当即用骑竹马灸膈俞3壮，灸后疼痛减轻。1个月后复查，疼痛基本消失，后以针药结合巩固疗效。

备注：①按照《备急灸法》等书记载，施骑竹马灸时，令患者脱去衣服，以大杠一条，跨定，两人随徐杠起，足离地三寸，两旁两人扶定……这种操作方法太费力，也不方便。我们改进用一条特制长条凳，四支脚加高一尺（比一般凳子高），一端做一扶手。施灸时，嘱患者横跨坐在长凳上，两手扶把手，两足离地，状如骑马，这样操作就比较简便省力，一位医师就可以施灸了。②前面已经谈过《备急灸法》等书记载该法“治发背痈疽、肠痈、牙痈、四肢下部一切痈疽疔疮。”但根据该灸法操作形式，我们认为对下肢痈疽更为适合，因两足悬空后，血液可集中灌注于下肢，给瘀阻的血管以重力的冲击，更能达到下肢通调气血的目的，从而治愈疾病。

2. 苇管器灸治疗耳鸣

苇管器灸是用苇管或竹管作为灸器，插入耳孔内施灸，以治疗耳病、中风口眼㖞斜等病证。（图2–1）

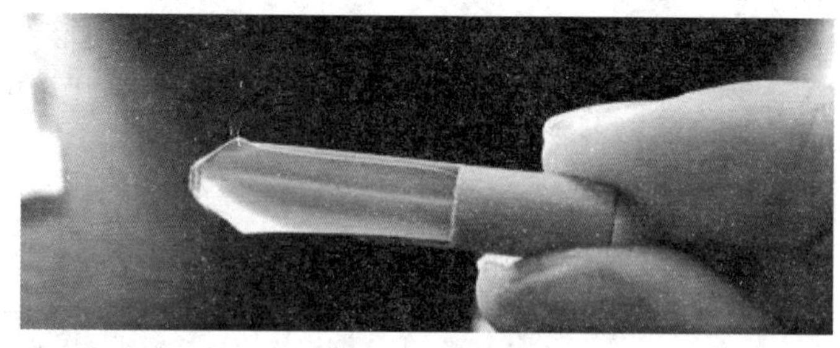

图2–1　苇管器

苇管器灸最早出于唐代孙思邈《备急千金要方》云“卒中风㖞斜，以苇管筒长五寸，以一头刺耳孔中，四畔以面密塞，勿令泄气，一头内大豆一颗，并艾烧之令燃灸七壮”。在同书卷六治疗耳病中也用此类灸法。（图 2-2）

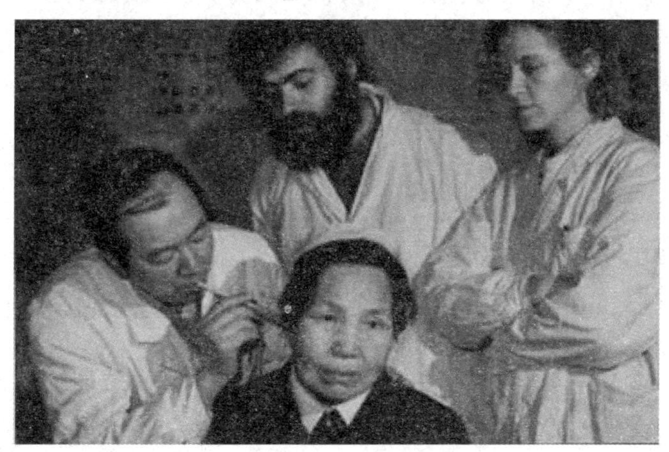

图 2-2　苇管器灸使用方法

典型病例

阎某，男，64 岁。两侧耳鸣 3 年，呈蝉鸣声，时轻时重，尤以劳累或睡眠不好时加重。患者形体消瘦，语音低微，面色无华，耳鸣阵作，用手按压耳部侧时耳鸣好转；伴有腰腿酸软，腰部及下肢发凉，舌苔薄白，脉细弱两尺尤剧。诊断：肾虚耳鸣。

用苇管器灸两侧耳孔，每天上午、下午各灸 9 壮，灸 8 次后耳鸣好转。继续再灸 20 次，耳鸣基本消失。

备注：苇管器灸是将艾绒放在苇管器的半个鸭嘴上点燃并固定施灸。该灸法与温和灸很相似，属灸法的补法，故对某些虚寒证较适合，如面瘫、虚性眩晕和耳鸣等。本法在唐代孙思邈《千金翼方》、明代杨继洲《针灸大成》中有所记载，但是仅有苇管器灸的制作方法和操作过程的记载，但无治愈病案的记载。我们用本法治疗面瘫51例，治愈33例，占64.7%；显效8例，占15.7%；进步9例，占17.6%；无效1例，占2%。总有效率为98%。

结语：针所不为，灸之所宜。正因为灸法与针法的互补，才使针灸这一传统中医疗法在现代医学中发挥着重要的治疗作用。

第三章
临证心悟

韩碧英是临床实践家，临证经验丰富，疗效卓著，特别是对神经系统疾病和运动系统疾病的治疗方法别具一格。本章主要介绍她治疗神经系统及运动系统疾病的临床案例。

运动神经元病

运动神经元病是一组病因未明的选择性侵犯脊髓前角细胞、脑干运动神经元、皮层锥体细胞及锥体束的慢性进行性神经变性疾病。发病率为1/10万～3/10万，致残率和死亡率高，多数患者于出现症状后3～5年内死亡，被称为“不是癌症的癌症”或“渐冻人”。

根据病变部位及症状体征，通常被分为肌萎缩侧索硬化、进行性脊肌萎缩、进行性延髓麻痹和原发性侧索硬化等类型。肌萎缩侧索硬化为临床最常见，肌萎缩与腱反射亢进并存；进行性脊肌萎缩较常见，只存在肌无力和肌萎缩，无皮质脊髓束受累证据；进行性延髓麻痹是脑干下部运动核支配肌，如下颌肌、面肌、舌肌和咽喉肌无力和萎缩；少见的原发性侧索硬化患者主要表现为痉挛性无力、反射亢进及病理征，无下运动神经元体征。

目前现代医学对本病病因及发病机制的认识仍不清楚，目前的治疗手段也比较有限。

本病临床可见肌肉萎缩、震颤、痉挛或语言障碍等症候群，中医辨病时存在不同认识。韩碧英认为，本病属于《素问·痿论》中的“痿证”范畴。除“痿证”外，也有人将其归入“颤症”“痉证”“失语”或“喑痱”等病范畴的。“痿证”的范畴很广，包括现代医学中的神经科、呼吸科、骨科等的多种疾病，虽然这些疾病都有不同部位痿软无力的临床表现，但发病特点和病因病机存在着很大的差异，治疗也各有不同。因此，辨明本病在传统中医诊断中的病名或类别对中医临床具有重要意义。

早在春秋战国时期，《内经》中就首先提出了“痿”的概念，如《素问·生气通天论》云“因于湿，首如裹，湿热不攘，大筋软短，小筋弛长，短为拘，弛长为痿”。王冰注“痿谓痿弱无力以运动”，阐明了痿证的临床表现为四肢弛软、无力运动。其病因在《素问·痿论》中有记载，“五脏使人痿”，指出五脏有热可致五痿。如“肺热叶焦……著则生痿躄也”，“心气热……虚则生脉痿”，“肝气热……筋膜干则筋急而挛，发为筋痿（即屈伸不利或不能）”，“脾气热……肌肉不仁，发为肉痿”，“肾气热，则腰脊不举，骨枯髓减，发为骨痿”。

本病是一个以四肢痿软无力为主要临床表现的疑难杂病。病因源于脾胃功能的失调，进而影响其他脏腑及不同经络，因此多按照肉痿为主来辨证论治。对于其他兼证，要逐一审视，按照五行的生克规律来判断是否为疾病的传变。此外，由于不同脏腑气机紊乱而产生的症状，临床上还会涉及“噎证”“呛咳症”“喘证”“便秘”等兼证的诊断治疗。

一、辨病辨证

1. 病因

本病的发病年龄多在中年以上，是人体生理功能从强转弱的阶段，这个时期也是《黄帝内经》中所述“阳明脉衰”的开始时间。正如《素问·上古天真论》所云“女子五七，阳明脉衰，面始焦，发始堕……七七，任脉虚，太冲脉衰少……丈夫五八肾气衰，发堕齿槁；六八，阳气衰竭于上……七八肝气衰，筋不能动”。

病损位于肌肉，发于四肢，正是脾胃之所合。韩碧英从多年的临床实践中总结出本病的核心病因为两种：脾胃虚弱与脾胃蕴热。此二因蓄积日久，逐渐发为本病。而临床兼见的饮食不节、起居无度、心情不悦等影响因素，为本病加重的诱因。而传变于肺、肾，终致呼吸衰竭是本病不同于他病的主要特点。

（1）脾胃虚弱：《素问·阴阳别论》云“二阳之病发心脾，有不得隐曲”，说明情志不遂可以耗伤脾血，并表现为阳明功能失常;《脾胃论·脾胃虚实传变论》所云“故夫饮食失节，寒温不适，脾胃乃伤”，都是脾胃内伤的常见病因。

（2）脾胃蕴热：多由饮食而来，如过食肥甘、以酒为浆，使湿热蕴结脾胃；也有入房过甚，肾阴受损，热入中焦不得消散。还可见于情志不遂，五志化火，内伐脾胃。《脾胃论·脾胃虚实传变论》中也提及“此因喜怒忧恐，耗损元气，资助心火。火与元气不两立，火胜则乘其土位，此所以病也”。

2. 病机

（1）脾胃病为核心：本病主症之一为四肢无力。《脾胃论》有云“脾胃之虚则怠惰嗜卧，四肢不收”。其原因是“今脾病不能为胃行其津液，四肢不得禀水谷气，气日以衰，脉道不利，筋骨肌肉，皆无气以生，故不用焉”(《素问·太阴阳明论》)。本病源于脾胃不足，渐见四肢不用，正与经文所述病程相符，且临床舌脉变化也符合脾虚所致四肢不用的特点。本病主症之二为肌肉萎缩。《素问·痿论》云“脾气热……肌肉不仁，发为肉痿”。脾在体合于肌肉，脾胃失于健运则湿邪内生，阳气不得外达，郁而生热，脾胃蕴热甚而夹湿，导致其敷布营运四肢的经脉阻滞，致使肌肉渐失气血濡润，终致肌肉瘦削。龙伯坚在《素问集解》中也指出萎缩的形成为营养道路的隔绝所致。

（2）渐次累及他脏：①脾胃功能失调，可影响他脏。《灵枢·海论》云“胃者水谷之海”;《灵枢·玉版》云“胃之所出气血者，经隧也。经隧者，五脏六腑之大络也”;《素问·经脉别论》云“食气入胃，浊气归心，淫精于脉……经气归于肺……行气于腑……留于四脏”；又云“饮入于胃……上输于脾，脾气散精，上归于肺……下输膀胱，水精四布，五脏并行”。因此，脾胃受损则运化水谷精微、敷布精气津液无力，余脏难以各取所需而出现生理功能上的紊乱。《脾胃论》云“脾既病，则胃不能独行津液，故亦从而病焉”，讲述了脾胃易同病的原理。《素问·调经论》云“有所劳倦，形气衰少，谷气不盛，上焦不行，下脘不通，胃气热，热气熏胸中，故为内热”，也说明了脾胃病可导致上下焦病。②由五行传变影响他脏。《素问·五运行大论》所云“气有余，则制己所胜而侮所不胜；其不及，则己所不胜侮而乘之，己所胜轻而侮之”。脾胃属于中土，若本气有余，则克伐肾水，反侮肝木，使阴精不能藏，肝血不得升；其本气不足，则寒水无所制，肺气无所生而失宣肃。若脾胃受邪，依《素问·玉机真脏论》“五脏有病，则各传其所胜”所言，则病气传至肾脏。临床上有下肢无力重于上肢者，就是脾肾两病的表现，如《脾胃论》所云“脾病则下流乘肾，土克水，则骨乏无力……足不能履地……此阴盛阳虚之证”。（图 3–1）

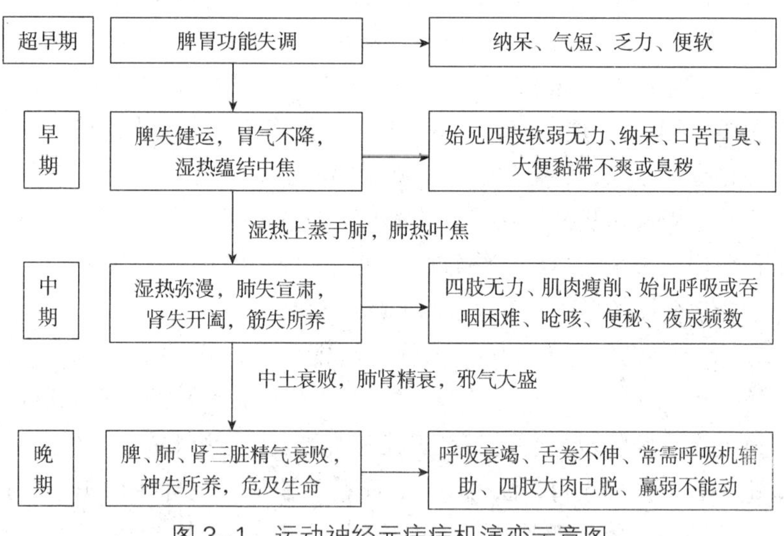

图 3–1　运动神经元病病机演变示意图

3. 分期辨证

（1）疾病初起：仅表现为脾胃失调，即纳呆、气短、乏力、便软，常见舌淡苔白或白厚，脉沉或濡。病位在脾胃。

（2）疾病早期：随着疾病的进展，出现脾胃虚弱或脾胃蕴热的症状。除纳呆外，还可见口苦口臭、大便黏滞不爽或臭秽等，并逐渐出现四肢软弱无力。常见舌淡红，苔或黄或白或腻，脉濡无力，或见左弦右沉。病位仍在脾胃，但已开始累及四肢肌肉。

（3）疾病中期：疾病逐渐加重，发展至脾胃气虚，湿热不化的症候群。由于土不生金，湿热弥漫，出现肺虚无力宣肃，表现为呼吸困难，气喘，咳嗽，咳痰等症状。由于中土水谷精微不足，肾精失养，肾气不化；且湿热下注，肾失开阖，膀胱气化不利，出现排便困难、尿频、夜尿尤甚。脾土赖肾中命门之阳熏蒸，肾中阳气不足亦加重脾胃气虚，使湿热更甚。阳明虚，湿热不攘，筋失所养，大筋软短，小筋弛长；且见宗筋弛纵，带脉不利。此时四肢无力，活动更加困难，肌肉渐削，平卧呼吸加深，胸憋，纳呆，饮水呛咳，大便或无力或黏滞或溏。此阶段常见舌苔厚腻，六脉沉无力。病位以脾胃为主，累及肺肾二脏及肌肉经筋。

（4）疾病晚期：此阶段脾胃精气衰败，难以运化及敷布水谷精微；肺肾邪进精退，生理功能亦难完成；九窍不通，神失所养；甚则主不明而十二官危，生命若存若亡。可见呼吸衰竭、舌卷不伸等危象，患者常需呼吸机辅助，还可伴见四肢大肉已脱、羸弱不能动；兼见吞咽困难，语言不清，口中流涎，小便频数，大便难。舌体胖大水滑，苔厚腻，脉弱，尺脉沉无力。病位在脾胃肺肾及筋肉。

（5）疾病预后：《脾胃论》中论述“脾主五脏之气……仲景云：人受气于水谷以养神，水谷尽而神去。故安谷为昌，绝谷而亡”。《素问·五常政大论》有“神去则相息……气止则化绝”。《医原》中亦有“过脾俞则不治”说。指出了脾胃衰败为危重证候，多不治。

4. 兼症求因

运动神经元病所涉及的相关症状的病机，在古文中也有记载：

（1）肉跳：《素问·气交变大论》云“复则大风暴发……肉瞤瘛”。张介宾注“瞤瘛，动掣也”。可见肉跳为风阳之证。在本病中肉跳属风阳化热证，又分为热盛与营虚两种。

（2）颈软：本症与《灵枢·经脉》中“督脉之别，名曰长强……虚则头重，高摇之”所描述的症状相似，属督络的虚证。张介宾注“头重高摇之，谓力弱不胜而颤掉也”，正是此意。

（3）拘挛：水谷精微不能化血荣筋肉，则见肌肉蠕动、筋弛、肢体伸缩无力。阴血不足，筋失所养，则见手足痉挛。《杂症会心录·挛证》中云“盖阴血受伤而血燥，血燥则筋失所滋，筋失所滋则为拘为挛”。临床常见足底拘挛是病位在足少阴经筋。正如《灵枢·经脉》所述“足少阴之筋……其病足下转筋，及所过而结者，皆痛及转筋，病在此者，主痫瘛及痉”。

（4）流涎：多为脾肺气虚后肾水上乘所致。《脾胃论》云“所不胜乘之者，水乘木之妄行，而反来侮土。故肾入心为汗，入肝为泣，入脾为涎，入肺为痰、为嗽、为涕、为嚏、为水出鼻也”。

（5）噎：为吞咽困难。《类证治裁》云“噎者……为痰气之阻于上”，痰之源仍在于脾胃。《医学发明》云“阴气不得下降者，曰噎。夫噎塞，迎逆于咽喉胸膈之间，令诸经不行”。又云“咽膈之间，交通之气，不得表里，皆冲脉上行，逆气所作也”。《诸病源候论》云“阴阳不和，则三焦隔绝……津液不利，故令气塞不调理也，是以成噎”。可见噎为痰阻咽喉胸膈之间，冲脉与诸经之气上逆所致。

（6）呛咳：多见饮水呛咳。《脾胃论》云“所生受病者，言肺受土、火、木之邪，而清肃之气伤……或咳嗽寒热者，湿热乘其内也”。此正言脾胃伤为致咳之因。咽喉者，脾胃之候，气所上下，脾胃有热，热气上冲。或因脏腑冷热不调，气上下哽涩，结于喉间，吞吐不利而致呛咳，构音障碍，舌与唇的功能失调所致。

（7）言语謇涩：舌与唇的功能失调所致。舌长，名曰阴强。舌短，名曰阳强。《灵枢·经脉》云“足厥阴气绝则筋绝……筋急则引舌与卵”。肝主筋而络舌本，舌为心之官。舌的长短与肝、心相关，舌体不能伸缩转动，发生言语謇涩。

（8）喘：本病常见症状之一。运动神经元病多伴有气短、喘不能卧，是土不生金，肺气不能下达于肾所致。肺经所生病中有“上气喘喝”，肾经是动病中有“喝喝而喘，坐而欲起”，《诸病源候论》中有云“肺气不足，则少气不能报息”。可知喘证为本病累及肺肾后引发的肺肾两脏病变。肺主呼气，肺气虚而作咳喘；肾主纳气，肾不足故作虚喘。

（9）便秘：大便通畅有赖于胃与大肠的传导、肾气的开阖，以及肺气的宣发肃降。三者不调，均可致大便不通。《诸病源候论·大便不通候》有云“三焦五脏不和，冷热之气不调，热气偏入肠胃，津液竭燥……壅塞不通也”。又云“大便难者，由五脏不调，阴阳偏有虚实，谓三焦不和，则冷热并结故也”。临床多见便秘症状存在于整个病程。疾病早期，便秘多为“实秘”，责之于胃与大肠。其中大便燥结不下、腹部痞满、苔黄燥、脉滑有力，为热秘；腹胀满、胁肋痛或胀、苔薄、脉弦，为气秘；脘腹胀满、吞酸、苔垢腻、脉滑，为积滞便秘。疾病晚期多表现为大肠蠕动无力、不能食，为肾虚失于开阖或肺虚失于宣肃所致的“虚秘”。

5. 病性

本病初期及中期既可见到脾胃消水谷、化精微、敷布水精等功能减弱的虚证，也可见到湿热积滞于脏腑经络的实证，病性属虚实夹杂。晚期则见脏腑衰败，筋骨懈怠，九窍失用，命门火衰等纯虚之证。

韩碧英在辨病性的过程中非常重视舌诊，以舌诊分辨病性及邪之深浅。苔水滑，胸中之寒与丹田之热相激，正邪交争。苔少津而干，病由寒转热。苔黄，热邪聚于胃。舌心绛干，胃热，心营受灼。苔如菌状，舌质红绛，因于气郁为实证。苔如碱，胃中宿食。舌淡红，胃津伤。舌无苔，阴病。苔灰黑，肾中虚火，黑为肾色，病传少阴。舌短缩，肾气竭。舌卷挛缩，肝气绝。

二、针灸治疗

韩碧英认为，若脾胃健运、中焦和畅，则湿热不生，且水谷精微能实四肢、补五脏、养元精；肾水得补，则心火降而肺金清，此谓“治痿独取阳明”。因奇经八脉是经脉之海，十二正经不足时，可引八脉经水补其不足，恢复正常的气血运行，故应重视奇经八脉的应用。

本病为疑难病，治疗应以延缓病情进展，提高患者生活质量为目的。经确诊为本病的患者，多属病变的中晚期，少见早期。早期治疗以调理脾胃，清化湿热为主；中期治疗以调补脾胃为主，兼调奇经八脉与肺肾二脏；晚期治疗则应重视补益脾胃与奇经八脉，兼补肺肾。

1. 调理中焦脾胃为主

韩碧英认为，中焦脾土既是病情传变之枢机，也是治疗之关键。既要调脏腑的不足，也要疏通经络的阻滞。取穴以《标幽赋》中所说的脏腑病取门海俞募，经络滞取原别交会为原，以及《灵枢·邪气脏腑病形》“荥俞治外经，合治内腑”的方法为主 。

（1）调理脾胃功能：常取中脘、梁门、天枢及足三里以通其经与腹气街。清化湿热则遵《素问·水热穴论》泻胃中之热法，取气街、足三里、巨虚上下廉，并配水分以利湿。热象重者，配合手足阳明之荥穴二间、内庭以泄热。正如《杂病源流犀烛·诸痿源流》所说“统观经旨，欲除肺热，必先除阳明之热，而养其阴，调其虚实，和其逆从，斯宗筋润，筋骨束，机关利，而病已也”。

（2）补益脾胃：常用俞募配穴法，取中脘、胃俞，章门、脾俞，天枢、大肠俞；兼取冲阳、太白等原穴，补益脏腑真原之气以治其本。

（3）调肺肾气机：常用中府、云门、尺泽泻胸中之热；俞府、彧中、膻中、大椎调理胸气街；阴都、肓俞调理腹气街。也可按照标本理论取太渊、天府相配，涌泉、廉泉相配。补益肺肾时，同用俞募配穴法，取中府、肺俞，京门、肾俞，并取原穴太渊、太溪。

2. 借助奇经八脉，调整脏腑经络

韩碧英认为，本病起于后天之本，渐累及先天之本，脾胃伤则气血生化无源，肾精虚则原气无力斡旋，由此诸经气血失调，难以恢复，需借奇经八脉之力补其不足，调其有余。在本病的治疗中，常用奇经八脉穴位以通调十二经，其理源于《素问·痿论》所述“冲脉者，经脉之海也，主渗灌溪谷，与阳明合于宗筋，阳明总宗筋之会，会于气街，而阳明为之长，皆属于带脉，而络于督脉。故阳明虚则宗筋纵，带脉不引，故足痿不用也”。

常用穴位：督脉长强、腰俞、腰阳关、命门、脊中、筋缩、风府、哑门、百会等；冲脉气冲、肓俞、阴都、腹通谷等；任脉廉泉、膻中、中庭、阴交等；带脉五枢、维道、带脉等。

本病常有肢体僵硬、拘挛与痿软同时出现，与《难经·二十九难》之“阴跻为病，阳缓而阴急，阳跻为病，阴缓而阳急”的表现一致，故可取申脉、居髎以调阳跻，取照海、交信以调阴跻，取睛明交通二跻。

3. 治标注重经筋刺法

四肢瘦削无力虽本于脾胃，但在体终属于经筋病变。韩碧英强调，本病的具体表现在于经筋的失用失养，经筋局部气虚则血停，血虚则气滞，气血相辅，因此依循经筋分布局部用针，可以促进补益的气血能更快地渗灌到萎陷失用的筋肉。治疗时应该反复寻找肌肉萎缩凹陷及筋结挛缩的分布方向，以及经筋“结”“聚”“散”的方向分别布针。其中痿软无力、凹陷的部位，多沿经筋循行方向平刺，以起痿壮肌；筋结挛缩的部位，多垂直于经筋走行方向平刺，以解结止痉。如下肢无力时，足阳明经筋循行部位的小腿前胫骨突起，肌肉瘦削，足趾间筋肉萎缩凹陷，足趾拘挛。而当上肢无力不能上举时，则可见围绕肩胛的手足太阳经筋萎缩，肩胛骨突起，肩峰凹陷。

4. 经验取穴

本病兼证较多，韩碧英灵活运用古人经验，随症治之。取穴除遵循《内经》之古法外，也博采《玉龙赋》《标幽赋》《通玄指要赋》《席弘赋》《四总要穴歌》《百症赋》等论著中的经验，取得良好的效果。

（1）下肢无力：取居髎、环跳、阳陵泉、悬钟、跗阳、太冲等。

（2）上肢无力：取曲池、腕骨、肩井、肩髃、巨骨等。

（3）肉跳：取肝俞、期门、阳陵泉及相应经脉的荥俞穴。

（4）颈软：取身柱、长强等督脉诸穴。

（5）腰软无力：取带脉、五枢、维道等。

（6）痰喘：取天突、璇玑、膻中、气海等任脉诸穴及丰隆、肺俞等。

（7）噎：取中庭、气海等任脉诸穴及意舍、中府、太白、气冲等。

（8）呛咳：取膻中、廉泉等任脉诸穴及气冲、肓俞等冲脉诸穴。

（8）语言謇涩、舌缓不伸：取哑门、关冲、中冲及金津、玉液等。

（9）便秘：取支沟、照海、大陵、外关，灸大敦等。

（10）便溏、完谷不化：取脾俞、膀胱俞、天枢等。

（11）流涎：取承浆、地仓、巨髎等。

5. 特色刺法

（1）吞咽困难：取颃颡直刺 1.5 ～ 2 寸，不留针；厉兑直刺 0.2 寸；金津、玉液点刺出血，是韩碧英依根结理论“病在上取之下”来治疗吞咽困难的特殊经验。

（2）颈软：取长强，于近肛门处沿督脉 15°角斜刺 1.5 寸。

三、中药治疗

1. 益气健脾，调理中焦脾土为基本方

叶天士在《临证指南医案·脾胃》中有“太阴湿土，得阳始运；阳明燥土，得阴始安。以脾喜刚燥，胃喜柔润也”之论，用药主张“调脾宜升则健，胃宜降为和”，已成为后世医家调理脾胃的准则。韩碧英在中药处方中也继承了叶心清老中医的处方特点，常用方剂有补中益气汤、平胃散、四君子汤等。常以四君子汤合黄芪升阳补气，以加味保和丸配焦三仙升降气机，以四物汤加减养血生肌。

2. 用药平和，照顾兼症

不用或少用有毒及苦寒伤阴之品，如半夏、附子、大黄、木通等。同时根据兼证的不同，配合清热、利湿、化痰、补肾纳气等不同的药物。清热，常用天花粉、玉竹、知母等药；化湿，常佐以扁豆、砂仁、佩兰；湿邪重者，配以苍术、生薏苡仁、通草等燥湿利湿不伤脾气之品；化痰理气，配合香橼、浙贝；喘息不能平卧者，每予蛤蚧散。

3. 根据舌苔变化调整用药

舌苔能及时动态地反映胃气的变化，因此需根据舌苔变化调整处方与药量，一般方药剂数不宜过多，3 ～ 5 剂即可，随时根据中焦气机升降的恢复情况酌以增损。尤其不在苔腻湿邪留恋未尽时，匆忙使用滋补之品，避免养阴或养阳药物阻碍脾气，蕴湿化热，反致病重。

四、典型病例

病例 1

王某，男，61 岁。初诊：2012 年 8 月 30 日。

主诉：四肢渐进性无力 25 年。

现病史：患者于 25 年前出现四肢近端无力，逐渐累及双膝、双足。外院诊为“运动神经元病”。后无力情况逐渐加重，并出现双足、双小腿肌肉萎缩，躯干及四肢肌肉阵发性跳动。行“基因”检查后，确诊为“肯尼迪病”。

刻下症：四肢无力，双肩不能上举，不能上下楼梯，穿脱衣物困难，活动后气短、乏力，口唇无力，纳食可，进食慢，眠可，二便调。

查体：形体消瘦，蹒跚步态，面颊部肌肉松弛下垂，张口示齿困难。双肩胛、上臂肌肉萎缩，肉眼可见跳动，肌力 3 级，双肘腕肌力 5^- 级。不能下蹲，搀扶站立，双髋肌力 3^+ 级，左膝关节肌力 4 级，右膝肌力 3^+ 级，双踝关节肌力 2 级，足趾拘挛，双下肢肌肉萎缩明显。舌淡暗，苔白腻，脉沉细。

西医诊断：肯尼迪病。

中医诊断：痿证。

辨证：脾虚失养。患者肢体无力，伴肌肉萎缩，面部肌肉下垂，下唇始翻，为“痿证”无疑。除肢体无力外，尚无吞咽困难，无言语问题，无呼吸受累，故病机尚简单。结合舌淡暗，苔白腻，脉沉细，为脾虚失养。

治法：补中益气，濡养筋肉。

主穴：中脘、胃俞、章门、脾俞、上脘、下脘、水分、天枢、足三里。

配穴：肝俞、肾俞、期门、带脉、五枢、维道、命门、关元、气海、地仓、巨髎。

操作：患者先取平卧位，再俯卧位，平卧、俯卧各留针30分钟，一周4次。中脘、上脘、下脘、水分、天枢、足三里、关元、气海、五枢、维道，直刺进针0.8～1.2寸；带脉、章门，向外侧斜刺0.5～0.8寸；巨髎、地仓直刺0.2～0.3寸；肝俞、脾俞、胃俞，斜刺向脊柱方向0.5～0.8寸；肾俞、命门，直刺0.8～1.2寸。所有穴位均平补平泻。

2012年9月15日复诊：治疗2周后，面部肌肉较前紧实，张口示齿均有改善，上下唇近于常态，舌脉同前。守上法继续治疗。

2012年9月30日三诊：治疗1个月后，自觉精神好转，行走较前轻松，下蹲站起均可完成，上下楼梯仍不能，舌淡暗，苔薄白。治法不变，加至阳、脊中、绝骨、居髎、解溪。

2012年12月底四诊：治疗4个月后，不觉身体沉重，行走感觉轻松，上下楼梯稍借助拐杖即可，双上肢活动轻松，舌淡，苔薄，脉沉较前有力。守上法继续治疗。

2013年6月五诊：可自行驾车，到江南旅游7天后返京，诉旅途全程独自开车，未觉疲倦无力。查：面部肌肉饱满，双肩肌肉较饱满，肌力5^-级，双髋、双膝肌力4级，肌肉较饱满，双踝关节肌力4级，足趾轻度拘挛，体重增加10斤。守上法继续治疗。

之后每周或两周针灸1次，患者每于假期驾车远游。

按语：此患者病程长，就诊时脾气亏虚、筋肉失养表现突出。《素问·示从容论》云“四肢懈惰，此脾精之不行也”。王冰注“土主四支，故四肢懈惰，脾精不化，故使之然”。治疗时注重以下六个方面：①突出益气健脾，脾胃同治。补脾胃，以俞募配伍法为主，兼取胃之合穴，取中脘、胃俞、章门、脾俞四穴及足三里；调腹气街，分取胃之上下口及大肠募穴，以输运水谷及二便，取上脘、下脘、水分及天枢四穴。其中上脘为任脉与足阳明经交会、下脘为任脉与足太阴经交会穴；《针灸聚英》中载水分“当小肠下口，至是而泌别清浊，水液入膀胱，渣滓入大肠”，故选水分通利水道而利湿；天枢为足阳明胃经穴，同时又是大肠募穴，可起到疏调肠腑、理气行滞的作用。②补肝血，养筋肉，取肝俞、期门。③调带脉，约束诸经，取带脉、五枢、维道。④益火补土，取肾俞、命门、关元、气海。⑤调阳跻脉，治疗口唇开阖失常，取巨髎、地仓。⑥配合局部太阳及阳明经筋的合谷刺，促进濡养筋肉。耐心调治1年，终使患者生活质量获得极大提高。

病例2

刘某，男，59岁。初诊：2012年6月21日。

主诉：右上肢无力渐进性加重1年，左手抓握无力4个月。

现病史：患者于2011年3月无明显诱因出现右手抓握无力，右臂抬举不能，高度怀疑肌萎缩侧索硬化症（ALS）。2012年2月自觉左手抓握无力，伴左手中指、无名指颤动，右臂无力加重。2012年3月就诊于北医三院，行肌电图检查，诊断为“ALS”。

刻下症：双上肢无力，抬举不能，双手抓握无力，精细动作差，不能穿衣系扣，进餐需借助他人帮助，不能书写。下肢站立、行走正常，无吞咽困难。入夜时口渴欲饮水，活动后大汗。纳可，睡眠中打鼾。小便可，大便质黏、成形，排便不费力。

查体：双上肢肌肉萎缩、纤颤，右臂、右手骨间肌明显。右肩肌力2级，右肘肌力3级，右手握力2级；左肩肘肌力4级，左手握力2级。双下肢肌力5级。肱二头肌、肱桡肌、肱三头肌腱反射减弱。舌肌萎缩，舌体萎缩，舌红绛，苔白满布，少津。

西医诊断：运动神经元病。

中医诊断：痿证。

辨证：湿热中阻。此患双上肢无力，肌肉萎缩；兼见口渴欲饮，大便黏，舌红绛，苔白满布，少津。证属湿热中阻。由湿热弥漫，内滞中焦，外阻经络，气血不能运营，兼见内热津伤，终致经筋失养，发为痿证。

治法：健中焦，助运化，清热起痿。

主穴：中脘、上脘、下脘、水分、腹通谷、天枢、足三里、胃俞、三焦俞、脾俞、章门。

配穴：厉兑、冲阳、丰隆、人迎、肝俞、期门。上肢肩肘腕部病变累及经筋。

操作：患者先取平卧位，再取俯卧位，各留针 30 分钟，一周 4 次。厉兑、冲阳，直刺 0.1 ～ 0.2 寸；人迎直刺 0.3 ～ 0.5 寸；左期门，1 寸针斜刺，捻转泻法不留针。丰隆、胃俞、三焦俞为泻法，其余诸穴均平补平泻。余部位穴位针刺操作方法同病例 1。

2012 年 7 月 12 日复诊：治疗 3 周后口渴减轻，大便正常，双手抓握改善，舌苔转薄。守上法继续治疗。

2012 年 9 月 20 日三诊：治疗 3 个月后，右上肢可抬举过头，双上肢肌肉较丰满，可自己穿衣系扣。右肩肘肌力 4^- 级，双手握力 3 级。

按语：本案辨证属中焦气机失常，湿热中阻。湿热存，必清利湿热为先。湿热得清，中焦气机方能升降有序。首先调畅腹气街，行气祛湿。分取胃之上下口及大肠募穴，取中脘、上脘、下脘、天枢、腹通谷；取水分、足三里、胃俞、三焦俞以泻脾胃湿热。再以健脾利湿，按俞募配伍法取脾俞、章门。根、溜、注、入为脉气出入之所，是六条阳经的“旁通”路线，当足阳明经为湿热所阻滞时，可选用其根、溜、注、入穴来通调经络，以助气血敷布。故取根穴厉兑、溜穴冲阳、注穴足三里、入穴丰隆与人迎，配合肝俞、期门及上肢肩肘腕部病变累及的经筋以养血荣筋。

病例 3

邓某，女，64 岁，初诊：2013 年 8 月 8 日。

主诉：双手无力 6 个月余，言语不清、吞咽困难 3 个月余。

现病史：患者于 6 个月前逐渐出现双手无力，肉跳。2013 年 5 月，无明显诱因出现言语不清，吞咽困难，饮水呛咳，口中时有黏液。

刻下症：双手无力且颤动，翻身动作缓慢，言语不清，吞咽困难，饮水呛咳，咳嗽，痰液清稀，口中时有黏液，汗出，眠可，小便调，大便每日一行。家属陪同，讲述病史。

既往史：高血压病史，否认糖尿病、冠心病史。

查体：面色萎黄无华，形体消瘦，构音障碍，语声低微，含混不清。手指呈屈曲状，前臂有纤颤，双上肢肌力 4 级，手指握力 2 级。舌体瘦小，可见纤颤，边见萎缩，伸舌困难，仅达唇边。舌红，苔黄腻，舌体瘦小可见纤颤，边见萎缩，伸舌困难，仅达唇边。

西医诊断：运动神经元病。

中医诊断：痿证。

辨证：脾肺两虚，兼见湿热。患者面色萎黄、双上肢无力、口中时有黏液，属脾虚失运；语音低微，兼见咳嗽有痰，属肺虚失于宣肃；足太阴脾“挟咽，连舌本，散舌下”，因此吞咽困难、饮水呛咳为肺脾寒热不调，兼见冲脉气逆，结搏于喉间；舌红瘦为有热，苔黄腻属湿热不化；肉跳为热盛化风。综合辨证为脾肺两虚，兼见湿热。

［针灸治疗］

治法：健脾祛湿，助肺降气。

主穴：中脘、水分、天枢、期门、章门、肺俞、肝俞、脾俞、太白、足三里。

配穴：气海、关元、风府、风池、脑空、廉泉、肓俞、阴都、哑门、胃俞、三焦俞、列缺、中府、意舍。

操作：患者先取平卧位，再取俯卧位，各留针30分钟，一周4次。太白直刺0.5～0.8寸；风池向鼻尖方向进针0.3～0.5寸；风府直刺0.3～0.5寸；脑空向上斜刺0.2～0.3寸；哑门针尖向口唇或下颌方向，进针0.3～0.5寸；列缺沿上肢外侧向上斜刺0.3～0.5寸；廉泉直刺0.5～0.8寸；中府向外斜刺0.3～0.5寸。风池、风府用泻法，期门用泻法，其余穴位均平补平泻。余部位穴位针刺操作方法同以上病例。

［中药治疗］

治法：益气健脾利湿。

处方：补中益气汤加减。党参10g，生黄芪15g，炒白术10g，茯苓15g，蜜甘草10g，小通草3g，泽兰5g，当归10g，炒白芍10g，醋柴胡10g，炒薏苡仁15g，木香3g，陈皮10g，肉桂2g，焦山楂10g，桔梗5g。6剂，水煎服，两日1剂，日服1次。

2013年8月22日复诊：双手颤动好转，汗出好转。上臂纤颤减少，双上肢肌力4级，手指握力2级。舌体瘦小，可见纤颤，舌面萎缩，伸舌困难，可达唇边。舌淡红，苔薄黄满布。穴药同前，效不更方。

2013年9月5日三诊：饮水呛咳减轻，双手颤动较前好转，构音障碍好转。手指伸展肌力3级，手臂肌肉纤颤偶见。舌体纤颤减少，萎缩减轻，伸舌可至唇外。舌淡红，苔薄黄腻。针药同前，效不更方。

2013年9月26日四诊：言语不清好转，可以连续少量饮水，双手颤动好转，翻身动作较前敏捷，咳嗽咳痰好转，口中黏液减少，汗出减少。轻度构音障碍，可以分辨字词，声音提高，手指屈曲好转，面红润，体重回升。舌面约指甲大小轻度萎缩，可伸出唇外。舌淡红，苔薄黄腻。针灸治法不变，中药治法同前，加玉竹 10g，砂仁 3g[后下]。

2013 年 10 月 24 日五诊：构音障碍较前诊无明显变化，音量提高，手指屈曲好转，舌体活动同前。舌淡红，苔薄黄腻。此因中土阳虚，运化失司，积湿成热之象。针灸守上法继续治疗。中药治法同前，加红景天 30g，干姜 3g，用法同前。

2013 年 11 月 14 日六诊：构音障碍较前缓解，可以自行叙述病情。面红润，体胖，舌苔薄白。针药同前。

治疗后，患者吞咽及语言功能明显改善。

按语：本病特点在于脾肺气虚，湿热黏滞，兼以太阴经气不充、冲脉气逆。吞咽困难中的吞咽是动作，是气的升降现象，阴阳升降不和，则三焦隔绝而成此症。治脾胃仍以俞募配穴为法，取中脘、脾俞、章门、期门、肝俞；调畅气街及泻湿热，取足三里、丰隆、水分、天枢、胃俞、三焦俞；益原气以补脾肺，取气海、关元、太白；降冲脉气逆，取廉泉、列缺、肓俞，阴都；调髓海以利语言，取风府、风池、脑空、哑门。中药治疗抓住主要矛盾，培土生金，促气血生化有源。党参、黄芪、白术、茯苓、甘草补气升阳；通草、泽兰、山楂、苡仁以通为降；肉桂引火归原；当归、白芍补阴血，与补气药同用以求阴平阳秘；柴胡、木香、陈皮理气，防补气血药太过而产生壅滞。

病例 4

朱某，女，70 岁，初诊：2016 年 3 月 19 日。

主诉：言语謇涩、声音嘶哑半年余。

现病史：半年前出现声音嘶哑并逐渐加重，后又出现言语謇涩、饮水呛咳等症，协和医院诊断为 ALS。既往有高胆固醇血症、多发腔隙性梗死、脑萎缩史。

刻下症：言语不能，饮水、饮食吞咽困难，自觉有黏液但难以咳出，阵发性憋气，每次饭后 40 分钟欲呕吐。每日如厕 4 ～ 5

次，粪便量少，呈球状难解。

查体：重度构音障碍，呼吸肌肌肉萎缩，吸气不充分。伸舌居中，不充分，舌红，苔白厚腻，水滑。

西医诊断：运动神经元病。

中医诊断：痿证。

辨证：肺脾肾虚损，兼痰湿不化。饮水呛咳，吞咽困难，吸气不深，饭后欲呕及便秘，均为气机不降表现。其中饮水呛咳，吞咽困难为冲脉气逆；饭后欲呕及便秘为胃气不降；憋气、吸气不深及声音嘶哑，责之于肺失宣肃，也可见于肾不纳气；胸部筋肉瘦削，为布于膺中的肺气不足，经筋乏养而痿。结合舌红、苔白厚腻水滑，本例证属肺、脾、肾虚损，兼夹痰湿不化。

治法：补肺脾肾，降气通便。

主穴：中脘、水分、天枢、气海、关元、太溪、足三里。

配穴：廉泉、中府、孔最、经渠、列缺、支沟、然谷、中封、解溪、照海、长强、复溜、地仓、肺俞、肝俞、脾俞、膈关、命门、胃俞。

操作：先取平卧位，再取俯卧位，各留针 30 分钟，一周 4 次。孔最、支沟、然谷、复溜直刺 0.5 ～ 0.8 寸，经渠、中封、解溪直刺 0.2 ～ 0.3 寸，照海直刺 0.1 ～ 0.2 寸，长强于近肛门处、沿督脉 15°角斜刺 1.5 寸。余部位穴位针刺操作方法同以上病例。

2016 年 3 月 22 日复诊：张口、伸舌好转，吞咽自觉有改善，大便难。针涌泉、商丘。

2016 年 4 月 5 日三诊：伸舌明显好转；排便次数增加，总量增多，按时排便；呼吸幅度及胸部塌陷度好转。

按语：本案以语言謇涩、饮水呛咳、吞咽困难、憋气为主症，涉及肺、脾、肾三脏及冲脉，以脏气渐衰、气机逆乱为主要病机。补肺脾，取肺俞、中府、脾俞；调理咽部气机，降冲脉逆气，取廉泉、列缺、照海；降气通便分取之，取经渠降肺气，取中脘、胃俞通腑气，取支沟、长强通便；益命门之火，补一身之阳气，取气海、关元、命门；中封、解溪均为经穴，经主喘咳寒热，两穴同用可调和气机止喘；取复溜、地仓、廉泉治流涎。

病例 5

胥某，男，52岁。初诊：2011年4月16日。

主诉：双下肢无力1年余，呼吸困难2个月余。

现病史：患者于2010年3月无明显诱因出现双下肢无力，尚可行走。

刻下症：双下肢无力，不能行走；腰膝酸软，有下坠感；下肢偶发性抽搐，四肢颤抖；双手可持物，精细动作可；颈项酸沉无力，偶见呛咳，记忆力减退；不能平卧，夜间呼吸困难，依赖无创呼吸机，气浅促；大便排出不爽，有黏滞感，气味大，每日1次；小便有时不能控制，夜尿不多。

既往史：有高血压病史，血压（120～130）/（80～90）mmHg，心电图正常，血脂血糖正常。

查体：胸部肌肉及手部骨间肌、大小鱼际肌萎缩，腰膝酸软无力，四肢颤抖，下肢偶发抽搐；面色黧黑无华。口干，口臭，咽部有异物感，偶见呛咳；记忆力减退；脱机时血氧饱和度＜93%，肺功能检查77.2%。2011年1月27日测CK：695IU/dL。舌体胖，色暗淡，苔白厚润。右脉沉细无力，尺部弱；左脉弦细小数。

西医诊断：肌萎缩侧索硬化症。

中医诊断：痿证。

辨证：湿热中阻，肺脾肾虚损。久病脾胃气虚，中焦升降失调，运化无力，水湿内聚化热，累及阳明、太阳、任督诸经络。《素问·痿论》云“阳明虚则宗筋纵，带脉不引，故足痿不用”。气血生化不及，筋肉失濡养，故见肌肉瘦削，肢体抽搐及颤动；湿热内阻于胃肠，见大便黏滞恶臭；素体肾虚，又被湿热所扰，肾气重虚，故见下肢无力、腰膝酸软、二便失司、气浅不纳；脾病及肺，肺失宣肃，症见呼吸困难。

［针灸治疗］

治法：健脾祛湿，补金生水。

主穴：上脘、中脘、下脘、肺俞、中府、膻中、气海、关元。

配穴：水分、足三里、阴陵泉、廉泉、玉堂、气街、环跳、居髎、绝骨、阳辅、照海、申脉、长强。

操作：患者先取平卧位，再取俯卧位，各留针 30 分钟，一周 4 次。膻中、玉堂向上平刺 0.3 ～ 0.5 寸；居髎直刺 0.5 ～ 0.8 寸；环跳直刺 1.5 ～ 2.5 寸；申脉、照海直刺 0.1 ～ 0.2 寸；气街直刺 0.3 ～ 0.5 寸，余部位穴位针刺操作方法同以上病例。

［中药治疗］

治法：益气健脾，清化湿热。

处方：生黄芪 12g，茯苓 10g，甘草 9g，炒白术 9g，山药 12g，炒苡仁 10g，生苡仁 10g，木香 3g，砂仁 3g，生槟榔 5g，秦皮 6g，盐黄柏 6g。6 剂，水煎服，日 1 剂，分 2 次服。

2011 年 4 月 21 日复诊：偶见呛咳，仍有气促；排便通畅，基本没有黏滞感，气味较小，每日 1 次。面色萎黄无华，舌润苔薄白满布。胃肠积热减退，故大便黏滞减轻，气味小。正气未复，故诸虚损之象同前。穴加太冲、大都，补阴谷、尺泽，泻鱼际。

2011 年 4 月 23 日三诊：双下肢下坠感减轻，下肢偶发抽搐，颈项酸沉、无力好转；呼吸困难较前好转，平卧 30 分钟后方感憋气，夜间依赖无创呼吸机，仍有气促；排便通畅，基本没有黏滞感。舌体胖大，苔白满布。针药均守上法继续治疗。

2011 年 5 月 7 日四诊：腰膝酸软减轻，下坠感减轻，下肢抽搐未发作，四肢颤抖好转；呼吸困难较前好转，平卧无憋气感，仍有气促，夜间仍需呼吸机帮助；排便通畅。胸廓肌肉较前丰满，活动度改善，面色和润，有光泽。舌体淡暗胖，苔白满布，脉沉细无力。针灸治疗继续守上法。中药以纳气固肾，补土生金为法。

处方：六味地黄丸加减。茯苓 10g，泽泻 6g，酒山萸肉 10g，山药 12g，玉竹 10g，木香 3g，砂仁 3g，生黄芪 15g，炒郁李仁 5g，枸杞子 10g，盐杜仲 10g，狗脊 10g，牡丹皮 10g，盐黄柏 6g，焦山楂 6g，焦神曲 6g，焦麦芽 6g，参蛤散 3g。6 剂，水煎服，日 1 剂，分 2 次服。

2011 年 5 月 12 日五诊：双下肢无力减轻，行走力弱，腰膝酸软减轻，下肢无抽搐，四肢颤抖好转，记忆力好转；白天呼吸平稳，活动后仍有气促，夜间仍需呼吸机帮助；排便通畅。面色和润有光泽，舌质淡胖，苔白，脉沉细。针灸继续守上法治疗。中药治法不变，加牛膝 15g。

2012 年入冬，患者病情未见反复。

按语：本患以气浅不纳、呼吸困难为主要症状，病机属脾病累及肺肾。治疗取三脘调补脾胃，取气海、关元补原气，取肺俞、中府、膻中补肺气，三组穴方合用亦可同调胸腹气街。再取水分、足三里、阴陵泉祛湿热，配合调整任、冲、二跻、阳维及督络等经脉。前三诊中以补中以实四方为法，四君子汤为主方。生黄芪益气升阳，白术、茯苓、山药、甘草健脾渗湿，木香、槟榔、砂仁理气和胃，苡仁、黄柏、秦皮清化湿热。四诊时，中焦得补，湿热渐清，遂以六味地黄丸加减益肾补精；砂仁归脾胃肾经，为醒脾调胃要药，又可化“六味丸”的滋腻；病位在肺肾，肾不纳气是危候，故选用参蛤散补中气、敛肺气、纳肾气，其中蛤蚧归肺肾两经，具有补益肺肾、纳气平喘、助阳益精的作用。

病例 6

胡某，女，68 岁。初诊：2011 年 8 月 20 日。

主诉：四肢无力逐渐加重4年，吞咽困难1年余。

现病史：患者于4年前无明显诱因出现四肢无力并逐渐加重，于2010年6月出现吞咽困难、饮水呛咳、气短乏力。

刻下症：吞咽困难，饮水呛咳，言语不清，四肢无力；气短乏力，动则气喘，夜间不能平卧；痰液黏稠，不易咳出；口干欲饮，汗出，下肢沉重，眠差，夜尿多，大便二日一行，初呈球状后成形，排出无力。

既往史：糖尿病20余年，否认有高血压、冠心病病史。

查体：构音差，不能简述病情，口角流涎，口唇闭合不能，闭目、张口露齿不能，伸舌不能伴纤颤，呼吸轻、浅、急，面部、躯干四肢肌肉重度萎缩。伸舌不能伴纤颤，舌红绛，胖大，舌苔薄黄腻。

西医诊断：运动神经元病。

中医诊断：痿证。

辨证：湿热中阻，肺脾肾俱虚。患者以四肢无力、吞咽困难为主症。四肢无力属脾虚肉痿；吞咽困难、饮水呛咳属冲脉气逆；动则气喘、夜间不能平卧属肺气虚；夜尿多、排便无力属肾气虚；口干欲饮、痰稠眠差，结合舌红绛、苔薄黄腻，为热盛津伤的表现。患者虽能行走，但吞咽不能、动则气喘汗出，为极虚之象，五脏六腑皆已受累，气机紊乱，脏腑同病，预后不佳。张口不闭为脾衰之象，唇色变白视为母病及子，属过脾不治，为危象。

［针灸治疗］

治法：补益脾胃，兼补肺肾。

主穴：脾俞、胃俞、中脘、肾俞、命门、气海、关元、肺俞、中府。

配穴：水分、天枢、梁门、三焦俞、廉泉、涌泉、神藏、俞府、彧中、地仓、申脉、天突、哑门、风池、天柱、脑空、风府。

操作：患者先取平卧位，再取俯卧位，各留针30分钟，一周4次。神藏、俞府、彧中，向内（人体前正中线）斜刺0.3～0.5寸，补法；地仓直刺0.2～0.3寸；取1寸针，右手拇食指持针，中指抵押天突穴，15º角斜刺，进针0.8寸，重按轻提5次，补法。其余部位穴位针刺均参照以上病例，均平补平泻。

［中药治疗］

治法：补益脾胃，兼补肺肾。

处方：补中益气汤合肾气丸。生黄芪25g，桔梗6g，陈皮10g，升麻2g，柴胡2g，当归10g，山药15g，玉竹10g，泽泻6g，茯苓6g，肉桂3g，制附子3g，焦山楂6g，焦神曲6g，焦麦芽6g。6剂，水煎服，日1剂，分2次服。

2011年9月1日复诊：气短乏力有所减轻，夜间仍不能平卧，口干欲饮减轻。伸舌不能伴纤颤，舌红绛胖大，舌苔薄黄腻。针灸守上法继续治疗。中药治法不变，用法同前。

2011年9月8日三诊：气短乏力有所好转，动则气喘、夜间不能平卧、口干欲饮好转，汗出好转。伸舌不能伴纤颤，舌红绛胖大，舌苔薄黄腻。针药不变。

2011年9月19日四诊：吞咽困难、饮水呛咳、气短乏力有所好转，动则气喘，夜间不能平卧，痰液较少仍不易咳出，口干欲饮好转，汗出减轻。构音差，部分单音字较前清晰，口角流涎减少，闭目、张口露齿较前有力，面部肌肉较前略饱满，可以有微笑表情，但不能持续。伸舌不能伴纤颤，舌嫩红，苔白，体胖大。针灸守上法继续治疗。中药治法不变，去橘红、肉桂，加法半夏6g，酒苁蓉15g，桑白皮10g。

2011年9月29日五诊：吞咽困难、饮水呛咳、气短乏力有所好转，动则气喘，可短暂平卧；痰液较少，仍不易咳出，色白清稀。简单词及短句发音较前清晰，口角流涎减少，口唇闭合有力，口形渐正常，呼吸轻、浅、急，面部肌肉较前略饱满，有微笑表情，胸部肋间肌稍饱满，四肢肌肉重度萎缩。伸舌不能伴纤颤，舌嫩红少苔，体胖大。针灸守上法继续治疗。中药治法不变，加酒苁蓉 20g，玉竹 12g，五味子 3g。

2011 年 10 月 6 日六诊：气短乏力有所好转；动则气喘，可短暂平卧；痰液较少，仍不易咳出，色白清稀。简单词及短句发音较前清晰；伸舌无力，可伸出唇外，伴纤颤。舌质转嫩，苔薄白，体胖大。针灸守上法继续治疗。中药治法不变，用法同前。

治疗后气喘不能平卧缓解，构音障碍好转，面部表情较前好转。

按语：本患患病多年，症以四肢无力、面部及咽喉肌肉痿软无力、吞咽困难、气喘不能平卧为主，已是危候。初诊时，已现肺、脾、肾三脏虚衰之本虚，中焦热阻之标实之象。治疗时，应标本兼顾，重在脾肾双补、纳气归原。在取脾俞、胃俞、中脘调补脾胃的同时，以扶母救子法取肾经根结廉泉、涌泉及肺经俞募肺俞、中府以金水同补。取肾俞、命门、气海、关元、神藏、俞府、彧中以救肾纳气。配合选取水分、天枢、梁门、三焦俞泻脏腑之热；取地仓、申脉补阳跻、司开阖。方药以补中益气扶土升阳，肾气丸加减调补肾阴肾阳。韩碧英用变法、变穴，是遵循变则通之意。

病例 7

夏某，男，61 岁。初诊：2012 年 2 月 4 日。

主诉：双上肢无力 1 年余，吞咽困难 6 个月余。

现病史：2011 年 7 月至天坛医院就诊，考虑运动神经元病，2011 年 12 月至北医三院神经内科治疗。刻下症：双上肢上举无力，穿脱衣服需人帮助，吞咽困难，饮水呛咳，进食需一个半小时，可独立行走。颈项僵硬，低头时有牵拉感。偶有咳嗽咳痰，痰不易咳出，量多色白，清稀质黏；口黏，眠佳，仰卧及侧卧位均无无胸闷憋气症状。大便日一行，排便无力，初硬，后呈条状；小便色黄，无力，偶有夜尿1次。

既往史：脑梗死病史1年余，遗留右上肢无力，饮水呛咳。

查体：神清，表情淡漠，面色㿠白。语言不利，语声低微，鼓腮无力，舌肌萎缩。纤颤，双手骨间肌萎缩。咽反射减弱。站立时脊柱侧弯，右肩高，左肩低。双上肢肌力3级，腱反射减弱。舌淡，苔心白厚，水滑。

辅助检查：肌电图示舌肌、胸锁乳突肌、小指外展肌、颈旁竖脊肌广泛神经源性改变。

西医诊断：运动神经元病。

中医诊断：痿证。

辨证：脾肾阳虚。脾肾阳虚，髓海不充，浊阴水泛于上，见涎唾不断、咽喉不利、吞咽不调；脾虚气血生化无源，筋肉失养，见肢体无力；肾阳虚气化无力，水湿内停，见二便无力。

治法：健脾柔筋，温阳利水。

主穴：中脘、大都、水分、三焦俞、石门、肓俞、中注、阴交、关元、水道。

配穴：公孙、内关、照海、列缺、次髎、下髎、足通谷、承筋、长强、大钟、神门、内庭。

操作：先取平卧位，再取俯卧位，各留针30分钟，一周4次。公孙、大钟、足通谷，直刺0.2～0.3寸；神门，直刺0.1～0.2寸；次髎、下髎、承筋，直刺0.8～1.2寸；公孙、内关，按“灵龟八法”时间取穴；大都、照海、列缺用补法，其余穴位平补平泻。其余部位穴位针刺均参照以上病例。

2012年2月17日复诊：双上肢上举无力较前改善，穿脱衣服仍需人帮助，吞咽困难及饮水呛咳较前明显改善，可独立行走。颈项僵硬，低头时有牵拉感。舌肌萎缩、纤颤较前缓解。舌淡，苔心白厚水滑。守上法继续治疗。

2012年3月1日三诊：双上肢可上举平肩，吞咽困难及饮水呛咳明显改善，进食耗时较初诊时减少一半。表情淡漠，面色㿠白，舌淡，苔白水滑。守上法继续治疗。

后因返家，停止治疗。

按语：本患属脾肾阳虚，水湿内停，阻滞经络，气血不能充养筋肉。取胃募中脘、脾荥大都温补脾胃；取水分泌别清浊；石门为三焦募穴，《备急千金要方》载石门“主咳逆上气，涎出多唾”，治疗涎唾不断，配合足少阴腹部经穴肓俞、中注，主理气通调水道，助肾司二便；取阴交、关元、水道温元利水，兼通腹气街。就诊时为乙未日、辛巳时，查《灵龟八法六十甲子日开穴表》：取公孙配内关，降冲脉逆气，调畅胸膈；取照海配列缺，以利咽喉；《铜人腧穴针灸图经》记载有“大钟治咽中噎不得下”，故取大钟治疗吞咽困难；足太阳之别，别入于肛，故取次髎、下髎、足通谷、承筋配督络长强以温阳益气、通降二便，配合神门、内庭以清热通便。

小脑性共济失调

小脑性共济失调是因小脑功能障碍所致的运动笨拙和不协调，主要表现为随意运动的速度、节律、幅度和力量的不规则，即协调运动障碍，如步态不稳、动作不灵活、步基增宽、步行时不能直线等。还可伴有肌张力减低、眼球运动障碍、构音障碍、头晕等。常见疾病包括小脑萎缩、遗传性共济失调、小脑梗死、外伤等。

此章节所介绍的小脑性共济失调为遗传性共济失调或小脑萎缩引起的相关病证，属中医“骨繇”“身瞤动”“四肢不收”“眩晕”范畴。

《灵枢·根结》云“骨繇者，节缓而不收也。所谓骨繇者，摇故也”。“骨繇”是指骨节迟缓不收、不能自持、动摇不定、晃动不安，与走路不稳、指鼻不准之动态相合。《医宗己任编》曰“大抵气血俱虚，不能荣养筋骨，故为之振摇而不能主持”，此为内风之候。

一、辨病辨证

1. 病因病机

本病以运动不灵活和不协调为主要临床表现，运动的灵活度与协调性与肾精的充沛与否密切相关。《医宗必读》云“先天之本在肾”，肾藏精，主命火，机体的整个发育生长，都是肾的精气起决定作用。《素问·灵兰秘典论》云“肾者，作强之官，伎巧出焉”，正说明了十二官功能中的动作灵活协调主之于肾。因此，无论肾精先天禀赋不足，还是后天耗损过度，都可以造成伎巧功能的失常。

由于脾居中土，主灌溉四方，从后天功能上对其余四脏有扶助作用。脾肾二脏在生理功能上相互依赖，脾运化水谷精微须靠肾中阳气温煦；而肾之所藏精气亦有赖于水谷精微的不断化生与充养。肾精不足时，肾之功能亦差，若脾胃气虚无力扶助，则伎巧益弱。本病所伴见的脾胃气虚除先天禀赋不足外，更多见饮食不节所致的脾胃运化失常，故气虚常与腑实同见。

2. 病位

肾主骨生髓，肾虚则骨弱筋软，故出现腰膝无力、站立不稳、行走左右摇摆、足不能安于地等症状。“跻”意指举动手足，跻脉各主本部之运动，故运动之舒缩协调责之二跻脉；“维”意指维持、维系，故保持左右平衡责之二维脉。

脑为髓海，元神之府，髓减则神明不聪，而语言笨拙、眩晕、记忆力减退等。髓海之充在于五脏六腑之精，尤赖肾中所藏先天之精与脾胃所生化的水谷精微，故语言笨拙、眩晕与记忆力减退等症状责之于髓海与脾肾。

本病经常兼见口臭、便秘或便溏，亦责之于中焦脾胃。

3. 病性

本病的病因为肾精不足，后天失养。其主要症状为腰膝无力、站立不稳，病本属虚，故病性属虚；若兼见口臭、唇干裂、便秘，则为兼见中焦实证。

二、针灸治疗

本病病因虽为先天肾精不足，然先天之精禀之于父母，后天功能受之于脾胃，故强调调后天以补先天来恢复脏腑功能。又因先天不足与后天失养等造成二跻、二维等经脉功能异常，故注重调整二跻脉功能以复运动之常，调整二维脉的功能平衡两侧阴阳，十二经脉则各随虚实取用。

1. 调理中焦，补益脾肾

调理中焦、补益脾肾以俞募配穴为法，取脾俞、章门、胃俞、中脘、肾俞、三焦俞等；腑实腑热，加取气街、足三里、上巨虚、下巨虚；肾阳不足，加取命门、肾俞、腰阳关、关元；肾阴不足，加取三阴交、交信、阴谷。

2. 调理髓海

调理髓海取风池、风府、脑空、脑户、百会、四神聪等穴位。

3. 调节二跻脉、二维脉

三、中药治疗

韩碧英有时也合用中药治疗本病。如：脾肾不足证以健脾补肾为法，常用八珍汤加生黄芪、山药、桑椹、续断、二至丸等；阳明实热证以泻热通便为法，常用四顺清凉饮加薄荷、黄连等。

四、典型病例

病例 1

赵某，女，36 岁，初诊：2015 年 5 月 30 日。

主诉：步态不稳、双下肢无力 2 年余。

病史：既往体健，2 年前开始出现步态不稳，手足不遂，膝软无力，行走时易走 S 形路线，伴头晕、记忆力减退、月经不调。耳鸣如蝉，肤色黑黄，体型瘦削。

刻下症：步态不稳，手足不遂，膝软无力；伴头晕，月经不调，记忆力差，面色黄褐，睛无光泽，肌瘦。

家族史：同辈、上辈、隔辈中均有发病，多在 30 多岁发病，男女比例相似。

查体：指鼻、指指试验及跟膝胫试验完成欠稳准，闭目难立征（+）。舌居中，色嫩红，苔薄白，脉左弦细、右弦细尺沉。

西医诊断：遗传性小脑性共济失调。

中医诊断：骨繇。

辨证：家系中多代、多人患此病，提示患者先天禀赋不足；步态不稳、手足不遂属二跻与二维脉功能失衡；头晕、耳鸣、健忘为髓海不足；行走时膝软无力，责之肝肾；面黄褐、肌瘦归之脾失运化，气血不荣。综上分析，病本在肝、肾、脾与髓海，累及阴阳维脉。

［针灸治疗］

治则：调后天以补先天，复跻脉与维脉功能。

主穴：中脘、胃俞、脾俞、肾俞、申脉、照海、居髎、跗阳、阳交、外关、筑宾。

配穴：百会、风府、哑门、四神聪、气冲、足三里、解溪、冲阳。

操作方法：患者先取仰卧位，百会向后斜刺 0.2 ～ 0.3 寸，四神聪指向百会方向斜刺 0.2 ～ 0.3 寸，中脘、居髎、足三里直刺 0.8 ～ 1.2 寸，气冲、筑宾、阳交直刺 0.5 ～ 0.8 寸，申脉、照海、跗阳、外关、解溪直刺 0.2 ～ 0.3 寸，冲阳斜刺 0.2 ～ 0.3 寸。再取俯卧位，风府直刺 0.5 ～ 0.8 寸，哑门斜刺向口唇或下颌方向 0.5 ～ 0.8 寸，胃俞、脾俞、肾俞斜刺向脊柱 0.5 ～ 0.8 寸。

所有穴位均平补平泻。每次平卧、俯卧各留针 20 ～ 30 分钟，一周 3 次。

［中药治疗］

治法：健脾，补肾益脑。

方药：八珍汤加减。

当归 10g，熟地黄 12g，砂仁 3g，茯苓 10g，麸炒白术 6g，枸杞子 10g，酒山茱萸 10g，泽泻 5g，肉桂 3g，牛膝 12g，麸炒神曲 10g，陈皮 6g，桑椹 12g，炙淫羊藿 9g，黄芪 24g，续断 9g，醋柴胡 6g，盐杜仲 10g。6 剂，水煎服，日 1 剂，分 2 次服。

2015 年 6 月 30 日复诊：步态不稳略改善，黄褐面色减轻。守上法继续治疗。

2015 年 8 月 30 日三诊：行走较前稳健，面色继续改善，体重有增。守上法继续治疗。

2015 年 10 月 30 日四诊：行走较前明显稳健，双手较前协调。守上法继续治疗。

2016 年 5 月 20 日五诊：步态不稳不易被人发现，面色基本同常人，月经正常，体型从极瘦变为偏瘦，可以正常工作和生活。目前还在继续治疗中。

按语：此患虽先天禀赋不足，但治疗是从增强后天脏腑与经脉的功能入手，即调后天以补先天。俞募配穴，既可聚气归于相应脏腑以补其不足，又可以增强脏腑气化的功能，故取中脘、胃俞、脾俞、肾俞。

二跻、二维均属奇经八脉。二跻脉如张洁古云“跻者，捷疾也”，主人身运动之矫健。阴跻从足少阴肾经分出，阳跻从足太阳膀胱经分出，二脉聚于睛明而后上头入脑。跻脉主司肢节运动，两脉分别循行于下肢内外两侧而上行头面，交通一身阴阳之气，使肢体运动协调矫健。二维脉则维系人体阴阳平衡，维系各关节气血阴阳。以上四脉穴位出于《奇经八脉考》。韩碧英常用阴跻脉之照海、交信，阳跻脉之申脉、居髎、跗阳，阴维脉之筑宾、内关，阳维脉之阳交、外关治疗本病。

百会、四神聪、风府、哑门位于头气街，是髓海之气敷布的地方，临床常用以上诸穴调理髓海。气冲、足三里、解溪、冲阳为沟通腑气街与胫气街的通路，常用于下肢痿痹无力，亦为本病常用穴位。

同时辅以补益脾肾之方药填精补髓，以弥补针灸补虚之不足。针药并用，互补长短，收到良好效果。

病例 2

徐某，女，30 岁。初诊：2013 年 5 月 16 日。

主诉：步态不稳 2 年，加重 3 个月。

现病史：2 年前无明显诱因出现步态不稳，逐渐加重，3 个月前行走困难。

刻下症：步态不稳，欲行而犹豫，呈恐跌倒状，记忆力减退，言语含混不清，沟通困难，二便可，家属搀扶陪同就诊。

查体：舌淡胖，苔白腻，脉弦滑。

西医诊断：小脑萎缩。

中医诊断：骨繇。

辨证：步态不稳，欲跌倒，日久为骨软无力。伴健忘、言语謇涩为肾精不足，髓海失养；舌淡胖、苔白腻为脾失健运，痰湿内生；脉弦滑为痰浊阻滞经络，经气不畅之象。病本在于脾、肾、髓海，累及二跻、二维及带脉。

治法：补脾肾，调奇经。

主穴：百会、风府、哑门、中脘、梁门、水分、天枢、关元、命门、太溪。

配穴：气街、足三里、条口、带脉、脾俞、三焦俞、绝骨、照海、筑宾、申脉、阳交。

操作：患者先取平卧位：百会向后斜刺0.2～0.5寸，中脘、梁门、天枢、水分、关元直刺0.8～1.2寸，足三里、条口、筑宾、阳交、绝骨直刺0.5～0.8寸，气街、带脉向外侧斜刺0.5～0.8寸，太溪、申脉、照海直刺0.2～0.3寸；关元用补法，其余穴位平补平泻。再取俯卧位：风府直刺0.3～0.5寸，哑门刺向口唇或下颌方向0.3～0.5寸，脾俞、三焦俞斜刺向脊柱0.5～0.8寸，命门直刺0.3～0.5寸；脾俞、命门用补法，其余穴位平补平泻。

每次平卧、俯卧各留针30分钟，一周3次。

2013年6月20日复诊：依法治疗1个月后，患者步态不稳稍好转。守上法继续治疗。

2013年7月18日三诊：患者时有情绪波动，加取厥阴俞、通里。

依上法再治疗1个月后，患者可自行复诊，情绪稳定，言语较前转清，可以沟通。继续治疗2个月后，行走平稳，步距稍宽。

按语：患者除步态不稳的共同症状之外，主要表现为健忘语謇，故肾精不足导致髓海失养是本案的主要特点。韩碧英注重调补髓海，首取百会、风府、哑门补髓海，调头气街；取关元、命门、绝骨、太溪填精补髓；取中脘、梁门、水分、天枢、脾俞、三焦俞健脾利湿，调腑气街；气冲、足三里、条口调胫气街；取二维、二跻诸穴恢复运动功能；因累及经脉较多，取带脉固摄诸经，正如《难经·二十九难》云“带之为病，腹满，腰溶溶，若坐水中”。患者治疗过程中出现过躁扰不宁，故取厥阴俞安神，通里治心中懊侬。

病例 3

靳某，男，51 岁。初诊：2011 年 9 月 26 日。

主诉：步态不稳 6 年，加重伴动作笨拙 2 个月。

现病史：患者 2005 年无明显诱因出现步态不稳，欲跌倒状，经诊为“小脑萎缩”，曾多方治疗，效果不明显，步态不稳渐进性加重，肢体僵硬强直，筋脉拘紧，近 2 个月来症状加重。

刻下症：步态不稳，需人搀扶，动作笨拙，吞咽时呛咳，言语含混不清，二便控制差，偶有失禁。

查体：醉汉步态，吟诗样构音障碍，指鼻试验（+），闭目难立征（+）。舌红绛，苔厚腻色黄，口臭，脉细数。

西医诊断：小脑萎缩。

中医诊断：骨繇。

辨证：行走困难、左右摇摆、语言含混为肾精不足，髓海失养；患者行走时左右摇摆幅度较大，动作笨拙明显，乃二跻二维功能失常；饮水呛咳为阳明失阖，冲任气逆；二便难忍甚则失禁为肾虚失司；兼有口臭、舌红绛、苔黄厚腻为中焦失运，积滞化热。病本在肾与髓海，标为胃腑实热。

治法：调脾胃，清积热，补髓海，通经络。

主穴：百会、风府、哑门、中脘、梁门、水分、天枢、气街、足三里、上巨虚、下巨虚、解溪、经渠。

配穴：合谷、肾俞、三阴交、阴陵泉、照海、筑宾、申脉、居髎、命门、带脉、五枢、阳辅、大钟。

操作方法：患者先取仰卧位；百会斜刺向后 0.5 ～ 0.8 寸，中脘、梁门、水分、天枢均直刺 0.8 ～ 1.2 寸，足三里、上巨虚、下巨虚、合谷、三阴交、阴陵泉、气街、居髎、五枢、筑宾、阳辅均直刺 0.5 ～ 0.8 寸，带脉向外侧斜刺 0.5 ～ 0.8 寸，解溪、经渠、照海、申脉直刺 0.2 ～ 0.3 寸，大钟直刺 0.3 ～ 0.5 寸。解溪、经渠用泻法，其余穴位平补平泻。再取俯卧位；风府直刺0.3～0.5寸，哑门针刺向口唇或下颌方向0.3～0.5寸，肾俞斜刺向脊柱0.5～0.8寸，命门直刺0.5～0.8寸，均平补平泻。

每次平卧、俯卧各留针30分钟，一周3次。

复诊：依法治疗1个月后，言语不清较前稍好转，舌质红，苔薄腻，口不臭。守上法继续治疗。

守法治疗2个月后，时有吞咽呛咳，口角流涎，二便调。守上法继续治疗。

继续治疗3个月后，患者步态较前平稳，流涎消失，言语转清晰，可以自行就诊，仍步距宽。指鼻试验完成较慢，但准确。守上法继续治疗，频率改为每周1次。

继续治疗半年，患者重返工作岗位。

按语：本病虽责之肾精与髓海不足，但同时出现后天之本运化失调、胃腑积热的情况，难以通过脾胃的敷布功能改变先天不足的状况。热邪既是脏腑功能失调的产物，又是损耗正气之元凶。脏腑功能不复原，则邪气无法驱除。因此，清腑热之邪贯穿本病例治法的始终，先调脾胃功能，使生化有源、气血敷布恢复，再调诸经改善功能。先取中脘、梁门、水分、天枢、气街、足三里、上巨虚、下巨虚等穴位调理中焦气机，取解溪（经火穴）、经渠（经金穴）均用泻法，共泻脾胃之热；取气冲、足三里调胫气街。再取百会、风府、哑门调髓海；照海、筑宾、申脉、居髎健步；命门、带脉、五枢、阳辅、大钟补肾强腰；并用合谷、肾俞、三阴交、阴陵泉四穴调二便。

中风后遗症

中风后遗症是指脑血管病引起持久的、局部或弥散的脑损害，造成一系列神经功能缺损证候群，常见临床表现包括偏瘫、肌张力高、偏身肢体麻木、感觉障碍、言语障碍不能表达、不能理解他人意思、不能进食、饮水呛咳、构音障碍、眩晕、平衡障碍等。

本病归属“中风病”范畴，包括舌强不得语、偏枯、半身不遂、不仁等病候。《灵枢·热病》云“偏枯，身偏不用而痛，言不变，志不乱，病在分腠之间，巨针取之”。

韩碧英将中风后遗症分为中风病偏枯、中风病麻木、中风病言謇失语、中风病吞咽困难、中风病头晕等不同病证进行治疗。

一、辨病辨证思路

1. 病因病机

《医学正传·中风》言“夫中风之证，盖因先伤于内而后感于外之候也……其所谓真中风邪者，未必不由气血虚弱，荣卫失调，然后感于外邪……若无外邪侵侮，则因气、因火、因湿，各自为他证，岂有㖞僻、瘫痪、暴仆、暴瘖之候乎”。

明·王纶认为“古人论中风、偏枯、麻木、酸痛不举诸证，以气虚死血虚饮为言，是论其致病之根源。至其得病，则必有所感触，或因风，或因寒，或因湿，或因酒，或因七情，或因劳力劳心、房劳汗出……为此病”。

刘河间认为，此病为“心火暴甚”；李东垣认为，此乃“内气自虚”；张介宾主张，此病之病因为内伤积损；而朱丹溪则将中风病的病因总结为“湿痰生热”，在《丹溪心法·论中风》中云“半身不遂，大率多痰”，并言“湿土生痰，痰生热，热生风”。又有“虚，固为中风之根也”；“中府在表，多着四肢，半身不遂，痰涎壅盛，目能视，口能言，二便不秘，邪中浅，兼见口干舌燥”等论。

韩碧英总结历代古籍及医家关于病因病机之论述，认为中风病的直接原因为气血上冲于脑，脑脉痹阻，神明失用。由于脑为髓海，为“元神之府”，诸神之会，其神气通过经脉敷布周身，以完成任物、忆持、思虑、谋略等功能，故脑络受损、神气不行，可造成经脉功能失用，经脉受阻亦可影响脑之神气的功能。而气血上逆于脑，又是由于气虚、痰湿、风、火、瘀血等多种原因造成的。例如，肝肾亏虚所致的阴虚阳亢、虚风上逆，若同时兼有心火亢盛、脾虚生痰，则风、痰、火与气血相并，上冲于脑，发为本病。

韩碧英尤其强调脾胃功能失调是中风病的本源。中气虚惫，血液因而涩逆，故虚风内煽，致生此病。中风的各后遗症，是由于影响的经脉不同，致病的邪气病性不同所致，故又需根据具体情况分而论述。

2. 病位病性

韩碧英认为，中风后遗症病位以脑为主，涉及筋肉，属脏腑经络同病。病性属本虚标实、上盛下虚。本虚多以肝肾及气血亏虚为主，标实多为风、火、痰、瘀阻滞经络；上盛多为气血上逆于脑，下虚为肝肾亏虚。发病初以气血冲逆为主，病性多属实；久病则气血阴阳耗损，病性多属虚实夹杂。

二、针灸治疗

1. 调理髓海

髓海是元神所居、病邪所害之处，故针灸治疗以醒脑开窍，交通阴阳为总则。可取百会、风府、哑门、大椎、风池、脑空，或配手足六阳经及背俞穴。

2. 顾护中焦

中焦气机失调，气血逆乱是造成本病的重要原因，应恢复中焦生理功能，使其运化正常、枢机平衡、气机得以斡旋。可采用俞募配伍以调畅中焦气机，恢复脏腑阴阳气血功能，使脑髓得养，同时结合兼见症状加减穴位。

3. 调整经筋

《素问·痿论》云“宗筋主束骨而利机关也”，经筋有约束骨骼、活动关节、保持人体正常的运动功能及维持正常体位姿势的作用。《素问·五脏生成》云“诸筋者皆属于节”，说明了经筋系统与关节的关系。中风后遗症的常见症状半身不遂、手足不遂等都表现为经筋失用。因此，本病与经筋关系密切。一方面，经脉阻滞可导致相应经筋失养失用；另一方面，经筋失养失用又可继发相关部位其他经脉的异常，进一步加重已有症状，甚至产生新的症状。治疗本病时，应经筋、经脉同治，根据经筋的循行、所结、所聚、所散，采用经筋刺法，恢复经筋的正常功能。

三、中风病类证

1. 偏枯

偏枯，又名“偏风”，亦称“半身不遂”。《灵枢·刺节真邪》云“虚邪偏客于身半，其入深，内居营卫，营卫稍衰，则真气去，邪气独留，发为偏枯”。偏枯，为中风病的一个主症，其临床表现为半身不遂、口眼㖞斜、言语不利、口角流涎、吞咽困难，或伴有偏身麻木、沉重感，重者偏身活动不能，丧失生活能力。

（1）病因病机：韩碧英认为，中风病偏枯，多因营卫俱虚，正气不足，邪气侵袭所致。病程日久则风火痰瘀阻滞经络，清窍闭塞，肢体经脉濡养不足，肌肤不荣。《杂病源流犀烛》云“即半身不遂，由血气偏虚，邪气留着于所需之半也，阻隔脉道，故手足枯瘦……中风之人，气必虚，气道多滞”。

疾病后期合并肢体筋肉强直痉挛者，属阴经急、阳经缓。多由肝郁化热，脾虚湿盛，湿热之邪阻滞经络所致经筋软短或弛长；或肝郁脾虚，阳气内伐，所致血虚不能濡养筋肉，其病位主要在于肝脾。

（2）分症治疗：根据偏枯的不同症状结合临床，治疗方法为补营卫、通经络。取穴以手足阳明经为主，配以经筋刺法，常取合谷、曲池、足三里、阳陵泉等穴。

兼见足下垂者，属脾胃亏虚、经脉失濡所致。取穴以调理脾胃为主，取阳明经原穴冲阳，配足三里、仆参、飞扬、复溜等。

兼见肩下垂者，属痰瘀阻滞经脉。取穴以局部为主，取肩井、巨骨、秉风、肩贞等；并辅以经筋刺法，在肩前及肩胛处沿手太阴及手太阳经筋布针。

兼见手背肿胀者，属津液停滞。取手少阳经原穴阳池、手太阳经原穴腕骨，配合手少阳经输穴中渚温针灸。

兼见五指屈伸不利者，取中渚穴。

兼见小指不用者，取少泽穴。

兼见手大指握物不固者，取少商穴。

兼见足内翻者，多属足厥阴经筋痉挛，治疗原则为通阳柔筋。《诸病源候论》云“足厥阴，肝之经也，肝通主诸筋……其经络虚，遇风邪则伤于筋，使四肢拘挛，不得屈伸”。《素问·痿论》云“筋膜干则筋急而挛，发为筋痿”。取穴以足厥阴经穴位为主，结合背俞穴、阴阳跻脉及经筋刺法，常用肝俞、魂门、筋缩、行间、中都等。

2. 麻木

麻木，《内经》中称为“不仁”。《类经》十五卷中注“不仁，不知痛痒寒热也”。这是指肌肤或肢体麻木，常伴见疼痛、针刺、触电、蚁行、痒、沉重、冷热、肿胀等感觉异常。

（1）病因病机：韩碧英认为，营气不能运行于肌表是肌肤麻木不仁的主要原因。中风病后脉道滞涩，气虚不运或血虚不荣，终致肌肤不仁。其中气滞、血瘀、痰湿互相交错是脉道滞涩的主要原因，与气虚、血虚互为因果。《素问·逆调论》云“荣气虚则不仁”；《灵枢·刺节真邪》云“卫气不行，则为不仁”；张介宾

《类经》十二卷云“若卫气受伤，虚而不行，则不知痛痒，是为不仁”;《素问·痹论》曰“荣卫之行涩，经络时疏，故不通。皮肤不营，故为不仁”。

（2）分症治疗：中风后麻木者，治疗方法为益气养血通络，《标幽赋》云“大抵……痒麻补虚”，常取少海、肩井、天井、手三里、足三里、腕骨等，均用补法。《灸法秘传》云“手臂不仁……灸三里，亦灸腕骨”;《甲乙经》云“肩肉麻木，天井主之”。

3. 言謇失语

言謇失语，在古文中记载及名称较多，又名“舌强”“不能言”“舌謇”“喑痱”等。其临床表现为发音不清，或言语謇涩不畅，甚则不能言等。《素问·至真要大论》言“风淫所胜……舌本强”。《素问·大奇论》谓“偏枯不瘖能言，舌转灵活者易治，瘖不能言者难治”。

（1）病因病机：言謇失语责之于心、脾、肾。《诸病源候论·风舌强不得语候》云“脾脉络胃，挟咽，连舌本，散舌下。心之别脉系舌本。今心、脾二脏受风邪，故舌强不语”。《灵枢·经脉》云“足太阴之脉……是动则病舌本强”。《医宗金鉴》云“心主言，热乘于心，则神不辨，故瘖而不能言”。《温病条辨》云“邪入心包，舌謇肢厥”。《素问·脉解》云：“内夺而厥，则为瘖痱，此肾虚也”。此外，肝经循喉咙之后，络于舌本，合于筋，筋挛则舌短。《类证治裁》中所言“舌强不语，舌为心、脾、肝、肾四经所系……肾虚内夺为瘖痱”。

（2）分症治疗：失语者，取心经络穴通里；舌缓不语者，取风府、哑门、关冲；舌干、涎出者，取复溜；口中流涎者，取廉泉；舌本强者，取奇穴语门，配肝经合穴曲泉。

4. 噎塞

噎塞，又称“噎”“食不下”，即吞咽困难。其临床表现为不能顺利将食物和液体从口中吞咽至胃中，不能顺利完成吞咽动作。

（1）病因病机：韩碧英认为，此为虚阳上浮，痰浊与瘀血互结，阻塞喉舌，以致舌咽失其所用。《素问·阴阳别论》云“三阳结，谓之膈”。结者热结也，小肠结血脉燥，大肠结则不便，膀胱结则津液固。三阳俱结，前后秘涩，下焦不通，必反而上行。《诸病源候论》云“阴阳不和……则津液不利，故令气塞不调理也，是以成噎”。所以噎食者，乃阳火上行而不降，据此噎也。

（2）分症治疗：治疗以通利咽喉为法。胃主降气，肺主宣肃，咽喉为水谷之道，故取穴以任脉、肺胃二经穴为主，以冲脉、阴跻脉诸穴为辅。噎膈取天突、璇玑、人迎、内庭；喘咳取列缺、照海。

5. 眩晕

眩晕是指以头晕眼花为主症的一类病证，古籍中还有“头眩”“眩运”“眩冒”“眩仆”“眩转”等不同名称。“眩运”即眩晕，“眩冒”即今之头昏，古代眩晕和头昏常并称眩晕。

（1）病因病机：韩碧英认为，眩晕者分虚实二证。实者属肝风为病，如《素问·至真要大论》云“诸风掉眩，皆属于肝”。《类证治裁》云“风依于木，木郁则化风，为眩、为晕”。亦有夹痰上扰为眩者，如《医宗金鉴》云“眩晕者，痰因火动也”。虚者属髓海不足，如《灵枢·卫气》云“上虚则眩”。《灵枢·海论》云“髓海不足，则脑转耳鸣”。

中风病眩晕发作时为邪实标急，而缓解期多为虚实夹杂。若伴耳鸣、口苦、易怒，乃风阳上扰清窍；若头重如裹伴胸闷不舒，为痰湿中阻之象；若神疲乏力、足下如踩棉花、心悸失眠，为气血两虚。

（2）分症治疗：头晕、心烦、易怒者，取穴上星、天柱、风池；眩晕不已、呕吐痰涎者，取公孙、丰隆、膏肓；伴惊悸、怔忡者，取神门、解溪；伴心悸、气短、乏力者，取气海、太渊、中脘、腹哀、府舍、筑宾。

四、中药治疗

韩碧英在中药的运用上注重顾护中焦，恢复气机升降。同时结合患者兼证，化痰通络，健脾利湿，疏肝行气，使邪祛正复。常用补中益气汤、补阳还五汤等方加减。

五、典型病例

病例 1

吴某，男性，55 岁。初诊：2013 年 1 月 17 日。

主诉：右侧肢体活动不利 2 个月余。

现病史：患者于 2012 年 11 月 5 日因生气后情绪激动出现右侧肢体无力，经头颅 MRI 诊断为脑梗死。

刻下症：右侧肢体活动不利，右上肢抬举不能，行走拖拽，需人搀扶，自觉右肘部肌肉瞤动，右下肢僵硬，右小腿后部经常痉挛，口唇干燥，口中常有白涎沫，气短乏力，动则汗出，食后困倦，过时不饥，不思饮食，易怒，小便浑浊，大便日 1 次。

查体：右上肢肌力 2 级；右下肢肌力 3 级，肌张力高，呈伸直状；右足内翻。行走呈跨栏步态，口唇鲜红干裂。舌淡胖，水滑，苔薄黄腻。

西医诊断：脑梗死。

中医诊断：中风偏枯（脾虚肝旺，湿热阻滞）。

辨证：肝热则易怒，大怒则形气厥，血菀于上不得下，清窍闭塞，脉道阻隔，发为偏枯。火气上炎则口唇红干；脾虚则水湿内停，虚则舌淡胖，水停则苔水滑，湿重则困倦，小便浑浊；肝脾不调则饮食难思；湿阻则经筋失养，筋膜不得血濡则干，发为拘挛。

［针灸治疗］

治法：清热祛湿，通络荣筋。

主穴：行间、地机、水泉、中都、膝阳关、阳陵泉。

配穴：肝俞、魂门、筋缩、三焦俞、胃俞。

经筋：右侧肩部手太阳、手阳明经筋；上臂手太阴经筋；前臂手太阳、手太阴、手阳明经筋；腕部手少阳经筋；腰臀、大腿部足太阳、少阳经筋；小腿部足少阴经筋。

操作：诸穴均直刺，针刺深度 0.5 ～ 0.8 寸，平补平泻；以上经筋均沿经截刺，针刺深度 0.2 ～ 0.3 寸。留针 30 分钟，隔日 1 次，一周 3 次。

［中药治疗］

治法：健脾益气，清肝化湿。

处方：补中益气汤加减。黄芪 15g，党参 6g，白术 6g，茯苓 12g，炙甘草 10g，黄连 2g，夏枯草 10g，知母 10g，炒白芍 10g，枸杞子 10g，当归 10g，葛根 3g，泽兰 6g，钩藤 12g，醋青皮 6g，陈皮 6g，地龙 6g。共 3 剂，每日 1 剂。上方加水 600 ～ 800mL，水煎取汁 150mL，次煎加水 400 ～ 500mL，水煎取汁 150mL，两煎混匀，分两次服用。

2013 年 2 月 7 日复诊：可拄杖行走，右下肢僵硬明显好转，右小腿后部痉挛消失，口中白沫减少，气短乏力好转。右上肢肌力 4 级；右下肢肌力 4 级，肌张力稍高；右足略内翻。舌淡胖，苔薄白腻。肝俞改为补法，加丰隆、飞扬、光明，去筋缩、三焦俞、胃俞、行间、地机、水泉、中都。中药去夏枯草，加桔梗 10g。10 剂，口服，日 1 剂，分 2 次服。

2013 年 2 月 21 日三诊：上肢持物稳，可独立行走，右下肢稍有僵硬感，偶有气短乏力。右上肢肌力 5 级，右下肢肌力 5 级，右足内翻不明显。舌淡胖，苔薄白腻。针灸守上法继续治疗。中药加浙贝母10g，知母10g。

守法治疗2周后，患者诸不适均好转，可以正常工作。

按语：该患者平素易怒，肌肉瞤动，发病主因为肝郁气滞化热，热灼津伤，木旺乘土，脾虚湿盛，湿邪夹热阻滞经络，肝郁脾虚，气血不能润养经筋，正如《素问·痿论》云“肝气热，则胆泄口苦，筋膜干，筋膜干则筋急而挛，发为筋痿”。韩碧英针药并举，中药以补中益气汤加减，意在健脾益气、化湿清肝热，佐以养血柔筋之品，热退津复。治疗初期背俞穴用泻法，以清肝泄热，配以足三阴经郄穴以清阴分之热，辅以经筋截刺，促进营血濡养经筋。后期补魂门、肝俞，取肝主藏血、主筋之功效，配合足三阳经之络穴，促进气血循络润养经筋。通过调节脏腑、气血功能，终使患者恢复正常。

病例2

张某，男，37岁。初诊：2012年4月26日。

主诉：左侧肢体无力伴言语不清20天。

现病史：患者20天前突发左肢活动不能，外院诊断为“脑梗死”，经药物治疗后好转出院，复来我科就诊。

刻下症：左侧肢体无力，左上臂不能抬举，左前臂抬举可使左手至下颌，左手指屈伸不能，可独自站立，需搀扶行走，膝软，言语不清，饮水呛咳，口淡无味，口角右偏，舌麻木，偶有反酸，眠可，小便调，大便每日2～3次。

既往有高血压、高脂血症病史，未规律服药，本次发病后规律服药。喜肥甘厚味，吸烟20年。

查体：左上肢近端肌力3级，远端肌力2级，手指屈伸不能；左下肢近端肌力3级，远端肌力2级。左侧鼻唇沟消失，示齿口角右偏，舌体欠灵活。舌红，苔白腻。

西医诊断：①脑梗死；②高血压；③高脂血症。

中医诊断：中风偏枯、言謇失语（痰湿阻络）。

辨证：患者喜食肥甘嗜烟，肥甘生湿，烟生燥热，炼液成痰，夹风上扰清窍，发为中风，而成偏枯；痰阻心脾之窍，发为语謇呛咳。

治法：化痰开窍，通络舒筋。

主穴：中脘、章门、足三里、水分、滑肉门、关元、气穴。

配穴：廉泉、玉英、天突、人迎、通里、金津、玉液、太冲、照海、申脉、后溪、中渚。

经筋：肩胛部以手太阳、足太阳经筋为主，围绕肩胛布针；上臂于侠白、臂臑、清灵处布针；肘部于尺泽、手三里处布针；腕部于列缺、偏历、阳谷处布针；腰骶部沿足太阳、足少阳经筋布针；膝部于阳陵泉、膝阳关、绝骨处布针。

操作：诸穴均直刺，针刺深度 0.5 ～ 0.8 寸，平补平泻；以上经筋均沿经截刺，针刺深度 0.2 ～ 0.3 寸；中渚施以温针灸。留针 30 分钟，隔日治疗 1 次，一周 3 次。

2012 年 5 月 24 日复诊：左上肢上举过头，左前臂运动自如，左小指、次指屈伸无力，站立行走自如，无言语不清，无饮水呛咳，纳眠可，小便调，大便每日 2 ～ 3 次。

查体：左上肢近端肌力 5 级，肘关节肌力 3 级，左下肢近端肌力 5 级、远端肌力 5 级。左小指、次指屈伸无力，双侧鼻唇沟对称，示齿口角无偏斜，舌体活动灵活。舌淡红，苔白薄腻。取中渚、阳池交替温针灸，配合支正、外关。

守法治疗两周后，患者肢体活动如常，手指屈伸如常，可正常生活。

按语：该病例是青年卒中患者，正气尚足，治疗时更注重肢体功能的恢复，大量使用了经筋刺法。早期注重肩肘、腰臀等大关节的功能恢复。饮水呛咳，与胃、肺及任脉、冲脉、阴跻、足阳明经脉有关，取任脉、阳明经穴为主。后针对患者手指功能，重点取三焦经原穴阳池，采用补法；中渚，手少阳三焦输穴，采用温针灸取“输主体重节痛”之意，关节无力属“体重”范畴，配合手太阳、少阳经络穴以通络舒筋。

病例 3

张某，男，69 岁，初诊：2014 年 10 月 7 日。

主诉：左侧肢休无力，吞咽困难 1 个月。

现病史：1 个月前突发脑梗死，左侧肢体无力，在我院急诊治疗。吞咽困难，鼻饲饮食，体重下降明显，平素易怒。既往有高血压病病史。

刻下症：左侧肢体无力，吞咽困难，不能进食，口角流涎，语声低微。

查体：左上肢近端肌力 4 级，远端肌力 4 级；左下肢近端肌力 3 级，远端 3 级。左侧鼻唇沟消失，示齿口角右偏，舌体欠灵活，双侧咽反射减退。舌质红绛，苔黄厚，脉弦滑。

西医诊断：①脑梗死；②高血压。

中医诊断：中风偏枯、噬塞（风痰阻络）。

辨证：患者平素易怒，肝风时作，苔厚脉滑，提示内有痰热，肝风夹痰上扰清窍，发为中风偏枯；痰阻喉舌，阳明不降，发为噬塞；口角流涎、语声低微为气虚不能化饮，兼见舌体欠灵活，故责之于脾弱。

治法：调髓海，清痰热，理气机。

主穴：百会、风府、中脘、双丰隆、右内庭、左行间。

配穴：哑门、人迎、天突、胃俞、肝俞、尺泽、曲池。

操作：针刺深度，风府、哑门、人迎、天突为 0.3 ～ 0.5 寸，余穴均 0.5 ～ 0.8 寸。留针 30 分钟，隔日治疗 1 次，一周 3 次。

2014 年 10 月 17 日复诊：黄厚苔渐退，可少量饮水。查体：左上肢近端肌力 4 级，远端肌力 4 级，左下肢近端肌力 3^{+} 级，远端 3^{+} 级。左侧鼻唇沟消失，示齿口角右偏，舌体欠灵活，双侧咽反射减退。针治同前。前方穴中加刺廉泉穴。

2014年10月27日三诊：苔薄而黄腻，能喝少量牛奶，偶有呛咳，语言低微，气短。前方去曲池、尺泽穴，加刺气海、膻中（补法）穴。

2014年11月20日四诊：能进半流质食物，去掉鼻饲。加刺廉泉、气海、璇玑、列缺、照海、足三里。

2014年12月10日五诊：能进普食，量增加，但进食慢，偶发呛，体重增加，左侧肢体仍无力。加刺肩髃、曲池、合谷、阳陵泉、绝骨等穴。

守法治疗6个疗程后，患者进食、行走、肢体活动如常，可正常生活。

按语：该病例为老年患者，髓海渐虚，故治疗以调补髓海为本，取百会、风府；平素易怒，怒则气逆，风阳上扰为其主因，取肝俞、行间以清肝热；目前以吞咽困难为主症，为痰热阻滞、任脉阳明不降，需化痰热、降阳明。化痰取中脘、丰隆、尺泽；降阳明取人迎、内庭、曲池；降任脉取天突、哑门。治疗期间加廉泉、璇玑、气海、膻中、列缺、照海，以加强降逆之力，标本同治，故疗效显著。

格林－巴利综合征后遗症

格林－巴利综合征是一种免疫介导的急性炎性脱髓鞘性周围神经病，是引起急性弛缓性瘫痪最常见的疾病。约半数以上患者发病前数日到数周内常有感染史或手术史，多起病急，症状逐渐加重，在1～2周内达到高峰，80%以上的患者首先出现双下肢或四肢无力。2～4周开始恢复，但各患者恢复的快慢和程度差异很大。约三分之一的患者可以遗留后遗症状，如四肢对称的弛缓性瘫或肌肉萎缩、足下垂；不同程度的肢体感觉异常，如烧灼感、麻木、刺痛和不适感，呈手套袜子样分布；部分病例可见面瘫（双侧常见）、构音障碍、吞咽困难、呛咳或咳痰无力，或有大小便潴留或失禁。其病理表现为周围神经淋巴细胞浸润、神经纤维脱髓鞘、轴索变性。

本病以四肢无力、筋脉弛缓为主，总属于中医“痿证”范畴。但由于患者体质与外在环境等影响因素不同，且已迁延日久，其病机也会发生不同变化。如以四肢感觉异常为主要表现者兼属“麻木”范畴，为经络气血病变；以四肢烧灼感、刺痛感为主要表现者，兼属“痹症”范畴；面神经麻痹所致口眼㖞斜者，兼属“面瘫”范畴；构音障碍、吞咽困难者，兼属“呛咳”“语涩”，为气机病变。

痿证首见于《内经》,《素问·痿论》是论述痿证的专篇“有渐于湿，以水为事，若有所留，居处相湿，肌肉濡渍，痹而不仁，发为肉痿”。《素问·生气通天论》云“因于湿，首如裹，湿热不攘，大筋软短，小筋弛长，软短为拘，弛长为痿。因于气为肿。四维相代，阳气乃竭”。此后，历代医家在此基础上有不同发挥，其病因病机及辨证论治逐渐完备,《脾胃论》中有云“湿热成痿，肺金受邪，暑伤胃气，乘于肝肾”。《景岳全书·痿论》云“元气败伤则精虚不能灌溉，血虚不能营养者，亦不少矣。若概从火论，则恐真阳衰败，及土衰火涸者有不能堪”。

一、辨病辨证

1. 病因病机

本病的病机总体属于湿热外客经络，内伤脏腑。其病因则多属脾胃内伤在先，外邪侵扰在后。

（1）脾胃内伤：脾胃内伤多由饮食不节，过食肥甘冷腻之品所致，也有禀赋不足或他病虚损累及。运化失常又致水谷精微不行，留为浊邪，进一步加重脾胃虚损，甚至累及脾胃之所合，正如《素问·示从容论》所云“四肢懈惰，此脾精之不行也”。《素问·太阴阳明论》云“脾病不能为胃行其津液，四肢不得禀水谷气，气日以衰，脉道不利，筋骨肌肉皆无以生，故不用焉”。气血生化无源，水精敷布不及，则会导致他脏功能失常，继而出现各种兼症。如《儒门事亲》云“痿之为状，两足痿弱，不能行用。由肾水不能胜心火，心火上烁肺金，肺金受火制，六叶皆焦，皮毛虚弱，急而薄着，则生痿”。《局方发挥》云“肺热叶焦，五脏因而受之，发为痿躄。心气热生脉痿，故胫纵不任地。肝气热生筋痿，故宗筋弛纵；脾气热生肉痿，故痹而不仁；肾气热生骨痿，故足不任身”。

（2）外邪侵扰：外因多由湿热之邪所致。如久处湿地，或冒雨涉水，汗出入水，感受外来之湿邪，积渐不去，郁而生热，湿热互结，浸淫经脉，以致筋脉弛缓不用，成为痿证。或由肺卫感受温热之邪，或病后邪热未清，邪热损耗气阴，津液受损，水亏火旺，筋脉失濡养，故手足痿弱不用，痿证乃成。如《素问·痿论》所云“肺热叶焦，则皮毛虚弱急薄，著则生痿躄也”。

2. 病位

本病主症为四肢肌肉痿弱无力，在体为肉为脾之所合，如《素问·太阴阳明论》“脾病而四肢不用”，故本病核心病位为脾胃。

3. 病性

本病证属本虚标实，脾胃内伤为本，外感湿热为标。日久不愈，临证多虚实夹杂，虚多实少。

4. 主症分析

韩碧英认为，本病虽总属于脾胃内伤、邪客经脉，但在其形成和进展过程中，又累及与脏腑相连的经脉、经别、经筋、皮部，甚至九窍，从而产生骨软、肌痿、筋弱、九窍不通等多样症状。

（1）无力：肢体无力、筋脉弛缓，或伴有肌肉萎缩，属痿病范畴，是中焦气机升降失常所致。脾土不能升清，胃腑失于降浊，大肠不能传导糟粕，中焦积滞化生湿热，进而阻滞气机的升降功能，使得水谷精微不能敷布，经脉肌肉失于濡养，终致肌痿筋弛，四肢失用而发为病。如《医宗必读·痿》云“阳明虚则血气少，不能润养宗筋，故弛纵，宗筋纵则带脉不能收引，故足痿不用”。

（2）疼痛：皮肤出现烧灼感、疼痛感，常为火乘肺金所致。心藏神，主神明，也就是感知的能力；又主血脉，其孙络、浮络布于皮肤，亦属肺之所合。若因湿热外客皮部，孙络、浮络运行发生阻滞，郁而生火，在心神的作用下，导致皮肤出现热感、痛感等症状。此与《证治准绳·杂病·皮肤》中“夏脉者心也，夏脉太过，则病身热肤痛……皆属火邪伤肺”所论述的病机相似。

（3）麻木：麻木亦是感觉异常，多与营卫失调有关。《素问·逆调论》曰“荣气虚则不仁，卫气虚则不用，营卫俱虚，则不仁且不用”。又如《丹溪治法心要》曰“麻是气虚，木是湿痰死血”。《类证治裁·麻木论治》曰“麻木，营卫滞而不行之症”。虽然诸多医家所论不尽相似，但其病机总属营卫运行障碍。本病出现麻木症状，既与营卫生化失司有关，也受湿热阻滞经络影响。

（4）呛咳、语涩：呛咳、语涩是唇、舌、咽、喉等器官功能缺失及相互配合失调的结果。舌为心之窍，《灵枢·忧恚无言》曰“舌者，音声之机也”。舌又与足少阴、足太阴、足厥阴经脉相连，与手少阳、足太阳经筋相关；口为脾之窍，手足阳明经脉、足厥阴经脉、冲任之脉皆与口唇相连；咽为水谷所过之通道，为胃系，手太阳经脉、手少阴支脉、足少阳经别、足阳明经别、足太阴经别或“挟”或“循”或“合”于咽；喉为大气入肺之通道，即呼吸之路，《灵枢·忧恚无言》曰“喉咙者，气之所以上下者也”，为肺系，手足阳明经脉、手足厥阴经脉皆“循喉咙”，手少阴经别“上走喉咙”。以上诸窍，是在脏腑、经脉、经别、经筋等功能健全的状态下进行正常的生理活动，如脏腑功能失调，则与之相连的官窍亦发生病理改变。

二、针灸治疗

治疗时，韩碧英注重疾病本身的病机演变过程，强调经络辨证与脏腑辨证相结合。

1. 调脏腑——求门海俞募

韩碧英善用“门海俞募”特定穴治疗脏腑病。腹部取三脘、水分、章门、期门、天枢疏肝理气、健脾祛湿，并调畅胸腹气街；背部取五脏俞以益脏腑精气；另取魂门、意舍、太白以调畅情志；配足三里、上巨虚等下合穴通畅腑气。若热盛蕴于脏腑，可依照《素问·水热穴》云“五脏俞傍五，此十者，以泻五脏之热也”。

2. 调经脉——求根溜注入

四肢荣养有赖于营血的渗灌，而营血的渗灌需要卫气的鼓动、温养，才能经由络脉、孙络到达筋肉、腠理、肌肤、皮毛，或由经络、经别养润五脏六腑。因此，所累及经脉之根、溜、注、入都可以调其虚实，和其逆顺，达到经气充实，邪去正安，皮、脉、肉、筋、骨而得荣养。又因为荥俞治外经，故取荥俞穴以调经络、清热祛湿。

3. 辅以调经筋皮部

（1）筋肉瘦削者治其筋：根据经筋循行分布及功能特点，通过触诊寻找肌肉萎缩凹陷及筋结挛缩的分布方向，以及经筋“结”“聚”“散”的方向，分别布针。筋肉萎陷多源于经筋局部气虚则血停，血虚则气滞，气血相辅，因此依循经筋分布局部用针，可以促进补益的气血更快地渗灌萎陷失用的筋肉，从而起萎壮肌，疾病尽复。

（2）灼痛麻木者治其皮：对于皮肤的灼痛及麻木，常取相应经脉的原穴、络穴进行治疗。原穴是脏腑真元之气与本经脉相通的部位，络穴是大经分出络脉的部位，原络相配，既可补益本经气血，又可使气血灌注络脉、孙络，布化经脉所属之皮部，使气血运行更为通畅，以改善感觉的异常状态。

若以疼痛为主，可加输穴，取“输主节痛”之意；若以麻木为主，可加井穴以鼓动卫阳。

三、药物治疗

治疗本病，韩碧英紧紧围绕中焦气机失常、湿热互结两大病机，以调理中焦气机、清热健脾、养血柔筋为法，以四君子汤、补中益气汤为基础治疗方，随证加减。

“四君子汤”出自《太平惠民和剂局方》，是补气的基本方剂。其性甘温益气，温而不燥，补而不壅，方中茯苓先升后降，恰好体现了中焦气机升降的职司。“补中益气汤”出自《脾胃论》，相比“四君子汤”，它突出了补中气、升清阳的作用，清阳升，浊阴降，气机升降有序，职司分明。

上方调气为主，当辅以“四物汤”养血生肌。“四物汤”出自《太平惠民和剂局方》，方中当归辛苦甘温，有养血行血健脾之效；川芎辛散之性，行血上至头面，内达阳明血海；熟地和白芍养血滋阴，性味偏厚，易有凝滞之碍。当湿邪较重时，可以将熟地改为生地。“四君子汤”使脾胃运化正常，气血生化有源；而“四物汤”养血生肌，阳明充实，宗筋得润，束筋骨利机关，四肢得用。

对于临床常见的兼症：清热常用天花粉、知母、玉竹；清肺胃之热同时清热存津养阴，盖因苦寒常有伤阴之弊端，故而多用甘寒、甘凉之品。化湿常佐扁豆、砂仁、佩兰，湿邪重则配苍术、生苡仁、通草利湿不伤脾，化痰理气配香橼、浙贝；如湿邪滞涩经络，则配僵蚕、丝瓜络、木瓜。用药讲究药性平和、灵动。调理脾胃时，强调方剂数不宜过多，3～5剂后，即需根据舌苔变化调整，每5剂应当休整1～2天，以利虚弱脾胃休养，药性吸收。当舌脉提示湿热之邪留恋未尽时，不宜过早服用或过快加大补气滋阴之品，避免过度壅滞，不利脾胃恢复，延误病情。

四、典型病例

病例1

赵某，男，54岁。初诊：2012年6月21日。

主诉：四肢无力4年。

现病史：2008年10月出现四肢无力，周身疼痛、麻木，面部肌肉拘挛。2009年6月在宣武医院行肌电图、腰穿后，诊断为“格林－巴利综合征”。

刻下症：四肢无力，步态不稳，不能独立行走、站立。周身酸胀疼痛、麻木，午后尤甚。胸部憋闷，自觉腹部肌肉拘紧，腰部酸空无力。平素畏寒，惧触冷水，乏力，小便时有灼热感，大便质软成形。

查体：四肢末端轻度肌萎缩，四肢肌张力低，双上肢肌力3级，双下肢肌力3^-级。腱反射存在，病理征（－）。舌红绛，苔黄腻。

西医诊断：格林－巴利综合征后遗症。

中医诊断：痿证（脾虚湿热）。

辨证：四肢无力责之于脾虚，气血不能达于四末；不能站立行走、腰部酸困无力责之于肾气不足，督带受累；周身酸胀、疼痛、麻木为卫气不足，邪客孙络所致；畏寒惧冷水为阳气不得敷布所致；胸闷为母病及子，肺气不足，肃降无力所致；舌红绛，苔黄腻为湿热蕴于中焦；小便灼热为湿热下注。综上所述，本病属久病脾胃气虚，运化无力，酿湿生热，湿热四散，外客经络，内蕴三焦导致诸症。

［针灸治疗］

治法：调理中焦，清热祛湿，调营卫。

主穴：中脘、梁门、天枢、水分、阴陵泉、脾俞、胃俞、三焦俞、命门。

配穴：合谷、三间、腕骨、后溪、带脉、气冲、足三里、上巨虚、下巨虚、冲阳、太溪、太白、太冲。

操作：患者仰卧位或俯卧位，诸穴均直刺。手足穴位针刺深度为 0.2 ～ 0.3 寸，腹背穴位针刺深度为 0.3 ～ 0.5 寸。胃俞、三焦俞采用泻法，其余穴位采用平补平泻手法。一周 3 次，每次 30 分钟。

［中药治疗］

治法：健脾利湿，清热养血。

处方：补中益气汤加减。生黄芪 12g，陈皮 10g，生薏苡仁 12g，蜜甘草 6g，砂仁 3g（后下），天麻 6g，钩藤 10g（后下），夏枯草 6g，盐黄柏 9g，牛膝 12g，当归 10g，炒白芍 10g，制何首乌 12g，炒酸枣仁 15g，木瓜 10g。上方加水 600 ～ 800mL，水煎取汁 150mL，次煎加水 400 ～ 500mL，水煎取汁 150mL，两煎混匀，分两次服用。每日 1 剂，共 6 剂。

2012 年 7 月 12 日复诊：上肢有力，行走仍不稳，周身酸胀、疼痛、麻木明显减轻。胸部憋闷、腹部肌肉拘紧感亦减轻，腰部较前有力。平素畏寒，惧触冷水，乏力有所缓解，纳眠可，小便时有灼热感；大便软，日一行，成形。舌红，苔薄白。针灸守上法继续治疗。患者脾胃运化无力，湿热阻滞经气，但热渐消。中药治法不变，上方黄芪加至 15g，加小通草 3g，僵蚕 9g。

2012 年 7 月 26 日三诊：四肢无力较前好转，行走仍不稳，可独立站立，独立行走约 10 米，周身酸胀、疼痛、麻木较前减轻。腰部有力，仍畏寒，惧触冷水，纳眠可，小便时有灼热感；大便软，日一行，成形。舌淡红，苔薄白。加章门、补筋缩、肝俞、魂门。中药方加盐知母6g，枸杞子10g，减夏枯草、黄柏。

2012年8月16日四诊：患者独立步入诊室，疼痛、麻木不明显。腰部有力，乏力减轻，纳眠可，下肢有拘挛感，小便灼热感减退，大便成形。舌淡红，苔薄白。患者湿热渐退，中焦气机尚未全复，加飞扬平补平泻，减三焦俞。中药调理中焦气机，养血通经活络。

处方：补中益气汤加减。生黄芪18g，茯苓10g，陈皮10g，砂仁3g（后下），蜜甘草6g，山药12g，焦山楂6g，炒白芍10g，天麻10g，钩藤12g（后下），牛膝15g，木瓜10g，当归10g，制何首乌18g，僵蚕9g，全蝎3g，山萸肉10g，炙鳖甲15g(包煎)。共6剂。

2012年9月6日五诊：患者独立步入诊室，疼痛、麻木不明显。腰部欠有力，乏力减轻，饭后腹略胀，下肢有拘挛感，小便略频，大便软。舌淡红，苔薄白。针灸守上法继续治疗。中药前方加葛根10g，桑椹15g（包煎），炒谷芽12g；减山药。

守法治疗1个月余，患者可以独立行走，腰膝有力，肢体肌肉饱满。

按语：该患者病久，脾胃虚弱，气血生化无源，又有湿聚化热，经筋失养，是比较典型痿证的发病过程。治疗时标本同治，清热利湿的同时，注重养血柔筋活络。针灸选穴仍以调整脏腑为其本，以“门海俞募”为主穴补脾胃之气。以《素问·水热穴》五十九热穴中的“气街、三里、巨虚上下廉”清泻脏腑热邪；以输穴治“体重节痛”，阴经输穴属性为土、主治体重无力，阳经输穴属性为木、主治节痛；以原穴激发经气，兼可灌注孙络之气血，治疗麻木、灼痛等兼症，属标本兼治之法。

汤药处方用生黄芪、陈皮、生薏苡仁、砂仁健脾利湿；白芍、蜜甘草酸甘化阴，缓急止痛；夏枯草、知母、黄柏清热；当归、何首乌、酸枣仁养血；天麻、钩藤息风止痉；木瓜清利经络中湿邪。治疗过程中热象渐退，遂减清热之品，加养血生肌、祛经络余邪之药，如鳖甲、山萸肉、僵蚕、全蝎。同时恐养血滋阴药物有碍脾胃运化，佐以焦山楂、炒谷芽，以助消化。最终起痿生肌壮筋，肢体功能复健。

病例 2

王某，男，18 岁。初诊：2014 年 6 月 12 日。

主诉：双下肢无力 1 年。

现病史：患者腹泻后出现肢体无力，于外院诊断为“格林－巴利综合征”，曾使用激素、丙种球蛋白治疗，症状好转至搀扶行走。

刻下症：双下肢无力，以双膝踝关节为重，搀扶站立，双上肢力量可，双手握物差，精神可，无明显乏力，纳佳，眠安，小便黄，大便稠臭不成形、日 1 次。

查体：双上肢近端肌力 4^+ 级，握力差，腱反射可引出，双膝关节肌力 3 级，双踝关节肌力 0 级，膝反射减弱，踝反射减弱，无明显感觉减退。面赤，面部、背部散发痤疮。舌红，苔黄腻，脉滑。

西医诊断：格林－巴利综合征后遗症。

中医诊断：痿证（胃肠湿热）。

辨证：面赤、大便稠臭不成形，为湿热交织，滞于肠腑；胃肠之湿热阻滞中焦气机升降，气血津液失于输布，经筋失于濡养，则发为本病。

治法：调理中焦，清热利湿，起痿壮肌。

主穴：中脘、梁门、水分、气海、天枢、足三里、上巨虚、下巨虚、二间、鱼际、厉兑。

配穴：丰隆、飞扬、光明、双膝踝部足三阳经筋。

操作：患者取仰卧位，诸穴直刺深度 0.2 ～ 0.5 寸，鱼际、厉兑用泻法，余穴采用平补平泻手法。一周 3 次，每次 30 分钟。

2014 年 6 月 19 日复诊：双下肢较前有力，虽仍需搀扶站立、行走，但借助外力较前减少，双手握物有力，可以抓握栏杆，但进食仍需使用汤匙。痤疮明显减少；大便不成形，稠臭较前减轻。查体大致同前。舌红，苔薄黄腻，脉滑。守上法继续治疗。

2014 年 6 月 26 日三诊：双下肢较前有力，可独立行走进入诊室，站立时仍有摆动，不能久站、久行，双手活动恢复，可持筷进食。痤疮明显减少，大便已成形。查体：双上肢近端肌力 5 级，腱反射可引出，双膝关节肌力 4 级，双踝关节肌力 0 级，膝反射减弱，踝反射减弱，双足下垂，无明显感觉减退。舌红，苔薄黄腻。加三焦俞、胃俞用泻法，加腰骶足少阳、足太阳经筋、地五会、阳交、金门。

2014 年 7 月 10 日四诊：自行乘公交车 1 小时来院就诊，站立有力，行走缓慢，双膝活动有力，双踝活动仍差，小便黄，大便成形。查体：双膝关节肌力 4^+ 级，双踝背伸 2 级、跖屈 2 级。舌红较前减轻，苔薄黄腻，脉滑。守上法继续治疗。

治疗 3 周后，诸症好转，行走较前平稳快速，但双踝活动仍差。查双膝关节肌力 5 级，双踝背伸跖屈 3 级。因返乡遂停诊。

按语：该患者症见小便黄、大便腐臭、舌红、苔黄厚腻，考虑腹泻为胃肠积滞、湿热内伏所致。湿热之邪内伏又致中焦升降失调，阳明胃不能降浊，太阴脾不能升清行津液，湿热之邪流连于经络，经筋失养失用发为本病。

急则治其标，清泻胃肠之湿热为首要，取中脘、天枢、足阳明的下合穴足三里与上、下巨虚降浊升清，加水分以促进小肠分清泌浊之力。再依照子母补泻之“实则泻其子”的法则，取厉兑、二间、鱼际以加强泻热之势，使湿热之象得到改善，肢体活动亦有提高。

但患者站立不稳，提示宗筋弛纵，阳维脉维系无力，遂又加胃俞、三焦俞施以泻法；清中焦之湿热，加腰骶足少阳、足太阳经筋刺，加地五会治疗“足不任地”。之后症状缓解迅速，患者恢复至可以坐公交车出行，独立生活无虞，经筋功能恢复良好。

多发性肌炎

多发性肌炎是一种以近端肌肉无力、肌痛为主要表现的自身免疫性疾病，以骨骼肌群的间质性炎性改变和肌纤维变性为特征。本病病因不清，但一般认为与自身免疫病的功能失调有关，部分患者同时伴有风湿热、类风湿关节炎，红斑狼疮等自身免疫性疾病，也有部分学者认为与病毒感染或遗传因素有关。本病多为亚急性起病，发病年龄多在 30 ～ 60 岁，发病前多有感染或低热。由于受累范围不同，发病差异较大，故临床症状多样。

主要表现为亚急性至慢性进展的对称性近端肌无力，在数周或数月内逐渐出现肩胛带和骨盆带及四肢近端肌无力，表现为蹲起困难和上臂上举困难。患者坐、蹲、步行、站立、上下楼梯、双臂上举、梳头等动作完成困难。常伴有肌肉关节疼痛、酸痛和压痛，可对称或不对称。颈肌无力者，表现为抬头困难；部分患者可因咽喉部肌肉无力，出现吞咽困难和构音障碍，如呼吸机受累可出现胸闷和呼吸困难，少数患者可出现心肌受累，严重者可危及生命。本病数周至数月后，可出现肌肉萎缩。

韩碧英认为，多发性肌炎的临床症状包含“痹”“痿”“瘴”“喘”“呛咳”等诸多症状，很难以一个病名概括。正如《素问·长刺节论》云“病在肌肤，肌肤尽痛，名曰肌痹”。《灵枢·百病始生》云“是故虚邪之中人也，始于皮肤……入则抵深……故皮肤痛……在络之时，痛于肌肉”。

一、辨病辨证

1. 病因病机

本病累及膺背肩胛、两臂、两髀肌肉疼痛无力，病因上多属于脾胃内伤，失于健运，湿热内生，渐侵肌肉所致。正如《中藏经》云“肉痹者，饮食不节，膏粱肥美之所为也”。《素问·奇病论》云“肥者令人内热，甘者令人中满”。《张氏医通》云：“肌痹者即著痹湿痹也，留而不移，汗出，四肢痿弱”。部分患者可由外感暑热、湿温等邪气诱发，如《诸病源候论》中所述“人腠理虚者，则由风湿气伤之……真邪相击，在于肌肉之间，故其肌肤尽痛”。

2. 病位

《素问·脏气法时论》云“心病者，胸中痛……胁下痛，膺背肩胛间痛，两臂内痛”。“肺病者，喘咳逆气，肩背痛……尻阴股膝髀腨胻足皆痛”。“脾病者，身重……足不收”。《素问·刺热》曰“肺热病者……痛走胸膺背，不得大息。”本病在体累及肉、筋及骨，在脏腑主要累及脾、肺及心，在经络发于手足三阳经、阳跻、阳维、督脉及相关络脉。

3. 病性

本病的病性为本虚标实，本虚源于脾胃气虚不能营运四末，标实表现为阴火炽盛，侵袭肌肉，临床常见虚实夹杂为病。《内经》中提及的“诸痛痒疮，皆属于心”及“诸病胕肿、疼酸……皆属于火”均提示了痛症与火邪密不可分。

二、针灸治疗

1. 对因治疗

针对火热之邪致病，取泻热诸穴，或使用子母补泻。如泻上焦热，可用大杼、膺俞、缺盆及相应背俞穴；清中焦（胃）热，可用气街、足三里、巨虚上下廉；泻四肢热，可用云门、肩髃、委中、髓空等。

2. 对症治疗

本病兼症繁多，临床不同症状可根据下表选穴（表 3–1）：

表 3–1　　根据临床不同症状选穴

症状	穴位
热疡	巨阙
唇焦口干	二间
痂疥、目赤烂	阳溪
瘾疹	风池
卒面肿、烦心狂言	公孙
骨疽蚀	商丘
鼽衄有疮	禾窌（口禾髎）
鼻准上肿痈痛	巨窌（巨髎）
上肢无力	阳跻脉、手三阴经脉诸穴
手不得上头	尺泽
肩重不举	肩窌（肩髎）
肢节酸重、不可屈伸	肘窌（肘髎），《针灸甲乙经》云“肩肘节酸重，臂痛不可屈伸，肘髎主之”
下肢无力	申脉、仆参、阳辅、居髎、足三里、气街
足缓失履	冲阳
腰无力，不可以坐起	膀胱俞
腰痛不可久立、俯仰	京骨、行间
肌肉关节疼痛	经脉输穴。“输”主体重节痛
颈肌无力，抬头困难	大椎，《杂病源流犀烛》云“督脉……以其循脊上项散头……虚则头重”

三、典型病例

病例 1

张某，男，17 岁。初诊：2014 年 7 月 26 日。

主诉：四肢无力 1 年余。

现病史：宣武医院及北大医院诊断为“多发性肌炎”，予激素和丙种球蛋白治疗后，病情平稳，但仍有上肢无力、行走不能耐久。

刻下症：四肢无力，自觉喉中有黏液、不易咯出，饮食无味，无腹胀，小便可，大便 2 ～ 3 日一行、质干。

查体：满月脸，毛发多，伸舌居中。肌力检查：颈屈 4 级，握力 5 级，伸屈肘 4 级，肩内收 4 级、外展 3 级，屈髋 2 级，伸膝 5 级，屈膝左 4 级、右 5 级，足背屈 5 级、跖屈 5 级。未见筋肉抽动。舌体胖大、质嫩，苔黄厚布于中后部。

西医诊断：多发性肌炎。

中医诊断：肌痹。

辨证：热郁中焦。四肢无力，行走不能耐久，喉中有黏液，饮食无味，证属脾胃液化失司，水谷精微不能濡润四肢；黏液不易咳出，大便干、2 ～ 3 日一行，苔黄厚为热郁中焦，热邪不除反伤津液，使脾胃功能愈加受损，邪气不退，正气难复，故病久不愈。

治法：调中焦气机，清热利湿，兼养血荣筋。

主穴：中脘、水分、梁门、天枢、气街、足三里。

配穴：居髎、五枢、申脉、支沟、照海、外丘，上巨虚、下巨虚。

操作：患者取仰卧位，中脘、水分、梁门、天枢均直刺 0.8 ～ 1.2 寸，气街、足三里、上、下巨虚均直刺 0.5 ～ 0.8 寸，其余穴位针刺 0.2 ～ 0.3 寸。其中气街、足三里、上巨虚、下巨虚施以泻法。一周 3 次，每次 30 分钟。

2014 年 7 月 28 日复诊：针后上肢上举有力，舌苔较前转薄。针灸守上法继续治疗。

2014 年 8 月 10 日三诊：四肢活动均较前有力，大便调，无黏痰，舌淡嫩、边有齿痕，苔薄白。治法以调中焦气机、益气养筋为法，上方减气街、水分、滑肉门，加补丰隆、光明、偏历。

继续治疗 1 个月后，患者四肢活动如常。

按语：患者病久，脾失健运，中焦升降失司，湿热内阻肠胃，热灼津伤，筋肉不得濡养故四肢无力。伴见黏痰、便干、舌胖大，提示脾气虚；舌质嫩为津伤之故。脉症合参，属湿热内阻中焦。湿热之邪阻碍中焦气机，经络瘀阻不通，气血难以濡养筋肉，病证难复。因此，治疗取穴以腹气街、募穴及下合穴为主，配合水分、梁门，注重调理中焦气机，泻气街、足三里、上巨虚、下巨虚以泻胃热，辅以丰隆、光明、偏历等络穴建立"旁通路线"，使气血深则入分腠、筋膜，浅则充皮部，司开阖，邪有出处。

病例 2

王某，女，73 岁。初诊：2014 年 5 月 8 日。

主诉：双下肢无力 7 个月余，加重伴上肢无力 3 个月余。

现病史：北大医院诊断为"多发性肌炎"，使用丙种球蛋白治疗。

刻下症：双下肢无力，可扶物短距离行走，上肢无力，生活可自理；吞咽费力，需水送服，饮水偶有呛咳；口干不欲饮水，感觉咽部有异物；平时怕冷，感觉膝以下发凉，自汗、盗汗严重，气短，偶有胸闷，急躁易怒，多梦，双耳听力下降，纳眠可，小便调，大便日一行。

既往史：冠心病，Ⅱ度房室传导阻滞，高血压，糖尿病，腰椎术植入 8 枚钢钉。

查体：吞咽困难，构音障碍，双上肢肌力3级，双下肢肌力4⁻级。舌质嫩红，苔心薄白，脉弦细数。

西医诊断：多发性肌炎。

中医诊断：肌痹。

辨证：阴虚内热。该病为“热”邪所伤，热邪扰乱脏腑，升降失司，功能紊乱。热在上焦，气机不利，症见咳、呛、吞咽困难；热在中焦，消谷善饥，水谷精微不得养其筋肉而四肢无力；热在下焦，热消骨髓则骨枯无力支撑、站立不稳。督脉起于肾，膀胱经与肾经相为表里，肾主坐强，带脉约束诸经，带脉虚，经脉无所约束，故腰膝无力及站、坐功能减退；阳气衰于下，则下肢发凉。

治法：清热为主，对症治疗。

主穴：中脘、天枢、气海、关元、气街、足三里。

配穴：腹通谷、阴郄、行间、中都、地机、带脉、维道、人迎、扶突、照海、申脉、厉兑、冲阳、丰隆。

操作：患者取仰卧位，腹部穴位使用1.5寸毫针直刺0.8～1.2寸，人迎、扶突、照海、申脉、厉兑使用1寸毫针斜刺或直刺0.2～0.3寸。气街、足三里、行间用泻法，其余穴位平补平泻。一周3次，每次30分钟。

2014年5月19日复诊：双上肢肌力增加明显，下肢有进步，能自行步入诊室。仍感觉膝以下发凉，口不干，自汗、盗汗严重，时有心烦，多梦较前好转，夜尿每晚2次，大便日一行、不成形。查体：双上肢肌力4⁻级，双下肢肌力4级。舌质嫩红，苔心薄黄。针灸守上法继续治疗。

2014年6月19日三诊：在家行走不用拄拐杖，盗汗减轻，吞咽好转，言语较前转清，心情仍急躁。针灸守上法继续治疗。

后由于肺部感染，停止治疗。

按语：患者基础病变较多，就诊时以阴虚内热，经筋失养为主，不仅有肢体痿软无力，而且还有吞咽肌无力致吞咽困难、构音不清，伴见心烦、盗汗、自汗、舌红质嫩、苔薄等一派阴虚内热之象。治疗时，选足少阴肾经腹部诸穴配合中脘，调中焦，养阴血，泻足厥阴、足太阴、手少阴之郄穴，配合荥穴，强化清血分之虚热；其次以局部经筋、足阳明根、溜、注、入以调阳明经气，补阳明以荣筋壮肌起痿，病情得以缓解。

关于针刺缓解多发性肌炎的相关症状，还可参考以下穴位进行针刺：

上肢无力：灸缺盆、巨骨（手阳明、阳跻之会）、肩外俞、肩井。痛者加刺养老穴（《针灸甲乙经》云“手不能自上下，养老主之”）、支正（《灵枢经》云“实则节弛肘废”）、外关（《针灸甲乙经》云“虚则不收”）。

腰部：肾俞、带脉、腰阳关。

下肢：环跳（起坐膝痛，取环跳）、膝阳关（坐而起，膝部无力，如分解状）、足三里和上巨虚（胫无力欲折）、光明（胫酸不能久立）。

颅面有疮：鱼际（肺经荥穴，主热病）、少府（心经荥穴，主热病）、支正（《针灸甲乙经》云“虚则生疣，小者痂疥，支证主之”）、后溪（《针灸甲乙经》云“振寒，寒热……痂疥……身寒头不可以顾，后溪主之”）。

吞咽呛咳：间使、三间（《针灸大成》云“咽中如梗，间使、三间”）、关冲（《备急千金要方》云“关冲，主舌卷口干，心烦闷”）、哑门（《百症赋》云“哑门、关冲，舌缓不语而要紧”）。

原发性三叉神经痛

三叉神经痛（trigeminal neuralgia）是指在三叉神经分布区域出现阵发性电击样剧烈疼痛，历时数秒钟或数分钟，间歇期无症状。本病女性多于男性，大多为单侧。本病分为原发性和继发性两类。

原发性三叉神经痛的原因和发病机制尚不明确。相关学说主要有两种：一种为周围病因学说，另一种为中枢病因学说。支持原发性三叉神经痛病变在周围部的，多数人认为由于后颅窝微血管压迫三叉神经根所致，亦有人认为与颌骨炎症感染灶有关。还有人认为是半月神经节或感觉根遭到损害，出现脱髓鞘性改变，从而使触觉纤维与痛觉纤维发生“短路”。支持原发性三叉神经痛病变在中枢部的，认为是由于三叉神经系统的传出机制失控所引起的三叉神经感觉中枢癫痫样放电现象，亦有人认为是丘脑损害引起的。

继发性三叉神经痛的原因为颅内某些器质性疾病，包括小脑脑桥角区肿瘤、三叉神经根或三叉神经节部位肿瘤、血管畸形、动脉瘤、蛛网膜炎、多发性硬化等。

因本病痛点的位置不同，故诸家分别以“偏头痛”“眉棱骨痛”“面痛”“齿痛”等论治。对该病的相关论述，散落在《医学全书》《辨证录》《类证治裁》等古籍中。如《医学妙谛》云“牙症不外乎风、火、虫、虚，此但言其痛也……须分上、下二齿，辨手足阳明、少阴之异”。《类证治裁》云“少阳火郁，龈痛……瘀血攻龈，痛如针刺”。《辨证录·牙痛门》云“脏腑之火旺，上行于牙齿而作痛也……火之有余，无非水之不足”。《诸病源候论》云“牙齿是骨之所终，髓之所养。手阳明之支脉，入于齿。若髓气不足，阳明脉虚，不能荣于牙齿，为风冷所伤，故疼痛也”。《证治准绳》云“大寒内至骨髓，髓以脑为主，脑逆故头痛，齿亦痛”。《杂病源流犀烛》云“六阳之经，虽皆至面……独足阳明胃起于鼻……凡面部所有之处，其脉俱有以维络之，故面病专属于胃”。《医宗金鉴》云“上月牙，亦属肾经虚热，下月牙属手阳明虚热有风”。

一、辨病辨证

1. 病因病机

痛证病机之总纲不离《素问·至真要大论》中病机十九条之“诸痛、痒、疮皆属于心”，意指痛不离火。病因多属三种：因热、因瘀、因虚。因热者，常见过食肥甘厚味，积而成热；或阴血耗伤，发为虚热。二者循经上扰，发为本病，正如陈士铎《辨证奇闻》所云“牙齿痛甚不可忍……此乃脏腑之火旺”。因瘀者，营血不畅，遇有经脉交叉、交会处则易发生阻滞，反应于齿部，不通则痛；因虚者，多为肾精不固，心火上炎，使内热循经上扰面部而痛。此外，如《医砭》中说“内有火，为外风所郁则益烈，故痛甚”，也是常见诱因。

2. 病位

本病属脏腑、经络同病。虚火动于脏，实火起于腑。面齿主要为手足阳明经、足少阳经所循行，其余诸经借别络上面，凡脏腑经络之火而致面齿痛者，无不入于此。

手足阳明经脉、足少阳循于面齿，各经借经别、大小络与三经相交相贯，故脏腑之热可沿胃经、大肠经、肝经、心包经、肾经、肺经上炎。较为常见的是胃腑热循手足阳明经上扰、肝郁热循手足厥阴经上扰，亦有如《针灸集成》中所说“牙疼之证……皆因肾经气虚败，上盛下虚，阴阳不升降……故得此症”。

肝经上入颃颡，连目系，目系过眉骨，心肝火热沿经上冲，致眉棱骨痛。临床上痛及目系与眉骨痛多责之于心肝火盛。

胆足少阳之脉起于目外眦，上抵头角，与足阳明经交会，临床上痛点在额角片头责之于胃火。手足阳明之分支入齿，齿痛亦责之于胃肠火盛。

齿为骨之所终，髓之所养，命门虚火上窜于齿缝中，齿缝痛多责之于肾精不固。

著名医家陈士铎先生在古人经验的基础上，总结出不同牙齿与脏腑的对应关系，韩碧英在临床实践中沿袭了这些宝贵经验。原文云“两门牙上下四齿，属心包；门牙旁上下四齿，属肝；再上下四齿，乃胃；再上下四齿，脾也；再上下四齿，肺也；再上下四齿，乃肾也，大牙亦属肾”。

3. 病性

本病实热多源于胃腑，虚热多源于肝及心包，另有如《辨证奇闻》中云“夜间痛甚……肾火上攻之故……夜分，尤肾水之事，不能养火，火自游行于外，乃至齿牙而作祟”。痛拒按，遇热饮而痛加剧，为实证；刺痛，闪电样痛为瘀；隐痛、喜按，恶寒，病属肾虚。虚实夹杂者，依各自兼症判断。

韩碧英认为，本病主要病因为热，并与阳明、少阴关系密切。

二、针灸治疗

1. 齿痛有别，取穴各异

第一门齿属心包及其经脉，取劳宫、膻中。第二门齿属肝及其经脉，取行间、期门。尖牙属胃及其经脉，取内庭、中脘。第一前磨牙属脾及其经脉，取大都、章门。第二前磨牙属肺及其经脉，取鱼际、中府。后面的磨牙均属肾及其经脉，取然谷、太溪。

2. 热分虚实，荥加原络

脏热属虚，腑热属实。阴经受累是因为脏的功能失调，因而出现经脉热盛，治疗取荥火穴，可加原穴。阳经受累是因为腑道不通，继而出现经脉热盛，治疗取荥水穴，可加络穴。

3. 调脏腑，重视敛藏肾气

该病疼痛位置深至骨，其根本病机为肾阳不潜，热邪上扰。因此，治疗上需要补益肾气，加强肾精的收敛作用，以使龙雷之火归位。针刺取太溪、腹部气街等，严重者可同时服用中药桂附地黄丸加减。

4. 调经脉，重视“根溜注入”

“经脉所过，主治所及”，通畅受累部位的经脉是治疗的关键之一。韩碧英认为，根溜注入为正经之外的旁通脉络，梳理旁通脉络，协助正经气血的运行，可达绕道而行之功。如上齿痛，常见的受累经脉多数都有手阳明经，取其根、溜、注、入之穴，即商阳、合谷、阳溪、偏历同用，可最大限度地调畅该经脉，体现了人体四末与头颈部的上下联络关系，是根结理论的延伸。

5. 输穴止痛

五输穴中“输主体重节痛”，是说输穴有良好的止痛效果。对于三叉神经痛的治疗也可选取受累经脉的相应输穴止痛，这是临床思路之一。

6. 灸法辅助

灸外踝尖、内踝尖及龙玄穴，均有良好的辅助止痛的作用。可用麦粒灸，一般 3 ～ 5 壮，自吹火，此为补法。尤其对夜间痛甚者效好。《元代珍稀针灸三种》云“上下齿痛，泻合谷，灸两足外踝尖上，左灸右，右灸左。下牙痛，灸龙玄（列缺穴附近的静脉处）、三间，泻合谷”。《医学入门》云“头面耳目口鼻咽牙病，曲池、合谷为之主”。

7. 局部经验穴

角孙、听会均为交会穴，是治疗三叉神经痛常用的经验穴，具有良好的止痛作用，可以配合电针。

8. 痛点及扳机点

局部痛点也是取穴的重点。在痛的部位深刺，常采用傍刺法或齐刺法。扳机点是瘀热重的部位。在发作期，可于扳机点所在的经脉远端取穴治疗；待扳机点部位敏感性降低时，可在扳机点处重点深刺。

三、典型病例

病例 1

陈某，女，51 岁。初诊：2007 年 10 月 10 日。

主诉：左侧面部及牙齿反复疼痛 5 个月。

现病史：左侧面部及牙齿反复疼痛 5 个月，常因刷牙、进食、洗脸、吹风等诱发剧烈疼痛，严重影响日常生活。

刻下症：左侧面部及牙齿疼痛，主要位于左侧面颊、鼻翼、舌旁、左侧第二及第三上齿，扳机点位于左侧鼻旁及左侧颧骨下，痛如针刺，不能忍受，无法进食。大便干结难下。卡马西平最大量用至 200mg，每日 3 次，或顿服 400mg。舌质暗红，苔薄黄，脉弦细。

西医诊断：三叉神经痛。

中医诊断：面痛、牙痛。

辨证：阳明热盛。疼痛主要位于左侧面颊、鼻翼、舌旁，以及第三上齿，均属阳明胃；疼痛累及左侧第二上齿，属足厥阴肝；大便干结难下，提示阳明胃腑热盛；痛如针刺，提示营血运行不畅成瘀。故本案属阳明胃之热失于敛降，传注手阳明大肠经，兼夹肝火。

治法：清热、通络、止痛。

主穴：中脘、天枢、梁门、足三里、支沟、肓俞。

配穴：角孙、听会；内庭、二间、行间；三间、内踝尖；局部扳机点（迎香、颧髎）；商阳、合谷、阳溪、偏历、扶突。

操作：患者取平卧位，诸穴均直刺。内踝尖采用输刺法，面部穴位与内踝尖针刺深度 0.2 ～ 0.3 寸，其余诸穴针刺深度 0.3 ～ 0.5 寸；采用平补平泻的方法。左侧角孙、听会加电针，高频连续波。留针 30 分钟，一周 3 次。

2007 年 10 月 11 日二诊：治疗 1 次后大便通畅，疼痛减轻。

守上法继续治疗。

2007年10月16日三诊：治疗3次后疼痛明显减轻，可进行日常生活，如刷牙、进食、洗脸等。守上法继续治疗。

2007年10月24日四诊：坚持每周治疗3次，治疗2周后，卡马西平减量至100mg，每日3次。守上法继续治疗。

2007年11月12日五诊：坚持治疗1个月后，疼痛基本缓解，日常活动包括刷牙、进食、洗脸等正常。卡马西平减量至100mg，每日1次。守上法继续治疗。

随访3个月，病情稳定未复发。

按语：本病的疼痛多涉及牙齿，痛甚不可忍，此乃阳明胃腑之火盛，失于敛降，上行于齿而作痛也。病变脏腑以胃为主，受损经脉累及阳明、厥阴两经。治疗以祛火泻热，调畅经脉气血为主。取胃及大肠经的募穴中脘、天枢，配合足三里、上巨虚通腑理气，清胃脘之邪热；支沟可清热理气通便，配合肓俞增液通便。角孙、听会均为交会穴，可通调经气，配合高频电针，增强镇痛之效；配合阳明经输穴三间、经验穴内踝尖输刺止痛。二间、内庭为手足阳明经荥穴，行间为足厥阴肝经荥穴，“荥主身热”，取之可祛火泻热，亦有实则泻其子之意；局部扳机点之阿是穴清泻头面部有余之火。取右侧阳明经的根、溜、注、入，商阳、合谷、阳溪、偏历以调畅经脉气血；手阳明旁通路径自井、原、经，直上扶突后，入脏腑，再出脏腑注入手阳明络穴偏历归于本经。所以络穴满溢泻偏历穴，以纠其过。上述诸穴合用，可达清热泻火、调和脏腑功能之效，在外之经也得以通畅，通则不痛。

病例2

李某，女，61岁。初诊：2010年12月6日。

主诉：右侧面部及牙齿疼痛反复发作2年余，加重2个月。

现病史：患者2年前无明显诱因出现右侧面部及牙齿疼痛，

一般生气后易发作，常因进食、洗脸，刷牙诱发，反复持续发作；伴面部肿胀，右侧上牙疼痛，眠差，纳可，二便可。

刻下症：右侧面部及牙齿疼痛，主要位于右鼻翼旁、右口唇上，右侧第一及第二门齿，扳机点位于右侧鼻旁，痛如针刺；严重时疼痛放射至右耳及右额角，不能进食，夜间翻身时疼痛；伴有右侧面部肿胀。二便尚调。现口服卡马西平 200mg，每日 3 次。

查体：舌淡红，苔薄黄，脉浮数。

西医诊断：三叉神经痛。

中医诊断：面痛、牙痛。

辨证：心肝郁热。疼痛累及右口唇上，右侧第一及第二门齿，属手厥阴心包经及足厥阴肝经；疼痛放射至右耳及右额角，提示虚热沿少阳经上扰；疼痛主要位于右鼻翼旁，属手阳明大肠经；痛如针刺、面部肿胀提示营血运行不畅成瘀肿。故本案属心肝郁热失于敛降，传注手阳明大肠经。

治法：清热、通络、止痛。

主穴：期门、中脘、天枢、肓俞、足三里、劳宫、行间、支沟。

配穴：角孙、听会；二间；三间、内踝尖；局部扳机点（迎香）；商阳、合谷、阳溪、偏历、扶突。

操作：患者取平卧位，诸穴均直刺。内踝尖采用输刺法，面部穴位与内踝尖针刺深度 0.2 ～ 0.3 寸，其余诸穴针刺深度 0.3 ～ 0.5 寸；采用平补平泻的方法。左侧角孙、听会加电针，高频连续波。留针 30 分钟，一周 3 次。

2010 年 12 月 7 日二诊：治疗 1 次后，疼痛减轻，夜间疼痛不明显，但进食仍困难。守上法继续治疗。

2010 年 12 月 13 日三诊：治疗 3 次后，疼痛明显减轻，可以进食、洗脸，面部肿胀好转。守上法继续治疗。

2010 年 12 月 20 日四诊：坚持每周治疗 3 次，治疗 2 周后，卡马西平减量至 100mg，每日 3 次。守上法继续治疗。

2011 年 1 月 7 日五诊：治疗 1 个月后，疼痛基本缓解，卡马西平减量至 100mg，每日 2 次。守上法继续治疗。

随访 3 个月，病情稳定未复发。卡马西平逐渐减量至停药。

按语：本患疼痛部位主要为第一、二齿，痛甚不可忍，此乃心肝之郁火失于敛降，上行于牙齿而作痛也。病变脏腑为心包及肝，虚热影响了局部的阳明及少阳经气，受损经脉累及厥阴、阳明及少阳经。脏热属虚，腑热属实。故心包之热属实火，肝热属脏腑功能不足的虚火，治疗以泻热理气、清心养肝、调畅经脉气血为主。

取心包经荥穴劳宫清心热，取肝的募穴期门及肝经荥穴行间养肝以泻郁火。取胃及大肠的募穴中脘、天枢及肓俞以通畅中焦气机，配合足三里、支沟可清热理气。角孙、听会均为交会穴，可通调经气；配合高频电针以增强镇痛之效，配合手阳明经输穴三间、经验穴内踝尖输刺止痛。二间、内庭为手足阳明经荥穴，行间为足厥阴肝经荥穴，“荥主身热”，取之可祛火泻热，亦有实则泻其子之意；取局部扳机点之阿是穴清泻头面部有余之火；取右侧阳明经的根、溜、注、入，即商阳、合谷、阳溪、偏历、扶突以调畅经脉气血。上述诸穴合用，可使腑之实热得泻，脏之虚热得养，脏腑功能调和，经脉气机通畅，通则不痛。

病例 3

苏某，女，68 岁。初诊：2014 年 3 月 17 日。

主诉：右齿龈放射样疼痛反复发作数年，加重 1 个月。

现病史：患者右齿龈放射样疼痛反复发作多年，逐渐扩散至右侧面颊及头部，刷牙、漱口痛甚，不敢张口、洗脸，近 1 个月加重，口服卡马西平无效。

刻下症：齿龈、齿根及面颊阵发性放射痛，痛势剧烈、难忍，张口、洗脸、刷牙、漱口均可加重，不敢咀嚼，故以半流食为主，疼痛昼夜均有发作，夜间疼痛不能入睡，睡后亦常痛醒，痛苦面容，口气臭秽，大便干燥，呈硬球状，1～3日一行，小便量少，灼热。

查体：齿龈绛红、萎缩，下齿及颊部拒触碰，舌红瘦，少苔。

西医诊断：三叉神经痛。

中医诊断：齿痛。

辨证：阴虚热盛。患者年近古稀，患病多年，疼痛以齿龈及齿根为主，夜间痛甚，齿龈绛红、萎缩，兼有二便热证，舌红瘦，少苔，均提示肾阴不足，虚火上扰；疼痛连及右侧面颊及头部，考虑累及阳明、少阳及太阳；其兼症中痛势剧烈，燥矢如球，亦提示阳明腑热。因此辨证为肾阴不足，虚火上扰，累及阳明。

治法：清热护阴，通经止痛。

主穴：中脘、天枢、足三里、上巨虚、肓俞、太溪、内踝尖。

配穴：角孙、听会；承浆、人中；三间、陷谷；内庭、二间、然谷；阿是穴（痛点）。

操作：患者取平卧位，诸穴均直刺。内踝尖用输刺法，面部穴位与内踝尖针刺深度0.2～0.3寸，其余诸穴针刺深度0.3～0.5寸；采用平补平泻的方法。左侧角孙、听会加电针，高频连续波。留针30分钟，一周3次。

2014年3月18日二诊：次日复诊，诉大便较前通利，小便灼热减轻，夜间疼痛次数减少，舌红少苔。守上法继续治疗。

2014年3月24日三诊：夜间疼痛缓解，白天疼痛减轻，可以小心漱口，二便均有改善。舌红少苔，齿龈仍红绛、萎缩。守上法继续治疗。

2014年3月31日四诊：白天疼痛发作3～4次，刷牙、漱口偶可诱发疼痛，已可正常进食，口气正常，大便软，小便调。齿龈淡红，仍有萎缩，舌红少苔。治法同前，去上巨虚、二间。治疗减为每周1次。

治疗1个月后，疼痛基本消失，停服卡马西平后偶有短暂发作，但疼痛程度轻，持续时间短，可忍受，遂停针灸。

按语：韩碧英首先依据疼痛部位来判定病变累及的脏腑及经脉。该患者为老年女性，其疼痛部位既有属于肾经所对应的齿根，亦有阳明胃经循行的面颊，以及头侧部与之相交贯的太阳、少阳两经。疼痛较剧，昼夜均作，迁延数年，为虚实夹杂，舌脉及兼症说明阴虚热盛。中脘、天枢为胃及大肠之募穴，针之可调胃腑；足三里、上巨虚均为《内经》“五十九热穴”中的穴位，可清胃脘之邪热。肓俞可增液通便，太溪为足少阴原穴，可调补肾之原气；齿为骨之余，采用输刺法针刺内踝尖治疗骨病。角孙、听会、承浆、人中均为交会穴，可通调经气，角孙、听会配合高频电针可达镇痛之功；三间、陷谷均为手足阳明经的输穴，取之可以增强镇痛之效。二间、内庭为手足阳明经荥穴，然谷为足少阴经荥穴，取之可祛火泻热；取局部阿是穴可清泻头面有余之火。上述诸穴合用，可达热退津复之功，脏腑功能调和，在外之经必以通畅，通则不痛。半月后复诊，患者局部疼痛明显减轻，从舌脉的变化可以看出患者热象大减，因此减少清热腧穴，继续以清热生津法调理，患者终愈。

病例4

黄某，男，67岁。初诊：2008年2月2日。

主诉：左侧牙痛反复发作2年。

现病史：患者不明诱因出现左侧牙齿反复疼痛2年。

刻下症：左侧牙痛，主要在左侧最后一颗磨牙附近，疼痛性质以隐痛、酸痛为主，白天疼痛不剧烈，但夜间明显，影响睡眠。便干无力，睡眠欠安。

查体：局部皮肤无明显异常，牙科检查无明显异常。舌质淡，苔薄白，脉沉。

西医诊断：三叉神经痛。

中医诊断：齿痛。

辨证：肾阴不足，水不制火。齿痛日久，夜间明显，痛在最后一颗磨牙（属肾），痛点应于肾，久病则肾阴不足，虚火为患；隐痛为虚，酸痛为虚热所致。证属肾阴不足，水不制火。

［针灸治疗］

治法：补肾水，制虚火。

主穴：太溪、照海、三阴交、内踝尖、廉泉、涌泉。

配穴：角孙、听会、大迎、翳风、耳门。

操作：患者取平卧位，诸穴均直刺。内踝尖用输刺法，面部穴位与内踝尖针刺深度 0.2 ～ 0.3 寸，其余诸穴针刺深度 0.3 ～ 0.5 寸；采用平补平泻的方法。左侧角孙、听会加电针，高频连续波。留针 30 分钟，一周 3 次。

［中药治疗］

治法：补益肾水，引火归原。

处方：八味地黄汤加减。熟地黄 20g，山茱萸 10g，山药 10g，茯苓 9g，丹皮 9g，泽泻 9g，川芎 10g，肉桂 3g，骨碎补 15g。

2008 年 2 月 3 日二诊：治疗 1 次后，夜间疼痛大减。守上法继续治疗。

2008 年 2 月 8 日三诊：治疗 3 次后，痛止，夜间正常睡眠。

随访 3 个月，有一次轻微夜间疼痛，服上药后仍见效。

按语：本患虽病本在肾，但病机不同，属肾阴不足，失于敛藏，虚火作痛，病程较长，单用针灸调补起效较慢。针药合用，标本兼治，起效快，疗效稳定。肾火乃虚火，上冲于咽喉，齿牙受之。治应补肾水，制虚火。角孙、听会（电针）、内踝尖是韩碧英治疗三叉神经痛的有效止痛经验穴。太溪为足少阴原穴，可补肾之原气，同时亦是输穴，此处取“输主体重节痛”之意，与照海、三阴交相配，共起补肾调经之效。加涌泉，配廉泉为“根结”取穴。八味地黄汤中六味地黄汤补其肾水，肉桂引火归于命门，骨碎补引药力透入齿骨之中，而后直达命门取效。

特发性面神经炎

面神经炎是面神经非特异性炎症所致的周围性面瘫，是一种常见病、多发病，不受年龄和季节限制。主要以面部表情肌肉群运动的相关功能障碍为主要特征，表现为额纹减退或消失，眼睛闭合不全，鼻唇沟变浅或消失，口角下垂，鼓腮漏气，示齿口角偏向健侧。

面神经炎的病因尚未完全明确，一般认为是局部受到风寒或病毒感染之后，面神经组织缺血、水肿、受压而致病，严重者可导致面神经髓鞘的脱失和轴索的变性等病理改变。

面神经炎属于中医“面瘫”“口僻”“口眼㖞斜”范畴。相关记载散落在诸多文献中，如《灵枢·经筋》云“足之阳明，手之太阳，筋急则口目为僻，眦急不能卒视，治皆如右方也”。《医宗金鉴·杂病心法要诀》云“盖口眼㖞斜，肌肤不仁，邪在络也”。《诸病源候论·风口㖞候》云“风邪入于足阳明、手太阳之经……故使口㖞僻”。

一、辨病辨证

1. 病因病机

内伤、外感皆可致面瘫，临床上二者合而发病者最为常见。

（1）内伤为正气亏虚：《素问·评热病论》有云“邪之所凑，

其气必虚”。由于不良生活习惯，如饮食不节、起居失常等导致正气亏虚。饮食不节包括饮食过量、嗜食肥甘厚味及嗜酒等，最易损耗中焦脾胃及大小肠。脏腑之气不足，其经自虚。因此，本病正气亏虚的部位在于手足阳明经及手太阳经；其肥甘厚腻常阻滞中焦，耗伤中精之腑，故有时兼见手足少阳二经气虚。起居失常多深夜不眠，则卫气不能入阴得养，至昼行于太阳经者亦不足。经气不足则经筋失养，且卫外之力弱，则经筋易为风、寒、热邪所乘，以致局部不仁、失用。如《诸病源候论·妇人杂病诸候·偏风口㖞候》所说“偏风口㖞，是体虚受风，风入于夹口之筋……故令口僻也”。此外，饮食不节所致湿热内蕴，郁而日久或兼夹五志之火，易聚热成毒，上攻头面则可见颜面、口腔、耳郭疱疹与本病同发。

（2）外感为风、寒、热邪：风邪如《医林改错·口眼㖞斜辨》云“忽然口眼㖞斜，乃受风邪阻滞经络之症”。寒邪、热邪均可致局部筋脉拘急收引，口目㖞斜，如《灵枢·经筋》云“足阳明之筋，其病颊筋，有寒则急引颊移口，热则筋纵弛，缓则不胜收，故僻。是左寒右热，则左急而右缓；右寒左热，则右急而左缓”。《儒门事亲》云“左中寒则逼热于右，右中寒则逼热于左，阳气不得宣行也”。因此，外邪阻于局部经脉时，经筋不能受气血，导致局部经筋失用。

（3）外伤亦可致病：多因手术之后经脉损伤，营卫之气不能达于头面，故使经筋失用。如听神经瘤术后、三叉神经鞘瘤术后等合并周围性面瘫。此类患者常见正气虚损，兼有热象的临床表现。

（4）久病多致肌痿：本病日久，可见面部筋肉失用，甚则塌陷，肌肉萎缩。其原因为脾主肌肉，为胃行其津液，脾胃功能失调，气津不得敷布，则筋肉失于荣养。又可见面部筋肉拘急收引，则因太阳阳明经筋气血不足，风邪乘之所致。如《儒门事亲》曰“而况风者，甲乙木也。口眼阳明，皆为胃土。风偏贼之，此口目之所以僻也，是则然矣”。

2. 病位

面瘫属经络病，涉及脾、胃及大小肠等脏腑。在于经络者，依面部受累部位确定相应经脉。根据经筋理论，太阳为目上纲，阳明为目下纲，手太阳和手足阳明经筋主要分布于面颊部。相关经筋分布：两眉以上属足太阳，双额角至耳前颊部属手足少阳与手阳明，两目内眦以下及鼻旁属手足阳明与足太阳，两目外眦属手太阳与手足少阳，颧部属足阳明与手少阳，耳后属手足太阳与足少阳，口周属手足阳明。正如张介宾注“此申言口眼㖞僻之证，必系足阳明、手太阳之筋病也”。《儒门事亲》云“足之太阳，足之阳明，左目有之，右目亦有之……足之阳明，手之阳明，口左有之，口右亦有之，此两道也”。

3. 病性

目不闭及肌肉跳动者，源于风邪乘于经筋，属痉证。面部肌肉塌陷者为痿证，源于中焦脾土失其健运，水谷精微化生乏源。中焦有热者，常见口苦、口干或口臭、口唇干裂、小便黄、大便干等症，舌常绛红。若兼见舌苔厚腻者，为内有积滞。因湿或湿热致病者，常见口中黏腻、纳呆、脘腹胀满、舌质或如常或红、苔腻满布、舌面或黄腻苔、小便混浊、大便或干或不成形、稠臭。热毒致病者，则多见颜面、口腔、耳郭疱疹。

二、针灸治疗

1. 重点调脾胃

韩碧英治疗本病重视中焦脾土的调理，脾胃既为气血生化之源，又是气血敷布之始。因此，凡气血虚而失用者，首应调顺脾胃。虚者，应取中脘、气海、足三里；脾胃阻滞者，应取上脘、腹通谷、天枢；湿重者，应配合水分、阴陵泉。

2. 善用特定穴

韩碧英非常重视特定穴的应用，尤其是五输穴、下合穴和交会穴。如中焦有热者，泻气街、足三里、巨虚上、下廉；睛明穴为手足太阳、足阳明、阴跻、阳跻脉交会穴，申脉为阳跻脉穴，照海为阴跻脉穴，阴跻、阳跻主一身动静，司目之开阖，故眼睑不能闭合者可取此三穴；人中、承浆、承泣、地仓为交会穴，调理足阳明、任脉、督脉及阳跻脉之经气；头维、颔厌穴为交会穴，调理足少阳、足阳明、阳维脉及手少阴之经气；阳辅穴为足少阳胆经之经穴，五行属火，阳谷为手太阳小肠经之经穴，五行亦属火，泻此二穴治疗耳窍内外疱疮；颔厌为足少阳胆经穴，足少阳经起于目外眦，又与手少阳、足阳明交会，此两条经脉均过眼目，寒证灸之以温通经络，面部肌肉塌陷属热证者亦可灸之，取“陷下着灸之”之意。

3. 刺筋舒痉挛

发病 1 个月后，部分患者会出现眼睑、面部肌肉跳动，伴紧束感，甚或出现联动，使用刺筋法，刺手、足阳明经筋于面部所过之处，施以合谷刺或鸡爪刺可舒解痉挛。

4. 旁通助正经

所谓“旁通”，韩碧英认为即正经外的皮部、分腠的缝隙间，当正经不能直达病所，则以“旁通”代之。根、溜、注、入为脉气出入之所，即是六条阳经的“旁通”路线，当正经经气运行受到阻滞时，可疏通其“旁支”，畅通经脉，协助正经气血运行。因此，韩碧英非常重视三阳经根、溜、注、入穴位的使用（表 3–2）。

表 3–2 三阳经之根、溜、注、入穴位表

	根	溜	注	入
手阳明经	商阳	合谷	阳溪	扶突、偏历
手少阳经	关冲	阳池	支沟	天牖、外关
手太阳经	少泽	阳谷	少海	天窗、支正
足阳明经	厉兑	冲阳	足三里	人迎、丰隆
足少阳经	窍阴	丘墟	阳辅	天容、光明
足太阳经	至阴	京骨	昆仑	天柱、飞扬

5. 兼顾足少阳

除邪中阳明外，外邪并中足少阳所致面瘫会出现头晕，伴听力改变、耳内疼痛、疱疹等症状，口苦口干，此为足阳明、少阳火热证，泻阳陵泉、阳辅、神门、鱼际。

三、中药治疗

以调理中焦为主，结合兼证。有热证表现者，急则治标、清热祛火；急性症状缓解后，重点调理中焦，冀正气来复。

四、典型病例

病例 1

黄某，男，21 岁。初诊：2011 年 4 月 2 日。

主诉：右眼闭合无力、口角㖞斜 1 周。

现病史：右侧口眼㖞斜，舌麻，味觉减退，无耳后疼痛，无听觉过敏，流泪，口干口苦，纳眠可，小便微黄，大便偏干。

查体：右侧额纹消失，眼睑闭合露白 1mm，示齿不全，口角向左偏，鼓腮漏气，伸舌居中。伸舌居中，舌色红润，苔薄白，

脉左细弦，右沉细。

西医诊断：面神经炎。

中医诊断：面瘫。

辨证：热扰经筋。热邪累及太阳、少阳及阳明经筋，中焦气机受阻，升降失司，故见面部经筋失用，并见舌麻、味觉渐退。口干、口苦、便干，提示热邪较盛，灼伤津液。

治法：清热、养血、荣筋。

主穴：中脘、水分、天枢、足三里、上巨虚、气街。

配穴：颔厌、睛明、承泣、地仓、颊车、照海、申脉、人迎、厉兑、冲阳、解溪、丰隆。

操作：颔厌用温针灸法，用 1 寸毫针，针尾加小艾段 1 ～ 2 个；中脘、水分、天枢取 1.5 寸针直刺；气街 45°角向下斜刺，进针 1 寸；睛明用 1 寸针直刺 0.3 寸；丰隆穴用 1.5 寸针直刺 1 ～ 2 寸，泻法；余均平补平泻。患者取仰卧位，头面部使用 1 寸毫针，一周 3 次，每次 30 分钟。

2011 年 4 月 9 日二诊：额纹微动，口气臭，口干不欲饮，唇干裂。小便微黄，大便偏干。伸舌居中，舌边尖红，苔薄白润，脉细无力。针灸守上法继续治疗。加中药清热养血荣筋，以四物汤为主方加减。

生黄芪 12g　　当　归 9g　　川　芎 6g　　白　芍 6g
茯　苓 12g　　陈　皮 9g　　白　术 6g　　泽　兰 5g
通　草 5g　　丝瓜络 3g　　玉　竹 10g　　豨莶草 9g
焦三仙各 6g

6 剂，每日 1 剂。上方加水 800mL，水煎取汁 150mL，次煎加水 500mL，水煎取汁 150mL，两煎混匀，分 2 次服。

2011 年 4 月 14 日三诊：静止时，面部外观基本对称，右侧额纹显现，耸鼻蹙眉示齿动作出现，面颊肌肉力弱，舌麻、口干、口苦、口臭减轻，小便清，大便偏干。伸舌居中，舌尖红，苔薄黄。针灸治法同前。中药加砂仁 3g。

2011 年 4 月 21 日四诊：活动时，面纹基本对称，但较对侧浅，大便通畅。舌尖红，苔薄黄。守上法继续治疗。

继续治疗 1 周，痊愈。

按语：本案属热扰太阳、少阳、阳明，经筋失用。特点为热邪较盛，阻碍阳明中焦气机，升降失常而致味觉减退、口干口苦、大便干、小便黄、面部肌肉痿软无力，拟健运中土以扶正祛邪。此病本在脏腑，标在经络，累及经筋，故以调脏腑为主。中脘、足三里、天枢、上巨虚，为手足阳明之募穴与下合穴相配以泻腑热，配合水分、气街调理气机。丰隆穴为足阳明经之络穴，又为足阳明经“旁通”路线。足阳明经所入之处为人迎，经脉由此入腹、出腹，下行至丰隆，由丰隆入本经，泻丰隆是为防止正经气血过盛。经治，中焦气机渐发，阳明热退。后又配合养血荣筋方药，以四物汤为主方，加豨莶草、丝瓜络以清热祛风通络，助血行脉络，荣养经筋；辅以黄芪、茯苓、陈皮、焦三仙以扶助脾胃中焦之气，佐以玉竹养阴扶正，使中焦气机升降有序，热退津复，养血荣筋，经筋得用，功能恢复。

病例 2

贾某，男，48 岁。初诊：2012 年 2 月 11 日。

主诉：右侧口眼㖞斜 10 天，右耳内疱疹 10 天。

现病史：患者于 10 天前无明显诱因，出现右耳周围疼痛。

刻下症：右耳周疼痛，以跳痛为主，时有过电感，向太阳穴、咽喉及头皮放射，夜间痛甚，口干欲饮，口臭，纳可，眠可，小便色黄，大便日 1 次、成形。

既往史：房颤病史，否认高血压、糖尿病病史。

查体：右侧额纹消失、抬眉不能，眼睑下垂、闭目微露睛，鼻唇沟变浅，面肌轻度萎缩，左面大，右面小，口角偏向左侧。右外耳道上壁可见紫红色隆起，表面有血痂，鼓膜（–）。纯音测听+导抗：右侧高频 SNHL，导抗右侧反射未引出。伸舌居中，舌体胖大，边缘齿痕明显，舌质红绛，苔白厚腻，脉滑。

西医诊断：Ramsay-Hunt 综合征。

中医诊断：面瘫。

辨证：中焦湿热证。耳后疱疹属疮类，与湿热有关。手太阳小肠经抵胃入小肠，其支者入耳，疱疹生于耳内为小肠火所致。口眼㖞斜为阳明经筋病证。舌质红绛，苔厚腻，脉滑，为中焦湿热之征象。本病病位在手太阳、足阳明二经。

［针灸治疗］

治法：调中焦，祛湿热。

主穴：少府、前谷、养老。

配穴：中脘、水分、天枢、上巨虚、足三里、阴陵泉、气街、睛明、承泣、地仓、颊车。

操作：泻少府、足三里，余平补平泻。一周 3 次，每次 30 分钟。

［中药治疗］

治法：清热解毒，利湿养血。

处方：清热面瘫方加减。金银花 10g，藿香 6g，佩兰 3g，当归 10g，川芎 6g，茯苓 12g，炒苍术 3g，炒白术 6g，栀子 5g，薄荷 3g，防风 3g，丝瓜络 3g，焦三仙各 6g。3 剂，每日 1 剂。上方加水 800mL，水煎取汁 150mL；次煎加水 500mL，水煎取汁 150mL。两煎混匀，分 2 次服。

2012 年 2 月 13 日二诊：耳内疱疹及头痛消失，右侧额纹出现，眼睑闭合不露白睛，面肌活动较前有力，右侧鼻唇沟仍浅，口角偏向左侧。口干、口臭减轻。舌绛红，苔白腻，脉滑。针灸守上法继续治疗。加刺颔厌穴，针上加灸。中药守上法继续治疗，前方加黄芪 12g，豨莶草 6g。6 剂，水煎服，日 1 剂，分 2 次服。

2012年2月16日三诊：面肌改善，面纹对称，用力闭目较健侧略差，示齿下唇仍力弱，口臭不显。舌淡红，苔白。针灸守上法继续治疗，加刺照海、申脉及下关，其中下关施温针灸。停用中药。

继续针灸9次后，面纹对称，活动正常。

按语：韩碧英认为，本患脾胃虚弱，升降失常，湿浊内生，遇肝胆之火来乘，化为湿热之毒，沿手太阳小肠经与足阳明胃经上蒸头面，累及经筋，发为本病。口干欲饮是热灼津伤，口气臭秽提示热在中焦胃肠，小便黄热在小肠，苔厚腻、脉滑均为中焦湿热表现。急则治其标，泻其火热之邪。选用心经荥穴少府清热祛火，小肠经荥穴前谷五行属水，选该穴以水制火；养老为小肠经郄穴，针刺该穴以止痛；中脘、足三里、天枢、上巨虚分别为胃经、大肠经之募穴和下合穴，选用此四穴以健中焦、助运化、扶正气。水分为任脉穴位，刺之可分利水谷，助水湿运化；阴陵泉为脾经合穴，五行属水，利水湿要穴，刺之以利湿。汤药首诊选用金银花、藿香、佩兰等清热利湿之品，同时配用当归、川芎行气活血，防风、丝瓜络清透经络中湿热外邪。复诊则针对热邪渐退，正气渐复的特点，中药加生黄芪以补中气，少量豨莶草兼以清热祛湿，针药并用，标本同治。

面肌痉挛

面肌痉挛又称“面肌抽搐”，是同侧面神经支配范围内呈阵发、非自主性、无痛性并反复发作的肌肉强直或抽搐，可伴有肌肉萎缩，常继发于外伤、手术后或见于面神经炎之后。关于面肌痉挛的古代文献相对较少，“痉风”“内风”“筋急”“筋惕”“瘛疭”等论述为该病的治疗提供了重要参考，如《素问·玉机真脏论》云“病筋脉相引而急，病名曰瘛疭”。《素问·至真要大论》

云“诸风掉眩，皆属于肝”。《温病条辨·痉病瘛疭总论》云“瘛疭者，蠕动引缩之谓，后人所谓抽掣、搐弱，古人所谓瘛疭也”。《素问·气交变大论》云“肌肉瞤酸，善怒”。《伤寒论·辨太阳病脉证并治》云“筋惕肉瞤”。

一、辨病辨证

1. 病因病机

本病的直接病机是局部浮络、孙络中正气与风邪相争。五志化火或脾胃气虚导致阴火亢盛，热邪耗伤营阴，化风上扰，侵及皮部与筋肉，引起孙络中的正气与邪气相争引发筋肉不规则的收缩，表现为面肌痉挛。正气来复时，正进邪退，孙络与筋肉松弛，痉挛则停止；正气不足时，正邪交争又作，痉挛复发。因此，本病症状是时作时止的。临床也可见到面瘫后合并痉挛的患者，久治不愈，经络中正气已虚，抗邪无力，正邪相争，导致疾病迁延不愈。

2. 病位

病位在筋肉与孙络，累及手足阳明经、手太阳经及足少阳经。

3. 病性

肉瞤动为微风症。因于虚者，属土虚木乘，血虚生风；因于实者，属孙络感邪，正邪交争。故本病的病性为虚实夹杂。

二、针灸治疗

1. 清阴火，调脾胃

取手足阳明经、手太阳经的荥穴、经穴，用泻法以清热。取解溪、然谷，用补法以调脾胃。

2. 滋水涵木敛虚风

“动”是风证。虚者宜滋水涵木以敛邪，取手阳明经二间

（荥水）、足太阳经足通谷（荥水）、足厥阴经曲泉（合水）、足少阴经阴谷（合水）。

3. 旁通路线调循环

病变主要涉及手足阳明经和手太阳经，取相应经脉的“根、溜、注、入”以旁通路线改善浮络、孙络的气血循环。

4. 局部合谷刺

本病属风邪侵扰筋肉，本宜燔针刺，但病在面部，燔针刺易损容貌，且受累区域大小不一，故宜以肌痹刺法之合谷刺。

5. 灵活使用经验穴

历代有许多治疗“肉瞤动”的经验穴，可随症使用。如：攒竹、头维、颧髎、大迎治目瞤动；通里、解溪散虚烦；通天、头临泣、目窗、正营泄头面热；气街、足三里、上巨虚、下巨虚泄胃热；魂门泄肝热。

三、典型病例

纪某，女，51岁。初诊：2011年4月9日。

主诉：左侧面肌痉挛19个月。

现病史：因听神经瘤术后出现左耳听力丧失，无耳鸣，头晕，左侧面神经麻痹合并肌肉痉挛。

刻下症：左侧口眼㖞斜，左侧面肌凹陷并见不自主抽动，左侧耳聋，无耳鸣，时有头晕，纳可，眠差，二便调。情绪焦虑，忧心不能恢复面容功能。

既往史：甲状腺结节病史，血压、血糖、血脂均正常，心电图正常，胃部息肉切除。

过敏史：青霉素过敏。

查体：左侧额纹消失，眼睑闭合露白睛3mm，左侧面肌凹陷并见不自主抽动，左鼻唇沟变浅，示齿不全，鼓腮漏气，伸舌居中。伸舌居中，舌质红润，苔白润，脉沉细无力。

中医诊断：肉瞤动。

辨证：经络受损，气血运行不畅。面部孙络筋肉受损，累及手足少阳、阳明经区域，孙络受损则气血运行不畅，局部不得温养营濡而生虚风，与正气相争，则出现筋肉收缩，引发痉挛。焦虑则情志化火，加重病情。

西医诊断：术后面神经炎合并痉挛。

治法：疏经通络为法。

主穴：头维、丝竹空、瞳子髎、承泣、地仓、颧髎。

配穴：厉兑、冲阳、足三里、人迎、丰隆、商阳、合谷、阳溪、扶突、偏历、中脘、天枢。

操作：患者取仰卧位，面部穴位使用1寸毫针沿皮刺，肌肉丰满处使用合谷刺，头维穴用灸法。一周3次，每次30分钟。

2011年6月10日二诊：继守上法治疗2个月，患者面纹外观基本对称，左眼闭合，较对侧稍无力，左额纹稍浅，鼻唇沟对称，示齿对称，无漏气，面部饱满，偶见闭目时伴左上唇联动。舌淡红润，苔薄白，脉沉。

因患者面容外观基本对称，存在轻微联动，故停止针灸治疗，防止联动加重。

按语：本案病程长，证属气血运行受阻，不能濡养孙络、筋肉，虚风与正气相争而见痉挛。情志郁而化火，耗伤营阴。故而治以疏经通络为法，以针刺局部经筋为主，调整气血运行。以头维、丝竹空、承泣、地仓等穴为主，以合谷刺缓解局部痉挛；配合中脘、天枢健运中焦；配合手足阳明之根、溜、注、入（厉兑、冲阳、足三里、人迎、丰隆、商阳、合谷、阳溪、扶突、偏历），打开“旁通”路线。

特发性眼睑痉挛－口下颌肌张力障碍综合征（Meige 综合征）

特发性眼睑痉挛－口下颌肌张力障碍综合征（Meige 综合征），是一种罕见类型的节段性肌张力障碍性疾病，属于锥体外系疾患，通常老年起病，女性多发，男女比例约为 1∶3。

双眼睑痉挛是本病最常见的首发症状，眼睑无力和眼睑下垂也很常见，少数为下面部异常紧张感。发病前有单眼或双眼刺激感、眼干、畏光、瞬目增多等症，继而眼轮匝肌强直性或阵挛性收缩，直至双眼完全闭合。部分患者从眼睑痉挛逐渐向下进展，以下面部和咀嚼肌受累最常见，表现为下颌开阖、噘嘴、下面部和口下颌节律性或震颤样运动。侵犯舌咽肌、喉肌和呼吸肌者，表现为阵发性舌肌痉挛、吞咽困难、痉挛性发声障碍和呼吸困难等症状。

此外，Meige 综合征常伴情绪障碍，有较高的抑郁发生率，有的患者还会出现焦虑伴抑郁。由于目前对 Meige 综合征的病因及发病机制尚不明确，故治疗均属探索性，尚无根治性治法。

中医学无明确的对应病名，其出现的症状散记在各家著作中，眼睑痉挛可参照《审视瑶函·脾病》"此症谓目睥不待人之开阖，而自牵拽振跳出"，以及《目经大成》"气不融和血欠隆，匪邪风。甚则口角牵鱼尾，摇无止"。而口－下颌肌张力障碍等其他特征症状则无明确病证对应。《景岳全书·痉证》云"凡属阴虚血少之辈，不能营养筋脉，以致搐、挛、僵扑者，皆是此症"。部分兼症如畏光、干涩可参照《杂病源流犀烛》"肝脏积热……怕日羞明"。《诸病源候论》"泣竭则目涩，若脏腑劳热，热乘于肝而冲发于目，则目热而理也，甚则赤痛"。

韩碧英认为，本病以胞睑及口周、面颊经筋挛动为主要表现，应属中医学的“痉证”范畴。

一、辨病辨证

1. 病因病机

本病病因主要为风热客于阳明经脉，导致阳明经筋瘛疭。其病因主要有三，分别为土虚木旺、水不涵木及五志化火。

其一，土虚木旺。多由禀赋不足或饮食不节导致脾胃虚弱，营血不足，土虚则木乘，木旺则风动，入客于脾胃之经。表现为眼睑、口周、面颊经筋瞤动。风动日久化热，可进一步损耗阴液，加重症状。如《目经大成·十二因》中所述“久风多变热，何也？木能生火也，火盛则血遂而耗损矣。况病久必郁，郁则亦生火，火炎而又生风……有血虚筋急而振搐者……”。

其二，水不涵木。本病中老年女性多见，正如《素问·阴阳应象大论》云“年四十，而阴气自半也，起居衰矣……”，肾阴渐亏，不能敛藏肝木，筋失濡养而风邪内动，可表现为口面经筋风动之症。

其三，五志化火，风热上扰。本病患者常伴有情志内伤的表现，以易怒、忧思为多见。属于情志不遂后，五志郁而生热，化火生风。《眼科金镜·目病之源》云“七情之过者……惟怒、思二字伤者最多……怒则气上，相火随之……思则伤脾……脾损则游溢精气不能归于目矣”。《类经·五郁之发之治》云“火郁之发……火伤筋，瘛疭抽掣……”。

2. 病位

本病的病位主要在足阳明经脉经筋，可以累及足少阳经脉经筋。

3. 病性

本病为虚实夹杂。多由脏腑功能失调或先天禀赋不足，使风热内生，扰动经脉。

二、针灸治疗

1. 调补脏腑以治其本

本病基本病因多属脾、胃、肝、肾等脏腑功能失衡，故应首先调补脏腑。补中脘、天枢、脾俞及泻胃俞、期门以调治中焦脾胃，扶土抑木；补肾俞、风府以滋补肾水，补肝俞、魂门、膈俞、中都以涵养肝木；补足三阴经原穴太白、太溪、太冲以扶助脏腑原气。

2. 清热养阴息风以治其标

本病的主要病机为风热之邪上客头面，当依《素问·水热穴论》中“头上五行行五者，以越诸阳之热逆也”，取头部属五十九热穴者以泻热；辨经选取诸荥穴以制热，取足太阴经大都穴、足太阳经足通谷穴、足少阳经侠溪穴、足阳明经内庭穴；选取诸合穴补水，取足少阴经阴谷穴、足厥阴经曲泉穴。诸穴总以清热存津为治疗之法。

3. 刺筋法以治筋挛

本病之症主要表现足阳明经筋痉挛抽动，也可累及手阳明、足太阳与足少阳经筋，故可在诸经筋面部所过之处布针刺筋以缓解筋挛。面部经筋若因痉挛出现高耸如棱之处，则垂直于其走行横刺；若成片痉挛结聚而无明显棱角，则按合谷刺法如鸡足状刺之。针刺时，除痉挛局部经筋外，韩碧英常沿相关经筋结聚部位布针以缓筋挛。

4. 阴阳跻脉穴以调缓急

阴、阳跻脉主管眼睑开阖，二者交会于目内眦睛明穴。阴跻主阖、阳跻主开，且二跻脉有濡养眼目之功效。本病可出现眼睑痉挛、无法睁目等症状，考虑为阴急阳缓，应泻阴跻补阳跻。

三、典型病例

病例 1

张某，男，63 岁，初诊：2014 年 2 月 13 日。

主诉：双眼睑痉挛、睁眼费力 1 年。

现病史：患者 1 年前出现双睑阵发性痉挛，精神紧张、情绪波动、劳累时加重，严重时睁眼费力，专科医院除外重症肌无力，诊断为“Meige 综合征”。

刻下症：双眼睑阵发性痉挛，睁眼费力，频繁眨眼、畏光，有时需要用手撑开眼皮，双眼、前额及双侧太阳穴处有酸胀沉紧感，情绪易急躁。纳眠可，口气重，小便调，大便干，2 ～ 3 日 1 次。

查体：双睑痉挛持续十数秒，间隔数分钟，下颌及口周无肌张力增高。舌红，苔薄白。

西医诊断：Meige 综合征。

中医诊断：痉证（风热上扰，肝肾阴亏）。

辨证：患者为老年男性，肝肾之阴渐亏，加之平素急躁易怒，风热上扰则见畏光、瞤目、双睑痉挛等症状。口气重、大便干结为阴虚肠虚生热，肠燥津亏之象。结合舌红，辨证属肝肾阴亏、风热上扰，病位在足太阳阳明经脉、经筋及二跻脉，病性为本虚标实。

治法：泻热通腑以治其标，滋补肝肾以治其本。

主穴：中脘、天枢；大都、侠溪、内庭；太白、太冲、太溪。

配穴：脾俞、胃俞、肝俞、三焦俞、肾俞；申脉、照海；至阴、厉兑；天柱、风府；睛明、承光、通天；局部经筋。

操作：患者先取仰卧位，头面部、手足部使用 1 寸毫针，直刺或斜刺，平补平泻。睛明穴针刺时，缓慢刺入 0.3 ～ 0.5 寸，不做大幅度提插捻转；至阴、厉兑点刺 0.1 寸；泻诸荥穴、补诸原穴；泻照海，补申脉。再取俯卧位，后项部穴位如风府等使用 1 寸毫针，向下颌方向缓慢刺入 0.3 ～ 0.8 寸，不宜做大幅度提插捻转；背俞穴使用 1.5 寸毫针，斜刺 0.5 ～ 1 寸，平补平泻。一周 3 次，每次 30 分钟。

2014 年 2 月 20 日复诊：双眼睑仍下垂，睁眼费力稍有改善，频繁眨眼，双眼、前额及双侧太阳穴处酸胀沉紧感减轻，口气重改善，纳眠可，小便调，大便偏干、1 ～ 2 天 1 次。舌红，苔薄白。加刺双侧足太阳经的根、溜、注、入（睛明、京骨、昆仑、飞扬、天柱），余守上法治疗。

2014 年 3 月 13 日三诊：双眼睑下垂、眨眼症状均较前好转，不需要用手撑开眼皮，大便一日一行、质可。守上法继续治疗。

经 3 个月的治疗，患者双睑痉挛、下垂明显好转，可进行 30 分钟的睁眼活动，如看书、走路、做饭等。感觉疲劳时，稍做休息即可缓解，能正常生活。

按语：患者以肝肾阴虚、风热内生为主因，又兼阳明腑热，治疗时应攻补兼施。以中焦诸穴配合背俞穴及足三阴经原穴以调治脏腑，扶土抑木，清热益阴；据五输穴理论中的“荥主身热”，选用荥穴大都、侠溪、内庭，祛其热邪以存津养筋；选用头部五十九热穴承光、通天以泻热邪；天柱、风府调理髓海，配合足太阳经脉远道穴的根、溜、注、入来调理太阳经气血，以加强本经经筋的濡养，使其功能复常；厉兑、至阴为井金穴，克木制风；阴阳跻脉是卫气运行的通路之一，其主眼睑开阖的生理作用也是通过卫气的运行而起作用的，而申脉、照海分别为二跻脉的起点，随之补泻可调整卫气的运行通路，再配合睛明穴调动卫气在阳经的升、动的作用，共达调补卫阳之效。经过 3 个月的悉心治疗，虽未完全治愈，但患者已能正常生活，提高了生活质量，增强了信心。

病例 2

高某，男，76 岁。初诊：2014 年 8 月 10 日。

主诉：左侧口眼阵发性抽动 3 年。

现病史：3 年前出现左眼周阵发性不自主抽动，范围逐渐扩大，连及口周、面颊，发作次数由少增多。

刻下症：左侧口眼、面颊阵发性抽动，影响阅读等日常生活，夜间抽动影响睡眠，情绪烦乱，纳少，食后腹胀，时常口渴，口中黏腻，小便黄，大便质黏、味重、每日 1 ～ 2 次。

查体：左眼裂变小，左侧口眼、面颊频繁不自主抽动，伴有抿嘴、噘唇动作。舌红，苔薄腻。

西医诊断：Meige 综合征。

中医诊断：痉证（风热上扰，中焦湿热）。

辨证：面部抽动为风热上扰之象；情绪烦乱、夜寐不安为热扰心神之象；口渴、口中黏腻、小便黄、大便质黏味重均为湿热蕴于中焦的表现；纳差、腹胀为中焦运化失调。结合舌红、苔薄腻，辨证为风热上扰、中焦湿热。病位在足太阳阳明经脉、经筋及二跻脉，病性属虚实夹杂。

治法：清热利湿，扶土抑木。

主穴：中脘、天枢、期门、腹通谷、滑肉门、上巨虚、下巨虚、大都、内庭。

配穴：脾俞、胃俞、三焦俞、睛明、承光、通天、申脉、照海；局部经筋。

操作：患者先取仰卧位，头面局部经筋行合谷刺；腹部穴位使用 1.5 寸毫针，直刺，中脘、天枢用补法，期门穴泻法，余穴平补平泻；头面部、足踝部穴位使用 1 寸毫针，直刺或斜刺，刺入深度 0.3 ～ 0.5 寸，申脉用补法。再取俯卧位，使用 1.5 寸毫针，斜刺 0.8 ～ 1 寸，补脾俞，泻胃俞、三焦俞。一周 3 次，每次30分钟。

2014年9月9日复诊：患者诉夜间无发作，白天发作有间隙，不影响进食。舌尖红，苔薄白。

辨证：热退津复，阴液渐生，故而夜间发作消失。守上法继续治疗。

2014年10月14日三诊：停针1周后症状反复，白天每于下午至睡前发作较频繁，对阅读等日常生活有影响。舌尖略红，舌质润，苔薄白。守上法继续治疗。

2014年12月16日四诊：日常生活中已不感觉发作。仔细检查时，偶见面部肌肉瞤动。舌红，苔薄白。加刺足阳明经根、溜、注、入的厉兑、冲阳、解溪、丰隆、人迎。

经治1个月后，症状完全消失。

按语：该患者就诊初期热象明显，为中焦升降失调，湿聚化热，热灼津伤之象。因此，选择胃俞、三焦俞等背俞穴行泻法，达到清泻腑热的作用。中脘为胃之募穴，具有调理脾胃，巩固后天之本的作用；天枢属于足阳明胃经，为大肠的募穴，具有升降气机的作用。二者与其他通腑泻热的穴位合用，达到调理中焦、清利湿热的目的。后期选择足阳明经的根、溜、注、入诸穴，在于贯通阳明经之别路，既有利于脾胃生化气血以扶正，又可辅助阳明经气血上达头面以柔筋，最终向愈。

视神经萎缩

视神经萎缩是指由于各种疾病引起的视网膜神经节细胞及其轴突发生病变，致使神经纤维出现萎缩变性或消失，从而引起传导功能障碍的疾病。以视功能损害和视神经乳头苍白为主要特征，是一种严重影响视力的慢性眼底病，也是致盲率较高的一种眼病。

本病常由一侧开始，逐渐累及另一侧，双侧受累多见。早期表现为视野向心性缩小或扇形缺损，严重者晚期可导致失明；也有视力障碍不明显，检查眼底却有明显的视盘苍白、境界鲜明、筛板结构清晰。

本病属中医学“青盲”“视瞻昏渺”范畴，历代医家不乏对本病症状的描述。《诸病源候论·目病诸候·目青盲候》云“青盲者，谓眼本无异，瞳子黑白分明，直不见物耳”。《审视瑶函》云“夫青盲者，瞳神不大不小，无缺无损，仔细视之，瞳神内并无些小别样气色，俨然与好人一般，只是自看不见方为此症”。《证治准绳》云“且凡视物有大片……若视有大黑片者……不久盲矣”。《目经大成》云“此症目内外并无翳障，金井不大不小，俨与常人一般，只自不见”，“青盲不似暴盲奇，暴盲来速青盲迟”。《眼科金镜》云“青盲症之起，不痛不痒，不红不肿，瞳神不大不小，并无别之颜色，俨然与好眼一般，只是不能睹物”。

一、辨病辨证

本病的核心病机应是五脏六腑之精微不能上注于目系，正如《诸病源候论·目青盲候》云“青盲者，谓眼本无异……是腑脏血气不荣于睛……是之谓青盲”。韩碧英注重古代和近代医家经验的总结，结合脏腑功能与眼的关系以及经脉与目系的联系，形成了本病独特的诊疗方法。

目系的记载出于《灵枢·寒热病》，其云“足太阳有通项入于脑者，正属目本，名曰眼系”。《灵枢·大惑论》云“五脏六腑之精气，皆上注于目而为之精……肌肉之精为约束，裹撷筋骨血气之精，而与脉并为系，上属于脑”。《医林改错》中云“两目系如线，长于脑，所见之物归于脑”。脏腑虚或经络滞均可导致五脏六腑之精微不能上注于目系，也可二者兼见。

1. 脏腑虚，精微不能濡养目系

先天之虚，多源于禀赋不足，肾气不充，而致目系失养。后天之虚，多因脾气不足，健运失职，气血生化不足或气化无力；也有因起居失常或情志不调等原因，导致精血耗伤，损及目系。

（1）肝肾虚：肝肾之精上输目系，注于乌睛、瞳子而能视。《灵枢·大惑论》中云“精之窠为眼，骨之精为瞳子，筋之精为黑眼”。《素问·五脏生成》云“肝受血而能视”。《灵枢·脉度》云“肝气通于目，肝和则目能辨五色矣”。肝肾之精不足，目系失养则视瞻昏渺。

（2）脾胃弱：《医学入门》云“五脏六腑精华皆禀于脾，注于目，故理脾胃则气上升，而神清也”，强调了五脏六腑之精秉承于脾胃。脾胃弱，则气机升降失常，升清不及，五脏之精不能上注于目，则视瞻不能分明。如李东垣《脾胃论》所言“因心事烦冗，饮食失节，劳役过度，故脾胃虚弱……邪害孔窍，故天明则日月不明也”。

2. 经络滞，精微不能达于目系

（1）上传气血精微至目系的经脉：《灵枢·寒热病》云“足太阳有通项入于脑者，正属目本，名曰眼系……在项中两筋间，入脑乃别阴跻、阳跻”。《灵枢·经脉》云“肝足厥阴之脉……循喉咙之后，上入颃颡，连目系”；“胆足少阳之脉，起于目锐眦……至目锐眦后”；“足少阳经别……以上挟咽，出颐颔中，散于面，系目系，合少阳于外眦也”；“胃足阳明之脉，起于鼻，交頞中，旁纳太阳之脉……”；“膀胱足太阳之脉，起于目内眦，上额，交颠……从颠入脑络……络肾，属膀胱……”；“心手少阴之脉……其支者，从心系，上挟咽，系目系”。《儒门事亲》云“夫目之内眦，太阳经之所起，血多气少……阳明经也，血气俱多，然阳明经起于目两旁，交鼻之中，与太阳、少阳俱会于目，惟足厥阴肝经，连于目系而已”。《奇经八脉考》云“阴跻者，足少阴之别……上循阴股入阴……入頄属目内眦，合太阳、阳跻而上行”；“阳跻者……至目内，与手足太阳、足阳明、阴跻，五脉会于睛明穴……下耳后，入风池而终”。

（2）经脉阻滞之因：风邪、痰饮留滞诸经，可使五脏之精不得上承。《诸病源候论·目病诸候·目青盲候》提出“青盲者，谓眼本无异……若脏虚有风邪痰饮乘之……是腑脏血气不荣于睛……是之谓青盲”。《诸病源候论·小儿杂病诸候·目青盲候》云“此由小儿脏内有停饮而无热，但有饮水积渍于肝也”。

二、针灸治疗

1. 补脏腑

（1）补肝肾：肾中精气充盈，则脑“髓海”得养，能充分发挥其“精明之府”的生理功能。在治疗上常用肝俞、肾俞、关元、命门等穴位以补肝肾，益脑髓。

（2）健脾胃：注重中焦脾胃的斡旋功能，采用俞募配伍法，取中脘、章门、脾俞、胃俞、水分、天枢等穴位通补兼施。

2. 调经脉

调气街，以导诸经之滞；通旁路，以消正路之壅。

（1）调头气街：精微不能达于目系，有责于头气街者，头气街止之于脑。《灵枢·海论》云“脑为髓之海，其输上在于其盖，下在风府”。因此，选用百会、风府作为通调头气街的主穴；同时选用养老与天柱相配，濡养髓海。天柱正当足太阳经脉通项入于脑的重要位置，养老是手太阳经的郄穴，能调动深藏之血，目得血则能视，正如《百症赋》中提及“目觉𥇦𥇦，急取养老、天柱”。

（2）调二跻脉：《灵枢·脉度》云“跻脉者……合于太阳阳跻而上行，气并相还，则为濡目”。二跻脉与足太阳、足少阴、足少阳、手太阳、手阳明、手少阳、任脉交会，入于风池穴而终，将手足阴阳经、任脉气血携带入目，目得血濡故能视。常用的相关穴位包括睛明、交信、照海、申脉、承泣、巨髎等。

（3）重视“根溜注入”：经脉以四肢末端的井穴为根，头面胸腹的一定部位为结，用以说明四肢与头面胸腹之间生理功能和穴位主治上的联系。“经脉所过，主治所及”，通畅受累部位的经脉是治疗的关键之一。“根、溜、注、入”理论体现了人体四末于头颈部的上下联络关系，是根结理论的延伸。如眼病与足厥阴经有关，取其根、溜、注、入的穴位，即大敦、太冲、中封、蠡沟。

3. 特色疗法

（1）通目系：深刺睛明，热补风池为韩碧英所传承的特殊刺法。要点有二：一是深刺睛明穴（1 ～ 1.5 寸），针感可达眼部后方，使整个眼眶均有酸胀感觉，甚至有针感似入脑后；二是风池穴施用九阳数三进三退、提插捻转补法，使之得气生热，可提高疗效。

（2）辅以核桃皮眼镜灸：隔核桃皮眼镜灸是叶成鹄、李志明老先生临床治疗眼系疾病的经验，韩碧英临床中常使用该法。隔核桃皮眼镜灸中的菊花祛风明目，枸杞子补肾明目，艾叶温通经脉，借助核桃皮眼镜直接熏蒸眼部，可将药物的作用引致局部，以疏通气血，濡润眼系。

三、典型病例

孙某，男，41 岁。初诊：1996 年 5 月 10 日。

主诉：双目视力下降半年。

现病史：半年前外感后，双目视力逐渐下降，一周后视力完全丧失。外院诊为“视神经炎，视神经萎缩”，予甲强龙静点治疗后，改服强的松片治疗半年，视力仅余光感。

刻下症：双眼有光感，疲倦乏力，食少，纳差，目无神采，活动后多汗，二便调。

查体：满月脸，面色㿠白，双眼仅有光感。舌淡嫩，苔薄白。

西医诊断：视神经萎缩。

中医诊断：青盲。

辨证：气血两虚。邪之所凑，其气必虚，中焦失运，气血生化无源，目睛不得濡养。复感外邪，留滞目系，目失所养，故发青盲。其面色㿠白、倦怠多汗、舌淡嫩均为阳气虚之表现。

治法：健中焦，通目系。

主穴：中脘、水分、天枢、关元、命门、脾俞、胃俞、肝俞、睛明、风池、养老、天柱。

配穴：承泣、地仓、巨髎、瞳子髎、光明、蠡沟、承光。

操作：针刺睛明时，将眼球向外推开，深刺 0.3 ～ 0.9 寸，缓慢刺入，起针时轻压数秒钟。其余诸穴均直刺。面部穴位针刺深度 0.2 ～ 0.3 寸，其余诸穴针刺深度 0.3 ～ 0.5 寸；风池施九阳数提插捻转补法，天柱行补法，其余穴位平补平泻法。一周 3 次，每次留针 30 分钟。隔核桃壳眼镜灸 3 壮。

复诊：治疗 2 周后，可分辨红色、黄色及物体大致轮廓，倦怠减轻。守上法继续治疗。

治疗 1 个月后，可分辨近处人物面目，仍视物模糊，精神转佳。守上法继续治疗。

继续治疗 5 周后，患者查右眼视力 0.4，左眼 0.3。恢复工作。

按语：睛明穴深刺治疗眼病是叶氏针灸的特色。该穴是手足太阳、足阳明、阴阳跻交会穴，五脏六腑精微上注于睛明，目得血乃能视。治疗眼病时，传统叶氏针法选用金针深刺 1.5 寸，后韩碧英与叶成鹄改为不锈钢毫针深刺，亦获良效。但睛明易出血，故应最后出针，且出针后按压约 3 分钟后观察，无出血方可离去。

蠡沟穴为肝之络穴，光明为胆经络穴，二穴沟通肝胆二经，目得血则能视。风池为胆经、阳维交会穴，养老、天柱相配调头气街，濡养髓海。承泣、巨髎、地仓为阳跻脉穴。以上各穴共用，以起益气养血明目之效。

隔核桃皮眼镜灸具体操作方法：用铁丝做成眼镜架，前面装插艾柱用的铁丝弯钩各一个。灸时将半边核桃皮放入菊花水中浸泡 20 分钟，将核桃皮套在铁丝眼镜的框架上，再将 1.5cm 长的艾条段插在眼镜框外面的铁丝弯钩上，点燃艾条内侧端后，戴在患眼上施灸，每次灸 1 壮。疗程：每周 3 ～ 5 次，4 周为 1 个疗程。注意事项：施灸过程中，核桃皮要保持湿润，更换干裂的核桃皮。

动眼神经麻痹

动眼神经麻痹是指因动眼神经受损而导致的动眼神经及其支配肌的功能减退或丧失。动眼神经病变后，主要表现为上睑下垂、眼球向外下斜视及眼球上视、内视和下视明显受限或不能，出现复视、瞳孔散大、对光及调节反射消失。本病的常见病因包括脑血管病、感染、肿瘤、外伤、代谢性疾病或变性病等，也可见于先天性疾病。

本病见于古代医家所述之“睑废”“目偏视”与“视歧”等。睑废又可称为“上胞下垂”“睢目”“眼睑垂缓”；目偏视又可称为“目珠不正”“风牵偏视”“瞳神反背”“神珠将反”；视歧又可称为“视一为二”等。

《诸病源候论·睢目候》云“若血气虚，则肤腠开而受风，风客于睑肤之间，所以其皮缓纵，垂覆于目，则不能开，世呼为睢目，亦名侵风”。

《诸病源候论·目偏视候》云“人腑脏虚而风邪入于目，而瞳子被风所射，睛不正则偏视。此患亦有从小而得之者，亦有长大方病之者，皆由目之精气虚而受风邪所射故也”。

《圣济总录》云“眼睑垂缓者，以血气不足，肤腠开疏，风邪客于睑肤，其皮垂缓，下复睛轮，故俗呼为睢目，又曰侵风”。

《灵枢·大惑论》云“邪中于项，因逢其身之虚，其入深，则随眼系以入于脑……其精所中不相比也，则精散，精散则视歧，视歧见两物”。

《类经·疾病类》云“邪气中于风府、天柱之间……是以视一为两也”。

一、辨病辨证

1. 病因病机

本病的直接病因为目系及眼周经脉因虚受邪，导致胞睑及眼周经筋舒缩不利。此外，亦可见于外伤等因素导致眼周筋脉受损。因各经借其经脉、经别、络脉与目系相连，故目系病变亦与各经相关。韩碧英重视应用各经与目系的关系，分经辨证施治。

其一，因虚者，主要为脾虚之清阳不升，肝虚之血不荣目。二者临床多并见。

（1）脾胃失调而致胃气不护，气血生化不足，胞睑属于脾，为珠之外藩，脾虚致胞睑御外力弱，易被风邪所客，致眼球活动障碍、眼睑上举无力。

（2）目得血则能视，肝血不足，经脉失养，故易为风邪所客，经筋失用，则胞睑不举、目睛不转。

其二，感邪者，以风邪为主，趁虚而入，客于经脉，累及胞睑与目周经筋。

胞睑为珠之外藩，目周经筋为目之维系，其经脉虚则易被风邪侵袭，风邪入客，胞睑及目周经筋失用，而致睑废筋急，目睛不转。

其三，因瘀者，多为外伤所致眼周脉络受损或经脉交会处发生阻滞，气血运行不畅，致胞睑及经筋失用。

2. 病位

本病虽表现为胞睑及眼周经筋功能失用，但实质仍为眼系及其联络经脉的异常，因此仍需溯本求源，重视其所属经脉的病变。

（1）睑废：睑废在经文中称为“目不开”，《内经》中描述目不开症状的地方有两处，均记载于《灵枢·经筋》中。此外，目不开虽出现于阳明与少阳经筋病中，但在经筋篇中，两次提到足太阳为目上网，而目临床所见为目上网与目下网同时受累，故睑废病位主要累及三阳经经筋。“足阳明之筋……上颈，上挟口，合于頄……上合于太阳，太阳为目上网，阳明为目下网……热则筋纵，目不开”。“足少阳之筋……上额角，交颠上……结于目眦为外维……维筋急从左之右，右目不开”。“足太阳之筋……其直者……上头下颜，结于鼻；其支者，为目上网，下结于頄”。

除经脉受邪外，脏腑功能失调是导致经筋失用的另一原因。胞睑为肉轮，内合于脾，故脾失健运，则肉轮气虚，维络于此的经筋易受外邪所扰，胞睑无养致邪客而垂废。

（2）目偏视：《证治准绳·杂病》中记载为“目珠不正”“神珠将反”或“瞳神反背”。文中记载“目病……或有风邪所击，脑筋如拽，神珠不待人转，而自蓦然察上，蓦然察下，下之不能上，上之不能下，或左或右……筋脉振惕，缓急无常……轻则气定脉偏而珠歪，如神珠将反之状，甚则翻转而为瞳神反背矣”。

目偏视为维系目珠的经筋失衡，责之于目系及相交贯诸经，属经脉为邪所客后的缓急失常。足太阳有通项入脑者，名曰眼系，足少阳维于目外眦，阴阳跻脉与手足太阳、足阳明五脉会于睛明。因此，缓急失常在于眼系主要责之于足太阳，在于目内眦以手足太阳及二跻脉为主，在于目外眦以手足少阳为主。手太阳分络两眦，目上下网分属足太阳与足阳明，临床中可随症取之。具体如下：

其一，目内眦：手太阳之脉“其支者，别颊上𩕄抵鼻，至目内眦”。手太阳之正“上走喉咙，出于面，合目内眦。”足太阳之脉“起于目内眦”。

其二，目外眦：足少阳之脉“其支者，从耳后入耳中，出走耳前，至目锐眦后……其支者，别锐眦……”。足少阳之正“……以上挟咽，出颐颔中，散于面，系目系，合少阳于外眦也”。足少阳经筋“上额角，交巅上，下走颔，上结于頄；支者，结于目眦为外维”。手少阳之脉“其支者……出走耳前，过客主人前，交颊，至目锐眦”。手少阳经筋“其支者……循耳前，属目外眦”。手太阳之脉：“其支者，从缺盆循颈上颊，至目锐眦”。手太阳经筋“直者，出耳上，下结于颔，上属目外眦”。

（3）视歧：即视一为二。《灵枢·大惑论》中对其病机的认识为“邪中于项……则随眼系以入于脑……脑转则引目系急……邪其精，其精所中，不相比也，则精散，精散则视歧，视歧见两物”。张介宾进一步解释“目系急，则左右之脉互有缓急，视歧失正，而两精之中于物者不相比类而各异其见，是以视一为二也”。因此，本病病程中出现的视歧，为目偏视后两精不得比对而出现的症状。

二、针灸治疗

1. 调脾胃，养肝血，以治其本

脾胃为中焦生化之源，依据《标幽赋》中“脏腑病，而求门海俞募之微”，临床多选用中脘、梁门、水分、天枢、脾俞、胃俞，以通调脾胃。

“肝藏血，开窍于目，目得血则能视”是治疗眼病的重要理论依据。太冲是肝之原穴，期门、肝俞为肝之俞募，取其养血调肝。又因《席弘赋》中提到“睛明治眼未效时，合谷太冲安可缺”，常与合谷相配以调气血升降。

韩碧英认为，肝属木以应春气，主万物生发，调肝亦能扶助脾土升清，濡养周身，故临床上肝脾同调。

2. 分经辨证祛邪，经脉经筋同治

诊治本病应分经辨证，重视经筋的应用。根据不同证候分经论治，调经脉以正经筋。

（1）睑废，取足三阳：“足阳明之筋……其病……急者目不合，热则筋纵，目不开”。取四白、承泣，直接调节目下网的功能；取足三里补益气血，与脾俞相配，改善气血亏虚，与百会相配，升阳举陷，并以经筋刺法取双侧头维。以上诸穴是治疗眼睑下垂的常用腧穴。“足太阳之筋……为目上网”。取睛明，并以经筋刺法取攒竹、眉冲、曲差、承光、通天等穴位。“足少阳之筋……其病……从左之右，右目不开，上过右角，并跻脉而行，左络于右……命曰维筋相交”。取患侧瞳子髎，并以经筋刺法取颔厌、悬颅、悬厘等穴位。

（2）目偏视，取足太阳为主，随症选取手太阳、手足少阳及足阳明：取足太阳经天柱、申脉及与交会穴风池以泻邪。并取手足少阳经筋以正维筋。筋纵多因热或血虚，治筋之法宜养血荣筋，取穴刺法同上。筋急或挛或引多因寒，则以温针灸温阳柔筋，或以合谷刺、鸡爪刺解结蠲痹，此法施于筋结之侧。病久不愈者，常选取后溪、足三里以增加疗效。

（3）视歧，取足太阳与二跻脉为主：调节跻脉是治疗动眼神经麻痹的重点。视歧为目偏视后邪中于精，致两精不得比对，精散而视歧。足太阳入于项后，别属阴阳跻，二跻脉又会于睛明，相互交贯，以濡眼目。正如《灵枢·寒热病》云“足太阳有通项入脑者……入脑乃别。阴跻、阳跻，阴阳相交……交于目锐眦”。

取二跻脉以调整眼系的阴阳缓急，使两精和谐，视歧得复。临床上除取天柱、风池、睛明等穴位之外，还应选取二跻脉的穴位，补阴跻，泻阳跻，纠斜归正。

3. 益气升阳，补任督二脉

督脉主一身之阳气，入脑，其穴百会又为头气街。大椎为诸阳经之交会穴，针一穴调诸经阳气。百会可用于中气下陷，是治疗眼睑下垂重要腧穴，针补百会穴或麦粒灸 3 壮，升阳举陷；脑户位于视神经在大脑皮层功能定位之处，对调节眼系疾病有重要意义。任脉主一身之阴血，关元、气海可补益元气，同取治疗眼睑下垂。

4. 上病下取，标本根结为用

病在上者下取之，取足太阳至阴穴、命门（睛明）；足少阳足窍阴、听会；足阳明厉兑、头维；足太阴隐白、太仓。针刺诸穴，可以加强四肢与头面的联系，促进经气循环。

三、典型病例

病例 1

刘某，男，28 岁，初诊：2014 年 5 月 8 日。

主诉：右眼睑无力及右眼向外斜视 2 周。

现病史：患者行右眼近视激光术后，出现右眼周麻木，逐渐加重，扩散至颜面部，表现为右上睑抬举力弱、晨重暮轻，右眼内视费力、视物重影，曾针刺治疗后略缓解。

刻下症：右上睑抬举力弱，右眼内视费力，视物重影，目干目涩，偶有白痰、质稠，纳眠可，小便调，大便日行一次。

查体：右上睑抬举力弱，右眼内视露白，不能及边，舌边尖红，苔薄白。

西医诊断：术后动眼神经不全损伤。

中医诊断：①目偏视；②胞睑下垂。

辨证：患者手术后右侧手足太少阳经及足阳明经五脉受累，阴阳二跻失于平衡，致使脾之精气流注受阻。

治法：调经通络荣筋。

主穴：睛明、风池、百会、大椎、申脉、肩髃、照海、交信、隐白、中脘。

配穴：肝俞、魂门、筋缩，健侧头维、颔厌、悬颅、悬厘，患侧瞳子髎、头维，患侧头顶处少阳经筋。

操作：针刺睛明时，将眼球向外推开，直刺 0.3 ～ 0.5 寸，缓慢刺入，不做提插捻转手法，起针时轻压数秒钟；瞳子髎 15°角向外斜刺 0.2 ～ 0.3 寸，头顶诸穴及经筋均以 15°角顺经斜刺 0.3 ～ 0.5 寸，中脘直刺 0.3 ～ 0.5 寸；其余诸穴均直刺，深度 0.2 ～ 0.3 寸。风池行补法，其余穴位平补平泻法。一周 3 次，每次留针 30 分钟。

2014 年 11 月 3 日复诊：眼周麻木缓解，仍有内面颊、口角麻木，眼部有疲劳感，眼胀，眼睑上举较前有力。舌尖红，苔薄白。针灸治法同前，加承光、五处。

2014 年 12 月 4 日三诊：眼周面部麻木不明显，眼睑上举有力，复视消失，但内视时自觉有僵硬感。守上法继续治疗。

继续针灸治疗 6 次后，视物无重影，右眼睑上举及内视运动恢复如常，眼周麻木消失。

按语：患者因手术损伤局部经脉经筋，气血运行不畅，致眼球活动障碍、眼睑上举无力，属不内外因致病。治疗时，取睛明、瞳子髎以及头顶局部诸穴以促进经气通畅，以恢复阳气主动的功能。

百会为诸阳之会，大椎为督脉与手足三阳经交会穴，是阳气之集中所在，犹阳气上下内外之枢机，可鼓舞一身之阳气，并调节诸阳经经气之通达；风池穴属足少阳胆经经穴，位于项部后发际凹陷处，穴处似池，为治风之要穴，且为足少阳与阳维脉交汇穴；阳维、阴维对全身气血起溢蓄调节作用。故百会、大椎、风池结合，可起到气血灌注周身而通阳疏络之功。

病在上者下取之，取足太阴之跟结穴隐白、中脘与二跻脉之申脉、肩髃、照海、交信等穴位，以加强四肢与头面的联系，促进经气多方面循环。肝主筋，开窍于目，另取筋缩、肝俞、魂门，濡养目珠经筋，终获良效。

病例 2

李某，男，14 岁，初诊：2014 年 6 月 12 日。

主诉：右侧眼睑抬举无力伴眼球活动受限近 1 个月。

现病史：患者于 1 个月前晨起无明显诱因，出现右眼睑抬举无力，眼球向内、向下、向上活动受限。西医诊断为“动眼神经麻痹”并住院治疗 2 周，予腺苷钴胺肌注，症状无明显缓解。

刻下症：右眼上睑下垂，内斜视时黑眼距内眼角 3mm，视物成双，重影相距 10cm；右眼流泪，分泌物多。口干，晨起咳嗽有痰、量少质黏，纳眠可，二便可，大便日行一次。

查体：右眼上睑下垂，上睑时钟位 8 ～ 4 点，眼球呈外展功能位。舌质嫩红，少苔，脉细数。

西医诊断：动眼神经麻痹。

中医诊断：①上胞下垂（肺胃阴虚）；②目偏视。

辨证：咳嗽、咳吐少量黏液为肺阴不足，宣肃失常；舌红少苔、体嫩、口干，为胃阴不足，阴虚有热。阴虚则脾不能为胃行其津液，气血不达于眼周经脉与经筋，以至经脉失用，经筋失养。

治法：养阴清热。

主穴：睛明、风池、中脘、天枢、水分、太渊、经渠、孔最。

配穴：照海、交信、申脉、缺盆、人迎、承泣、大都、解溪、尺泽。

操作：面部穴位针刺深度0.2～0.3寸，其余诸穴针刺深度0.3～0.5寸；风池行补法，其余穴位平补平泻法。每周治疗4次，每次留针30分钟。

复诊：针刺治疗3次后，上睑抬举较前有力，上睑时钟位9～3点，内斜视时黑眼距内眼角1～2mm，视物重影间距变小，流泪、分泌物多症状同前，口干较前减轻，晨起黏痰较前减少，纳眠、二便可，舌质嫩红，苔薄白，脉细数。守上法继续治疗。

三诊：针刺治疗7次后，上睑抬举有力，与健侧基本对称，眼球活动左右及边，无视物成双，仍有右眼流泪症状，但分泌物较前减少；偶有口干，无晨起黏痰，纳眠、二便可，舌淡红，苔白薄润，脉滑。针灸治法同前。

继续针刺2次后，痊愈。

按语：本案症见眼睑抬举不能、眼球活动受限、复视，为气血津液不能上承于目，局部经脉经气紊乱，目睛经筋失濡养而致失用。舌脉及诸症反映脏腑病为先，经络症在后。故治以清热养阴荣筋。胃阴不足则脾胃运化失常，气血生化无源；肺阴不足则宣肃失常，大气不举。因此，养阴以复肺胃的气化功能为本，通调局部经脉为标。治本取中脘、天枢、水分以助运化，取太渊、经渠、孔最以复宣肃；并取解溪、大都、尺泽以泻肺胃之热，取照海、交信、申脉以奇经调补眼周诸脉；取睛明、风池、承泣、缺盆、人迎通调局部经脉。随着热退，中焦升降有序，阴津渐复，气血布散逐渐有序，气血津液循络上达于目，濡养经筋，则病愈。

韩碧英认为，针刺补虚泻实与方药不同。药有性、味、归经，是以实物补人体不足，或清、散、通、利等法祛邪。针灸补虚虽不及药物，但是以“实则泻其子，虚则补其母”，达到阴阳平衡，即“阴平阳秘”，很好地体现了中医平衡观。

病例 3

郝某，男，45 岁，初诊：2002 年 11 月 8 日。

主诉：左上眼睑下垂、完全不能睁眼 2 个月。

现病史：患者 2 个月前因车祸头部受伤，造成动眼神经麻痹，经抢救治疗脱险后，左眼不能睁，遂来针灸治疗。

刻下症：左眼睑下垂，完全闭合，不能睁眼。

查体：左上眼睑完全下垂，遮盖下眼睑，眼球呈外斜视，不能转动，左瞳孔大于右侧。舌质嫩红，少苔，脉细数。

西医诊断：动眼神经麻痹。

中医诊断：胞睑下垂。

辨证：脑髓震荡，足太阳经脉受损及二跻脉受损所致。

治法：复经脉，养髓海。

主穴：百会、风府、大椎、哑门、风池、身柱。

配穴：攒竹、曲差、头维、丝竹空、瞳子髎、足三里、后溪、申脉、照海。

操作：诸穴均直刺，面部穴位针刺深度 0.2 ～ 0.3 寸，其余诸穴针刺深度 0.3 ～ 0.5 寸；风池、天柱行补法，其余穴位平补平泻法。每日治疗 1 次，每次留针 30 分钟，治疗 10 次。

2002 年 11 月 18 日复诊：症状同前，患者自觉眼部舒适。治法同前。每日 1 次，共治疗 10 次。

2002 年 12 月 2 日三诊：自述眼有欲睁之意，叩击额部令患者眼球上视，可见眼睑微动。主穴同上。配穴：阳白、眉冲、承光、睛明、太阳、足三里、光明、合谷、太冲等穴。每日针灸 1 次，共治疗 10 次，休息 2 周。

2002 年 12 月 22 日四诊：眼睑能上提，眼裂 2mm，眼球用力做内收动作，瞳孔可接近正中。继前穴方，每日针灸 1 次，共治疗 10 次，观察疗效。嘱患者做眼部功能练习。

2003 年 1 月 4 日五诊：眼裂可达 5mm，瞳孔位于正中，内收动作幅度加大，按三诊针灸处方加刺至阴穴。每日针灸1次，共治疗10次。

2003年1月15日六诊：眼裂可达8mm，眼球动作相应改善。主穴同前。配穴：睛明、至阴、攒竹、丝竹空、承光、下睛明、鱼腰等穴。每日针灸1次，共治疗10次。

历时2个多月，针刺60次左右。左眼上睑功能恢复，眼球活动范围明显改善。

按语：足太阳经脉通项入脑，故脑髓震荡损伤，经脉亦受损，经气周流不畅，致目睛不能活动自如。治疗以调补髓海，疏通经脉为法。以足太阳与二跻脉调补脑髓，足三阳调畅眼周经气，助眼开阖。针灸处方中睛明、至阴二穴，本其“根结”之意，以辅主穴。

附：外展神经麻痹

外展神经麻痹是指因外展神经损伤而导致外直肌麻痹。临床表现为眼球不能向外转动，可见内斜视和复视。本病的中医病名、病因病机和动眼神经麻痹有相似之处，仅病位有一定的不同，主要是以足少阳经脉受累为主。如《类经·疾病类》云“邪气……乘其虚则入脑连目，目系急则目弦睛斜，故左右之脉互有缓急”。调理经筋是治疗外展神经麻痹的重要方法。足少阳经筋，有“维筋相交”，若一方筋痿无力，另一方经筋则强颈将眼球拉向己方。调经脉与经筋同治，纠斜归正。

病例1

沙某，男，66岁，初诊：2014年9月27日。

主诉：视物重影2个月。

现病史：2个月前无明显诱因，出现双眼视物重影，外院诊断为“左外展神经麻痹”。

刻下症：左侧眼球外展不能，双侧视物重影，自觉双侧感光度减弱，视线移动时偶有头晕，纳眠可，小便黄，夜尿频，大便一日一行、质略黏。

既往史：冠心病5年余，支架术后4年，高血压10余年，糖尿病20年。

查体：左侧眼球外展不能，外斜视时黑眼距外眼角约8mm，复视重影相距大约10cm。舌淡红，苔黄腻。

西医诊断：外展神经麻痹。

中医诊断：斜视（脾肾两虚，湿热内蕴）。

辨证：头晕、尿频属肾气不足；大便黄、舌苔黄腻属湿热内蕴；结合糖尿病20年，考虑患者久病，致脾肾两虚，水液代谢失常，湿热内生，阻滞经脉，致气血津液不能上承；胞睑失养，筋肉失用，少阳及二跻脉络失调，以致目珠活动障碍。

治法：清化湿邪，通利经脉。

主穴：中脘、水分、阴陵泉、天枢、脾俞、小肠俞、膀胱俞、百会、风府。

配穴：睛明、承泣、瞳子髎、绝骨、光明、蠡沟、仆参、申脉、风池、照海、交信。

操作：诸穴均直刺，面部穴位针刺深度0.2～0.3寸，其余诸穴针刺深度0.3～0.5寸；风池行热补法，绝骨、光明、仆参、申脉均为补法，其余穴位平补平泻法。一周3次，每次留针30分钟。

2014年10月11日复诊：左侧眼球外展受限，复视，自觉双侧感光度减弱，视线移动时偶有头晕，纳眠可，小便清，夜尿频，大便一日一行、质略黏。

查体：左侧眼球外展受限，外斜视时黑眼距外眼角约4mm，复视重影相距约3cm。舌淡红，苔白略腻。守上法继续治疗。

2014年10月27日三诊：左侧眼球外展受限，复视，纳眠可，小便清，夜尿频，大便一日一行、质可。

查体：左侧眼球外展受限，外斜视时黑眼距外眼角约 2mm，复视重影相距约 1cm。舌淡红，苔薄白。主穴去水分、阴陵泉、膀胱俞、小肠俞，加肝俞、魂门。守上法继续治疗。

2014 年 11 月 27 日四诊：左侧眼球外展受限，纳眠可，夜尿频，二便调。

查体：左侧眼球外展受限，外斜视时黑眼距外眼角约 1mm。舌淡红，苔薄白。守上法继续治疗。

治疗 1 个月后，左侧眼球活动自如。

按语：本病例为脏腑经络同病，久病损及脾肾，“湿”与“热”互结。治以清化湿邪，通利经脉；兼顾补益脾肾，养肝明目。清化湿热取中脘、水分、滑肉门、天枢、气海及腹气街等，俞募穴相配以补脏腑；选取百会、风府、风池及局部经筋刺以复气血；取睛明、承泣、瞳子髎上达于目，充养经络，濡养经筋则病愈。本病眼球内斜，为阴跻脉盛，阳跻脉虚，故补阳跻、泻阴跻。治疗时同取胆肝络穴，加强表里沟通，肝开窍于目，胆经筋“维筋相交”，二者有利于目的转动。

病例 2

唐某，男，70 岁，初诊：2014 年 4 月 10 日。

主诉：右眼外展不能 2 周。

现病史：诉两周前无明显诱因，出现右眼视物重影、眼球外展不能，伴有头晕、行走时加重，外院诊断为“右眼外展神经麻痹”。

刻下症：右眼视物双影，眼球不能外展，不敢行走；伴头晕，喜闭眼。平时易疲劳，口渴，口气臭，纳眠可，便干。

既往史：糖尿病病史 30 余年。

查体：右眼球外展受限，不能过中线，余各向活动正常。四肢活动正常。面色萎黄无华，舌淡暗，苔白腻少津。

西医诊断：外展神经麻痹。

中医诊断：斜视（湿热内蕴，气阴两虚）。

辨证：口干渴、口臭、大便干，为阳明腑热之征象。阳明与足太阴同为中土，脾主升，胃主降，胃火灼伤津液，致阴虚肠燥浊物不能排出，浊阴不降则清阳不升。胞睑为脾轮，脾不升清，胞睑失养，无力下垂。患者素有消渴，气阴两亏，致少阳、阳明经筋失养，以致失用，亦为本病病因。

治法：升清降浊以调脏腑，益气通络以养经筋。

主穴：中脘、腹通谷、天枢、胃俞、三焦俞、足三里、气街、上巨虚。

配穴：支沟、照海、阳池、厉兑、商阳、光明、蠡沟、仆参、风池、睛明、刺胆经维筋。

操作：面部穴位针刺深度 0.2 ～ 0.3 寸，其余诸穴针刺深度 0.3 ～ 0.5 寸；风池用补法，厉兑、商阳用泻法，诸穴均平补平泻法。一周 3 次，每次留针 30 分钟。

2014 年 4 月 24 日复诊：症状改善不明显。遂改治疗方法。取穴：中脘、腹通谷助胃降；天枢、足三里、上巨虚、气冲、下巨虚清腑热。

2014 年 5 月 8 日三诊：右眼视物双影，双影间距离缩小，右眼球外展受限较前缓解，口臭消失，大便通畅。查体：右眼球外展受限，可过中线，但不能及边，余各向活动正常。舌淡暗，苔白腻，边见齿痕。考虑苔转白腻，中焦热退。去五十九热穴厉兑、商阳，加阴陵泉、太白。

2014 年 5 月 22 日四诊：眼球活动较前好转，复视双影已有重合，看远及活动物体头晕缓解。查体：右眼球外展受限，可过中线，但不能及边，余各向活动正常。舌淡红，苔薄白。守上法继续治疗。

继续守方治疗 1 个月后，眼球活动已及边，无复视，精神好，遂停诊。

按语：患者老年男性，有糖尿病史多年，气阴两虚。发病时伴有口臭、便硬之胃肠湿热内滞之象。初诊针刺以调理阳明、少阳经筋为主，局部取眼周经筋，配二跻脉、足太阳、足阳明之标本，以期调畅经气，使气血循经脉、络脉上达眼周经筋，但治疗未能见效。复诊时考虑患者病机以阳明湿热不下为主，故改用通腑泻热法，取中脘、腹通谷、天枢、足三里、上巨虚、气冲、下巨虚等五十九热穴以去腑实。其中中脘为募穴，内应胃腑，足三里、上下巨虚为下合穴，合穴与募穴相配，可清肠胃之积滞。待腑通热退后，复加养阴升清法，取阴陵泉、太白等穴位，气阴得复而取效。病虽同，症不完全同时，应该遵循“同病异治”之法则进行变通，不可一方一穴固定不变。

枕神经痛

枕神经痛，临床表现为枕部间歇性刺痛伴阵发性加剧，或持续性钝痛，并自枕部放射到颞顶部，呈单侧或双侧发作。其病因主要有上呼吸道感染引起枕神经炎症而引发疼痛，或长期低头工作、不良睡姿等致项肌受到牵拉而痉挛，深筋膜肥厚，炎性渗出、粘连，使穿行其中的枕神经受到刺激或嵌压而产生疼痛。枕神经痛是枕大神经、枕小神经和耳大神经疼痛的总称，以枕大神经痛为主，同时累及枕小神经和耳大神经。枕大神经起于颈 2 神经后支，分布于枕顶部皮肤。枕小神经为颈丛分支，分布于枕部及耳郭背面上部。耳大神经由第 3 颈神经的后支组成，分布于耳郭、腮腺表面及乳突表面皮肤。

本病属中医“头痛”范畴，尤指后枕至头顶的头痛，中医学对此病的记载大多在“头痛”“头风”中。《灵枢·经脉》提及的“膀胱足太阳之脉……是动则病，冲头痛”一症，是指头痛由脑后连及颠顶及肩间。《诸病源候论》提及“头风”，症见头痛经久不愈，时作时止。《素问病机气宜保命集》提及“雷头风”，症见头痛急起伴发肿块并鸣响。

一、辨病辨证

1. 病因病机

外感六淫邪气，脏腑功能失调，加上姿势异常，均可导致后枕部经脉不通，是本病常见病因，亦有多种病因兼杂发病者。

（1）外因为六淫邪气入侵：六淫以风为主，其症表现为阵发性疼痛。风为阳邪，易袭阳位，头为人身之颠，故易受之，且风为百病之长，常与寒、热相合致病。若太阳少阳经脉受风，则营卫不和，气虚而血滞，邪客经脉发为头痛。若受寒，则脉凝泣而色变，气滞血瘀于脉内而发病。《素问·举痛论》云“寒气入经而稽迟，泣而不行，客于脉外则血少，客于脉中则气不通，故卒然而痛”。

（2）内因与痰、火、虚有关：“痰”为内生伏邪，由肺、脾、肾的功能失调产生。痰常阻滞经络，若遇内外风邪，可夹而上逆，阻于太阳少阳经脉而发病。“火”性炎上，易达头颠部，且火邪既可由气有余化生，也可因元气不足而愈发炽盛，中焦脾土运化失常也可致阴火亢盛。火为阳邪，易袭阳位，故头颈经脉常为之所扰，而火于经脉之中既可耗散卫气，也可灼伤营阴，发为疼痛。“虚”是人体气血不足的一种状态，七情五志失常均可致虚，正虚邪盛，则易发病。气虚不能推动营血，血虚则气无所载，二者均可导致经脉阻滞而发病。

（3）不内外因：不良体位姿势可诱发经筋劳伤，致太阳及少阳经气不通，局部气血壅滞，因而发病。

2. 病位

本病直接原因在于经脉不通，具体部位属于足太阳及手足少阳经脉循行所过，故受损为足太阳、手足少阳经络。痰、火、虚及七情致病者，也常兼见脾胃、肝胆及肾脏的不足，需在临床时依据兼证详加鉴别。

3. 病性

病性多属实证或虚实夹杂证。

二、针灸治疗

以疏通太阳少阳两经经气为原则。取穴根据“住痛移疼取相交相贯之迳”之方法，并结合根结理论。

1. 受累经脉局部取穴

古籍中记载了大量头痛的针灸有效穴位，如《百症赋》云“囟会连于玉枕，头风疗以金针”。又有“项强多恶风，束骨相连天柱”。《胜玉歌》记载“头风头痛灸风池”。又有“偏正头痛难移……若然痰饮风池刺”。该病主症为后枕部疼痛，为太阳和少阳经脉所过之处，因此在足太阳经者，选取天柱、玉枕；在足少阳经者选取风池、脑空；两部位均有疼痛者，上穴都选。

2. 太阳少阳根穴治疗

根结理论出于《灵枢·根结》，太阳根于至阴，结于命门；少阳根于窍阴，结于窗笼，是突出强调了四肢末端与头面五官和胸腹内五脏六腑的联系。“根”即树根，在下，对树起决定性作用。根穴的特点均是位于肢体的最末端，即本经的井穴处。根据根结理论，根穴可治疗上端头身的疾病。但就一经而言，这上下两处位于本经的两端，说明根穴对结的部位有强大的调整作用，如浇灌大树之根，其叶自华。同时选取足太阳、足少阳经的井穴，即根穴，足窍阴及至阴穴，以激发两经经气，经气通则痛止。

3. 交会穴梳理经脉通路

十二经脉之间有相交、相会之处，当气血运行紊乱时，交会处的经气亦发生紊乱。因此，依“住痛移疼取相交相贯之迳”的原则取交会穴解其结聚。如交会穴有悬颅、颔厌；督脉入头，其穴大椎为六阳经交会。临床应用有较好的止痛作用。

4. 郄穴止痛

郄穴是各经经气深聚的部位，阳经郄穴多治急性疼痛。韩碧英治疗枕神经痛，采用受累经脉的郄穴治疗，临床有较好的止痛效果。

三、典型病例

病例 1

徐某，女，31 岁。初诊：2007 年 11 月 9 日。

主诉：左侧后枕部掣痛 2 天。

现病史：患者于 2 天前乘车外出受凉，返家后自觉左侧后枕部刺痛，并向同侧颞顶放射，每次发作持续时间 0.5 ～ 2 小时，服止痛药未见缓解，夜间疼痛重，影响睡眠。

刻下症：左侧后枕部呈尖锐样刺痛，疼痛向同侧颞顶部放射，触及局部毛发可诱发，夜间痛甚，眠差，纳可，二便调。

查体：舌淡，苔薄白。局部皮肤未见疱疹、红肿，但触及局部毛发诱发疼痛。

西医诊断：枕神经痛。

中医诊断：头痛。

辨证：风寒邪气外袭太阳少阳二经。疼痛部位在后枕部，病位为足太阳、足少阳经。刺痛为瘀阻，放散为风，拒按为实，夜痛甚为阴寒盛。综合考虑为风寒实证。

治法：散寒解结，疏经止痛。

主穴：天柱、风池、玉枕、脑空。

配穴：足窍阴、至阴、头窍阴、大椎、跗阳、外丘、金门。

操作：患者取侧卧位。天柱穴、风池穴用 1.5 寸毫针直刺进针1寸；大椎穴用1寸毫针直刺进针0.5寸，玉枕穴、脑空穴、头窍阴穴用1寸毫针沿头皮斜刺0.5寸，均用泻法。足窍阴穴、跗阳、外丘、金门、至阴穴用1寸毫针直刺0.2寸。留针30分钟，一周3次。

疼痛即刻明显缓解，治疗1次即愈。随访半年未复发。

按语：风为百病之长，寒邪凝滞，风寒之邪相合入侵经脉，正邪交争，故痛为放射状。病位在足太阳、足少阳经。太阳为开，少阳为枢，风寒邪自表至半表半里。治疗的关键在于疏通太阳、少阳两经经气，采用局部取穴加根穴的配穴方法。局部取天柱、风池、玉枕、脑空，是枕神经受刺激或嵌压的病变处，直接针刺病变部位，有疏通经络的作用，可改善局部血液循环，消除炎性渗出，改善粘连肥厚，缓解痉挛对枕神经的嵌压，达到镇痛目的。同时运用根结理论，选取足太阳、足少阳经的根穴足窍阴、至阴，以激发两经经气，经气通则痛止。加刺六阳经交会穴大椎、阳跻郄穴跗阳，足少阳经郄穴外丘，足太阳经郄穴金门，交会穴头窍阴，疏通气血，故患者治疗1次疼痛即止。

虽然仅用局部取穴也可以达到止痛目的，但疗程偏长，且止痛不够充分，韩碧英将古人治疗头痛的取穴经验与根结理论相结合，极大地提高了枕神经痛的治疗效果。该方法不刻意追求得气，操作简单，取穴少，效力专，有立竿见影之效，一般治疗1～3次即可痊愈。

病例2

蓝某，男，61岁。初诊：2008年4月10日。

主诉：右侧后枕部疼痛2个月。

现病史：患者2个月前生气后，出现右侧后枕部尖锐样跳痛，并向同侧颞顶放射，每次发作持续时间0.5～2小时，严重时持续2天，服止痛药无效，夜间疼痛重，不能睡眠。并出现血压增高，服降压药无效。

刻下症：右侧后枕部疼痛，呈尖锐样跳痛，向同侧颞顶放射，眠差，纳差，二便可。

查体：舌暗，苔薄白。局部皮肤无明显异常。

西医诊断：枕神经痛。

中医诊断：厥头痛。

辨证：经络瘀阻，气逆于上。疼痛2个月已为久病，“久病入络”，本病为经络俱病。病因起于怒，“怒则气上”，上不能下为气冲于头。疼痛时间有间歇性，痛止为正气盛，痛作为邪气盛，正邪相争故痛。根据卫气循行，日行于阳，夜行于阴。夜为阴，卫气入阴时，阴正旺，卫气温煦功能不足，孙络气血易发生阻滞，滞则不通，不通则痛，故夜间痛。舌质暗，表示寒凝血瘀；苔薄白，与卫阳不足相符合。

治法：疏通少阳经脉为主。

主穴：天柱、风池、玉枕、脑空。

配穴：足窍阴、听宫、睛明、颧髎、丝竹空、瞳子髎。

操作：患者取侧卧位。天柱、风池、玉枕、脑空、足窍阴刺法同上，听宫、颧髎直刺0.5寸，睛明直刺0.1寸，丝竹空斜向上刺0.2寸，瞳子髎直刺0.2寸。留针30分钟，一周3次。

疼痛即刻明显缓解，治疗2次即愈。头痛治愈后，血压恢复正常。随访半年未复发。

按语：患者主因情绪失畅，肝失条达，肝阳上亢，扰乱少阳经经气，涉及局部的太阳经，致经络阻滞，发为本病。当以疏通少阳经脉为主，局部循经取穴，直接作用于病变部位，经络通则头痛止。配合少阳经根穴足窍阴、结穴听宫，调整少阳经在头部的经气，治疗上端头身的疾病，提高疗效。天柱为足太阳经所“入”，足太阳经气由此入于腹内（阴），足太阳为壬水，足少阳为甲木，调足太阳气以制胆木的亢盛。本例在原方穴中取相交贯经腧穴，手太阳经颧髎接足太阳睛明，为手足太阳相贯；取手少阳三焦经丝竹空接足少阳经瞳子髎，是手足少阳经的交贯，是“住痛移疼，取相交相贯之迳”的法则。

慢性紧张性头痛

慢性紧张性头痛的临床特征是头痛位于顶、颞、额及枕部，头痛程度属轻度或中度，不因体力活动而加重，头部呈钝痛，无搏动性，常有头顶重压感或头部紧箍感；伴有枕颈部发紧僵硬，转颈时尤为明显。少数患者伴有轻度烦躁或情绪低落。疼痛反复发作半年以上。

本病属中医“久头痛”范畴，《丹溪心法附余》提及“久头痛病，略感风寒便发……此属郁热，本热而标寒”。《医林绳墨》也有“头痛经久不愈，时作时止”的记载。

一、辨病辨证

1. 病因病机

本病虽然病位表现在头部经络，但病程绵长，症状以隐痛、钝痛等非剧烈性疼痛为主，符合虚性头痛的特点，首先应考虑脏腑内伤。《古今医统·头痛大法内外之因》提出“头痛自内而致者，气血痰饮、五脏气郁之病”。

脑为髓海，本病多因髓海不足，而髓海不足又由虚劳、痰浊及气郁所致。情志失调、饮食不节或风寒外感则易诱发或加重本病。

（1）肾精亏虚：房劳过度等导致肾精亏虚及脾胃水谷精微不足，不能补养先天之精，致脑髓不充。其中水谷精微转化为髓，是肾中命门之火充盛的保障。

（2）痰浊内生：头为诸阳之会，脑为髓海，五脏六腑之精乘清阳之气，皆上注于头。脾胃水谷精微的输布赖于肺的宣发肃降，肺脾失调则痰湿内生，滞于三焦，阻碍清阳上升，清阳不能上注髓海而易发头痛。

（3）气郁日久：悲则气消、思则气结等均可导致气血不能疏泄调达，日久亦可造成髓海失养而引发虚性头痛。

2. 病位

本病疼痛部位累及全头，多发于督脉与足三阳经循行所过的部位，发作时多见二三经同时发病，因此，本病并非某一经络自身病变，而是头部气街整体受累。兼见纳差倦怠、腹胀飧泻者责之于脾胃，兼见耳鸣眼花、腰膝无力或酸软者责之于肾，悲愁惊悸者责之于神魄不藏。

3. 病性

本病病程迁延，头痛绵绵，喜按喜暖，均为虚证表现，病性属虚；也可因外感寒邪、内伤气郁或痰浊阻滞而兼夹标实。

二、针灸治疗

调脏腑，通经络，急则治标为主，缓则治本为主。

1. 健脾益肾治本

若脾胃不调导致肾精亏损，是后天不足，精髓无所化。肾虚者，治在健脾益肾，取复溜、小海、大敦，灸肾俞，亦可配用俞募穴。脾虚者，治在健中土、佐以疏肝，可根据不同兼症取不同腧穴治疗，见腹胀满者取阴包及足三里、完谷不化飧泻者取脾俞及膀胱俞、食难化者取魂门及胃俞。

2. 分部止痛治标

隐痛者，以扶助正气为主，佐以疏通经络。慢性头痛或久有头痛病未愈而由诱因发作者，急则治标。根据疼痛部位，辨别受累经脉，取局部的交会穴以止痛。痛在颠顶传项，病在督脉，有头痛目眩者，取长强、大椎、陶道；头重目眩者，取风府、后顶、强间。痛在头顶部伴颈项强，治在足太阳经，取玉枕、天柱、大抒、攒竹；项强不可顾，取通天、小海、后溪、金门、昆仑。痛在头两侧伴项强，治在手足少阳经，取颔厌、悬颅、曲鬓、头窍阴、风池、外丘、足窍阴。

3. 调畅情志配穴

在临床诊治时，常详加询问患者的情志症状，并酌加相关的腧穴进行治疗。悲愁健忘、惊悸，配合神道。倦言嗜卧，配合通里、大钟。虚烦口干，配合肺俞、太渊。惊恐，配合曲泽、日月、鱼际、天井、大陵。烦闷，配合阴陵泉、内关。饮食不香，配合阴陵泉、承山。

4. 不忘加用络穴

叶天士《临证指南医案》提及“初病在经，久病入络，以经主气，络主血”，说明病久则影响络脉的功能。因此，头痛日久者必选用受累经脉的络穴，尤其是列缺穴对于头痛合并有颈项僵硬的患者有良好的效果。

三、典型病例

郑某，男，43 岁。初诊：2011 年 6 月 3 日。

主诉：头痛反复发作 20 年。

现病史：患者于 20 年前开始出现头痛，日渐加重，以颞及枕部为主，逐渐发展为全头痛，以闷痛、胀痛为主，头顶尤著。每日均有发作，发作前无先兆，发作时无视物不清等，劳累后疼痛加重，影响睡眠，无恶心呕吐。查头 CT 示眼底未见异常。发作与饮酒、饮茶、咖啡无关。

刻下症：头闷头胀痛，头顶及双颞部尤著，局部有压痛，按压痛不减，精神倦怠，颈项不舒，口干无味，腰膝酸软，双下肢凉，怕冷，眠差，二便调。

查体：舌淡暗，苔白腻，脉滑。表情痛苦，头顶、两颞压痛明显，余未见异常。

西医诊断：慢性紧张性头痛。

中医诊断：久头痛。

辨证：脾肾不足。头痛足寒伴口干无味、腰膝酸软，为脏腑经脉合病，病本在脾肾。头顶痛伴颈项不舒，病位定在足太阳经及督脉，双颞部痛定在足少阳经。压痛有沉重，为湿邪作祟。精神倦怠为清阳不升，水谷精微不能养神。眠差为营阴不敛卫阳，苔白腻为中焦湿阻。

治法：调理脏腑，通经止痛。

主穴：天柱、玉枕、风池、复溜、小海、列缺。

配穴：通天、悬颅、大杼、后溪、金门、外丘、昆仑。

操作：平卧位，面部诸穴均直刺，针刺深度 0.2 ～ 0.3 寸；头侧头顶诸穴斜向后刺，针刺深度 0.3 ～ 0.5 寸；用泻法；手足穴除列缺均直刺，针刺深度 0.1 ～ 0.3 寸；列缺采用平刺 0.2 分。留针 30 分钟，一周 3 次，每次 30 分钟。

2011 年 6 月 10 日复诊：头痛明显减轻，发作次数减少，不影响睡眠，颈项不舒。舌脉同前，治疗同前。

2011 年 6 月 15 日三诊：白天头痛时间缩短，下午 3 点以后开始头痛，约 4 小时，颈项不舒明显改善，头痛程度减轻，压痛不减。针灸治法不变，增加光明、飞扬、胆俞、胃俞、三焦俞。

2011 年 6 月 30 日四诊：治疗 10 余天后，头痛未见发作，精神佳，纳佳。舌淡暗，苔薄白，脉稍滑。治疗同前。

此后停止治疗，随访半年，头痛未再复发。

按语：该患者就诊时已头痛 20 年，属久病，脏腑病变为本，经络病变为标，故取复溜、小海调补肾精。就诊时头痛较重，疼痛主要部位在颞及枕，为太阳、少阳两经所过之处，考虑为太少二经的经络受阻，因此“急则治标”，首先通调太阳、少阳经气。选取局部交会穴天柱、玉枕、风池。韩碧英特别重视列缺穴，这是从四总穴歌“头项寻列缺”中获得的灵感，每于项强不舒伴头痛时必选此穴，针尖向上平刺0.5分至骨膜，每获良效。根据疼痛明显的部位，配合选取太阳、少阳两经循行所过的通天、悬颅、大杼来疏通经气。症见项强不可顾，选取后溪、金门、外丘、昆仑。在经气调畅疼痛减轻后，又加刺络穴光明和飞扬，以建立旁路，使气血环周而行。由于患者病程长，夹湿，考虑兼有脏腑功能失调，故配合俞募穴，通调中焦，终获良效。

不　寐

不寐，通常称为"失眠"，是指难以获得正常睡眠为主要特征的一种病证。其常见表现为入睡困难，醒后难以再次入睡，甚则彻夜不眠，或睡后易醒，或梦多辗转。

早在《内经》时代便有相关论述，但并未出现"不寐"之病名，而多称以"目不瞑""不得卧"。《灵枢·邪客》云"今厥气客于五脏六腑，则卫气独卫其外，行于阳不得入于阴。行于阳则阳气盛，阳气盛则阳跻满，不得入于阴，阴虚故目不瞑"。"不寐"之病名首见于《难经》"老人血气衰，肌肉不滑，荣卫之道涩，故昼日不能精，夜不得寐也"。《医宗必读·不得卧》则将不寐之病因分为五个方面"一曰气虚，一曰阴虚，一曰痰滞，一曰水停，一曰胃不和"。

一、辨病辨证

1. 病因病机

《类证治裁·不寐论治》曰"阳气自动而之静则寐，阴气自静而之动则寤。不寐者，病在阳不交阴也"。《景岳全书·杂证谟·不寐》曰"寐本乎阴，神其主也，神安而寐，神不安则不寐。其所以不安者，一由邪气之扰，一由营气不足耳"。阳入于阴则寐，阳出于阴则寤，阴阳相抱为正常生理。如卫阳相对过多，或营阴相对不足，或营卫运行发生紊乱致阳不交阴，则出现寤寐失常。由于卫气夜行于五脏，当五脏功能失常，或因感受邪气，或因本脏精气偏衰，或受他脏乘侮，均可致阳不入于阴而发生不寐之症。

（1）邪气扰动：①五志化火：情志不遂，化火扰动心神。如肝、胆、肺火既可直接扰动心神，也可见情志化火后使阳气亢盛，不得入于阴分，致夜不得寐。②饮食不节：中焦滞而脾胃伤，或食或水或痰或湿或夹寒热等阻遏气道，致卧不得安。如《素问·逆调论》曰“阳明者，胃脉也。胃者，六腑之海，其气亦下行。阳明逆，不得从其道，故不得卧也”。

（2）营阴不足：①情志内伤：久思多虑，耗伤营血，常累及心、肝、脾三脏，终至阴不敛阳而致不寐。②脏腑失调，阳不入阴:《灵枢·大惑论》曰“病而不得卧者，何气使然……卫气不得入于阴，常留于阳，留于阳则阳气满，阳气满则阳跻盛；不得入于阴则阴气虚，故目不瞑矣”。《灵枢·邪客》中所言之厥气客于脏腑即为佐证。③年迈体虚：真阴不足，不得敛阳，阳不得入于阴而不寐。如《灵枢·营卫生会》曰“老者之气血衰，其肌肉枯，气道涩，五脏之气相搏，其营气衰少而卫气内伐，故昼不精，夜不瞑”。

因此，不寐的基本病机可以概括为阳不入阴，辨病机的要点在于判断不寐属营虚、邪实，还是虚实夹杂共同致病，均有各自的病位病性。

2. 病位

《素问·灵兰秘典论》曰“心者，君主之官也，神明出焉”。不寐为神明受扰不藏所致。临床上若不寐伴见心烦、口舌生疮、小便短赤等症者，属心火独盛；若伴见心悸怔忡、心神不宁、神情恍惚等症者，属心血亏虚。

肾属水，位居于下；心属火，位居于上。心火需下潜于肾，使肾水不寒；肾水需上济于心，使心火不亢。两者阴升阳降，水火既济。若心肾不交，水火失济，临证可见不寐伴心烦、头晕耳鸣、腰膝酸软、健忘等症。若肾水上犯，临证可伴见心悸怔忡、卧而喘等。

肝主升发，若升发太过，则易化热，扰动心神，临证若见不寐伴多梦、头胀目赤、口干而苦等症，属肝阳上亢。肝藏血藏魂，阴虚不能制阳，魂不能潜敛，不安守于舍，临证若见不寐伴心悸多梦、头眩目涩、面色少华、倦怠等症，属肝血亏虚。

胆为阳木，为一身阳气之始，胆气虚，常累及心阳不足，为痰邪等所扰，临证若见虚烦不寐、易惊醒，甚则善惊恐，属胆虚邪扰。即如《杂病源流犀烛·不寐多寐源流》曰“有心胆俱怯，触事易惊，梦多不祥，虚烦不寐者”。

中焦既是营卫生化之源，又是上下交通之枢纽，脾之正经与胃之经别皆上注于心。故中焦病变，既可出现邪扰心神，也可造成营血不足，使神失敛藏。若中焦阻滞，则厥气上扰于心，临证见胸闷不寐、脘腹胀满、头重昏沉等症。若中焦运化失调，则营卫失于生化，临证见不寐伴纳呆少气、四肢懈惰等症。若见面黄不寐，脘腹胀满，多责之于脾虚；口中异味，大便不行，多责之于胃实。

《景岳全书·杂证谟·不寐》曰“无邪而不寐者，必营气之不足也。营主血，血虚则无以养心，心虚则神不守舍”。临床常见所欲不遂，思虑过度，耗伤营血，神失其养，致神不守舍，病位在于心、肝、脾三脏。

3. 病性

不寐之证多以虚实夹杂为常，而又变化多异。实证总因热邪扰动心神所致，起病较急，病程较短；或因木旺化热，或因心火独亢，或因中焦积滞。虚证多因心、肝、脾、肾、胆等脏腑功能失调所致，属本虚标实、虚实夹杂，起病缓，病程长，临证当细辨所随之兼证。

二、针灸治疗

1. 纠脏腑之偏治其本

不寐一症，实由心、肾、肝、胆、胃等脏腑的功能失调而致机体阴阳失衡，治疗以补虚泻实为基本大法。如《灵枢·邪客》曰“补其不足，泻其有余，调其虚实，以通其道，而去其邪”。心血不足，心失所养，神不守舍，取少海、通里、阴郄、神门、心俞、巨阙。肾水上犯，水气凌心，心阳虚衰，取神门；补少冲、大敦意在补木生火治寒水，补命门温肾。心肾不交，心火独亢，补复溜、经渠，取金生水之意，使肾水上济心火。肝血不足，魂不守舍，补肝俞、期门、中都。肝郁化火，扰动心神，泻行间。胆郁化热，惊醒不寐，泻阳辅，补侠溪、足通谷。心胆气虚，补少冲、大敦，以木生火；补侠溪、足通谷，以水养木。补内关、阴郄以治惊。胃不和则卧不安，取中脘、梁门、水分、天枢、足三里、胃俞、脾俞。有热者，泻解溪，刺内庭。脏腑功能失常，或虚或实，是导致不寐发生的根本原因，临证施治之时，需借四诊分析出具体失衡的脏腑，继而纠其偏，以治其本。

2. 调阴阳跻脉平阴阳

卫气日行于阳，夜入于阴，出于阳则目张，入于阴则目闭。《灵枢·寒热病》曰“阳气盛则瞋目，阴气盛则瞑目”，所以调整阴阳跻脉在不寐的针刺治疗中具有重要的作用。用泻申脉、风池、地仓，补照海、交信、人迎、缺盆的方法泻阳补阴，调整阴阳的失衡状态。

3. 治疗兼证提疗效

在针对疾病发生的根本原因进行治疗之时，也应顾及兼证。常用治疗兼证穴位：心悸、怔忡、健忘者，取极泉、少海、通里、神门；心悸烦躁者，取曲泉、郄门、间使、心俞；多怒、口苦、腹胀者，取肝俞、胆俞、脾俞；喘咳少气者，取肾俞；二便失常者，取上髎、下髎、天枢；饮食不振、胃疼者，取梁门、滑肉门；吞酸者，取辄筋、日月、期门；善悲者，取大横、隐白；善恐者，取章门、照海；口干舌燥者，取复溜。

三、典型病例

病例 1

常某，女，30 岁。初诊：2002 年 12 月 29 日。

主诉：失眠数年，加重 1 个月。

现病史：因工作压力大而失眠，近 1 个月来症状加重。平素性格内向。刻下症：入睡困难，每日睡眠 2 小时左右；伴焦虑，心烦，口苦；大便干，3 ～ 4 日一行。

查体：舌质红，苔黄厚燥，唇干裂、色暗红，脉弦数。

西医诊断：失眠。

中医诊断：不寐。

辨证：中焦蕴热，木旺化火，上扰心神。大便干，3 ～ 4 日一行，苔黄厚，提示中焦运化失常，邪热蕴积；口苦为胆热；焦虑、心烦为热扰神明；苔燥、唇干裂，为热盛津伤。本例属中焦蕴热，木旺化火，津伤营耗，卫气难以入阴则不寐。

治法：清泻中焦蕴热，佐以安神。

主穴：行间、内庭、曲池、中脘。

配穴：通里、期门、肝俞、胃俞、支沟、照海。

操作：患者先取平卧位，后俯卧位。肝俞、胃俞向脊柱方向平刺 0.2 ～ 0.3 寸；期门平刺 0.2 ～ 0.3 寸；行间、内庭、曲池、中脘、通里、支沟、照海直刺 0.3 ～ 0.5 寸。行间、曲池、通里行捻转泻法，余穴平补平泻。平卧位行针 25 分钟，俯卧位行针 15 分钟，每周治疗 3 次。

2003 年 1 月 8 日复诊：心烦减轻，大便二日一行，苔渐退。

守上法继续治疗。

2003 年 1 月 18 日三诊：心烦除，精神好转，大便通，睡眠改善，但仍入睡难。上方加心俞、巨阙、神门、大陵、申脉。心俞向脊柱方向平刺 0.2 ～ 0.3 寸，余穴均直刺 0.3 ～ 0.5 寸。照海行捻转补法，申脉行捻转泻法。

2003 年 1 月 28 日四诊：睡眠改善，可睡 4 小时，但易醒。守上法继续治疗。

巩固治疗 20 次，患者睡眠好，午间亦有睡意，主动与人交谈，自觉症状平稳，要求工作，停止治疗。舌尖红，苔薄黄，唇红润。

按语：本案之不寐属中焦蕴热，运化失常，木旺化火，热邪伤阴，阴分不足而致阳气难入于阴。治疗以清泻中焦蕴热为法。曲池为手阳明大肠经之合穴，性属土，用泻法有通腑泻热之效，配合支沟、照海使大便得通；内庭为足阳明胃经之荥穴，性属水，刺之寓意以水制火；行间为足厥阴肝经之荥穴，性属火，泻之以祛木之过旺之势；中脘－胃俞、期门－肝俞，属俞募配穴之法，有扶土抑木之效，使蕴积之热邪随中焦转运而出；通里为手少阴心经之络穴，亦是络脉，用泻法以调整过盛之阳气。待热邪得以祛除之后，佐以心俞、巨阙、神门、大陵安神定志，调阴阳跻脉平阴阳，则神安而寐。

本案治疗大致分为两个阶段，先以清利中焦、通腑泻热为主，后以平衡阴阳、安神定志为辅，治疗层次分明，重点突出。

病例 2

张某，女，41 岁。初诊：2016 年 4 月 9 日。

主诉：眠中易醒 2 年余。

现病史：2 年前无明显原因出现虽入睡正常，但眠中易醒，觉醒时间多在凌晨 2 ～ 3 点，醒后不易再入睡，平素胃脘畏寒，时有隐痛，纳差，二便可。

查体：舌体胖，色红，边有齿痕，苔中后部黄腻。

西医诊断：失眠。

中医诊断：不寐。

辨证：中焦失运，阴不敛阳。患者平日胃脘畏寒，时有隐痛，舌体胖，边有齿痕，提示素体脾胃阳虚；舌质红，苔中后部黄腻，提示中焦运化不足而内生热邪；眠中易醒提示卫气盛而阴不敛阳。因中焦运化失常，营卫生化不足，且中焦水谷精微积滞化热，与卫气相并，致使卫强而营弱。

治法：健中焦，助运化，调和营卫。

主穴：中脘、天枢、水分、脾俞、三焦俞、命门。

配穴：解溪、阴陵泉、申脉、风池、地仓、照海、人迎、缺盆。

操作：先平卧位，后俯卧位。脾俞、三焦俞平刺，风池朝对侧眼球方向斜刺 0.3 ～ 0.5 寸；脾俞、三焦俞向脊柱方向平刺 0.2 ～ 0.3 寸；申脉、照海、缺盆、地仓直刺 0.2 ～ 0.3 寸；中脘、天枢、水分、命门、解溪、阴陵泉直刺 0.3 ～ 0.5 寸。申脉、风池、地仓行捻转泻法，照海、人迎、缺盆行捻转补法，余穴平补平泻。平卧位行针 25 分钟，俯卧位行针 15 分钟，每周治疗 3 次。

2016 年 4 月 12 日复诊：眠中仍易醒，但醒后能再次入睡至清晨 4 点左右。守上法继续治疗。

2016 年 4 月 19 日三诊：眠中醒一次，再次入睡至清晨 4 点左右。舌体胖、色红、边有齿痕，苔薄腻色白。守上法继续治疗。

患者能安睡至清晨 4 ～ 5 点，舌体胖、色淡红、边有齿痕，苔薄。

按语： 患者虽素体脾胃阳虚，但由于中焦升降失常，又致湿热内生。卫气与热邪相并，暗耗营阴，致营阴相对不足，不能潜摄卫阳，而致阴不敛阳，则卫阳独行至目之睛明穴，出现夜半之后早醒的症状。取中脘、天枢、水分、脾俞、三焦俞、命门以健运中焦，使脾胃气机升降复常，助生发、运化水谷精微；泻阳跻脉之申脉、风池、地仓，补阴跻脉之照海、人迎、缺盆以泻卫阳补营阴而平衡阴阳；解溪为足阳明胃经之经火穴，用泻法以祛邪热，阴陵泉用泻法以祛其湿。全方依照“治病求本”的原则，以健运中焦为治疗之本，兼以清利湿热以祛除标象，重造营卫之气的再平衡。如《灵枢·刺节真邪》曰“用针之类，在于调气，气积于胃，以通营卫，各行其道”。无论何种不寐，总是因卫阳相对于营阴之过盛，当审查其根本所在，再进行经脉选穴、五行五输选穴，最终目的是调整阴阳不平衡的状态，而非强调阴阳量的多少。

耳　鸣

耳鸣是指在无相应的外界声源或电刺激的情况下，自觉耳内或颅内有声响。其病因复杂，机制不清，既是多种耳科疾病的症状之一，也可以是全身性疾病的伴随症状，或单独作为一个疾病对待。耳鸣的发生可单侧亦可双侧，可持续性存在也可间歇性出现，声音各种各样，音调亦有高低之分。

耳鸣之病名最早见于《黄帝内经》，并分散在多个章节中进行论述，而且有“耳苦鸣”“耳数鸣”“耳中鸣”等不同的称谓。耳鸣病因很多，在辨证分类上也较为复杂，有以脏腑辨证的，有以经络辨证的，有以感受邪气之不同辨证的，但归纳起来不外乎虚实两种：实证多因感受外邪、肝胆气逆，虚证多由肾精亏虚、脾胃虚弱所致，临证当首辨虚实。

一、辨病辨证

1. 病因病机

（1）实证多因木火之变：鸣，《说文解字》曰“鸟声也”。声音，为产生听觉的振动，根据其发生的现象为持续的振动，可将其归为风证。风五行属木，在脏腑应肝胆，所以耳鸣实证发生的病机为木之非常态变化而致。或因起居失调，或因气候变迁，风邪侵袭人体，直犯耳窍，遂发为鸣。如《素问·六元正纪大论》曰“厥阴之政……耳鸣掉眩”。《诸病源候论·耳鸣候》曰“风邪乘虚，随脉入耳，与气相击，故为耳鸣”。或肝脏胆腑自身失于疏泄，气逆而上，循经上扰清窍，发生耳鸣。如《素问·六元正纪大论》曰“木郁之发……甚则耳鸣眩转”。

（2）虚证多因土水之衰：耳为肾之寄窍，《素问·阴阳应象大论》曰“肾主耳……在窍为耳”。耳居于头部，头为外壳，内藏脑髓而为髓海，髓海是由肾精所化，脑又为元神之府。肾精充沛，耳窍得以滋养，则功能健旺，听觉灵敏，《灵枢·脉度》曰“肾气通于耳，肾和则耳能闻五音矣”。若先天不足或年老久病而致肾精亏虚，髓海不足，则生耳病。如《灵枢·海论》曰“髓海不足，则脑转耳鸣”。《灵枢·决气》曰“液脱者……脑髓消……耳数鸣”。耳窍，又是经脉汇聚之所，若经脉气血不能上承耳窍，亦可使耳发生病变。然而经脉之气血均资生于胃，由水谷所生，若素体脾胃虚弱或饮食不调或劳倦过思，使中焦生化不足，则经脉空虚，阳气不升，耳窍失养，功能发生异常。如《灵枢·口问》曰“耳者，宗脉之所聚也。故胃中空则宗脉虚，虚则下溜，脉有所竭者，故耳鸣”。《灵枢·决气》曰“上气不足，脑为之不满，耳为之苦鸣”。《素问·通评虚实论》曰“头痛耳鸣，九窍不利，肠胃之所生也”。

2. 病位

本病多责之于经脉，久病或劳倦所伤则归于脏腑。头为诸阳之会，直接循行于耳的经脉多为阳经，直接入耳的经脉分别为小肠手太阳之脉、三焦手少阳之脉和胆足少阳之脉，当人体感受风热外邪或气机不畅，郁而化热，上扰耳窍之时，首犯此三条经脉。而久病或劳倦所伤之耳鸣，则属经络脏腑同病。多因脏腑机能失调，五行失衡，如肾精亏虚而致水不涵木、脾胃虚弱而致木旺乘土等，最终导致风火上逆，侵扰耳窍。

3. 病性

（1）耳鸣实证：多突然暴发，声音持续，或成轰鸣样，或成虫鸣样，或伴有堵闷感。若兼有心烦易怒、口苦咽干等症，多属肝胆火热气逆；兼有表证者，多属风邪外感。

（2）耳鸣虚证：多为渐发，声音细，时续时断，正如《景岳全书·杂证谟·耳证》曰“耳鸣当辨虚实，凡暴鸣而声大者多实，渐鸣而声细者多虚”。若伴有头眩、腰酸等症，属肾精不足；伴有倦怠乏力、腹胀便溏等症，属脾胃虚弱。

二、针灸治疗

1. 泻阳经之输、经穴

根据经脉循行，手足少阳、手太阳经脉入耳，根据五输穴的五行属性及补泻原则，可酌情选取本经属性为木、为火的经穴，如中渚、支沟、足临泣、阳辅、后溪、腕骨用泻法，以祛热邪而平木火之过。

2. 补肾精，充髓海

耳鸣与脏腑之中的肾关系最为密切，如《景岳全书·杂证谟·耳证》曰“耳为肾窍，乃宗脉之所聚。若精气调和，肾气充足，则耳目聪明……故人于中年之后，每多耳鸣……是皆阴衰肾亏而然”。治疗可取肾经之太溪（原）、京门（募）与肾俞（俞）、命门等穴以补肾精。《灵枢·海论》曰：“脑为髓之海，其输上在于其盖，下在风府。”根据经文，可取百会、风府以充髓海。

3. 调脾胃，平脏腑

肾藏先天之精，脾胃为后天之本，先天之精需要脾胃化水谷为精微以不断充养，所以对于日久之耳鸣，在补肾充髓的基础上，也应当重视调整脾胃的功能。可选中脘、章门、胃俞、脾俞等以加强中焦的运化功能，使肾精之生化有源。

三、典型病例

病例 1

陈某，男，48 岁。初诊：2016 年 1 月 10 日。

主诉：左侧耳鸣 1 年。

现病史：1 年前无明显诱因出现左侧耳鸣，持续不断；伴头胀，心烦，眠差，二便可。

刻下症：左侧耳鸣如蝉，声音持续，头胀，心烦，二便可。

查体：舌质嫩红，苔少润，脉细弦。

西医诊断：耳鸣。

中医诊断：耳鸣。

辨证：木旺化热，上扰清窍。头胀、心烦、耳鸣声音持续，均为阳亢之象；舌质嫩红、少苔提示阴液不足，为热耗营阴。故耳鸣为木旺化热，虚热上扰清窍所致。

治法：清热通窍。

主穴：前谷、液门、中渚、足临泣。

配穴：听宫、听会、上关、少商、照海。

操作：少商直刺 0.1 寸，其余穴位直刺 0.3 ～ 0.5 寸。照海采用捻转补法，余穴平补平泻。隔日 1 次，每周 3 次。

2016 年 1 月 14 日复诊：头胀、心烦症状减轻，耳鸣仍为持续性蝉鸣音。原处方加行间，行捻转泻法。

2016年1月24日三诊：治疗6次后，耳鸣声音细微，偶发。守上法继续治疗，耳鸣消失。

按语：本案为经络脏腑同病，治疗以调整经气偏性为主。如热象得制，阴水自复，木得以平，则耳鸣自消。太阳小肠经、手少阳三焦经和足少阳胆经三脉，与君相二火关系密切，且循行入耳，当经脉气血发生变动，经气偏盛，则易生热象。听宫为手太阳小肠经脉、手少阳三焦经、足少阳胆经之会穴，可疏通三条经脉的经气；听会位于耳前，属足少阳胆经穴位，有开窍聪耳之功；上关为手足少阳及足阳明的会穴，少商为手太阴肺经的井穴，二者配合为《灵枢·口问》“耳鸣，补客主人，手大指爪甲上与肉交者也”的古法临床应用；液门、前谷分别为手少阳、太阳之荥穴，其性属水，刺之起到以水制火的作用；中渚、足临泣分别为手足少阳之输穴，其性属木，配合使用有疏通木气之效；照海为足少阴肾经之穴，通阴跻脉，为阴跻脉之起始穴，主一身之静，补之可调阴宁神；行间为足厥阴肝经之荥穴，属火，根据子母补泻“实则泻其子”的原则，泻之可制木之亢以防化火，与照海配合使用，起到滋水涵木、安神除烦的作用。全方清热通窍并存，标本治疗兼顾，则耳鸣自消，诸症均减。

病例2

淘某，男，44岁。初诊：2016年6月14日。

主诉：左侧耳鸣1个月余。

现病史：1个月前无明显诱因，出现左侧耳鸣，声音为持续低调音。伴口干，易怒，无头晕，有反酸症，小便量少色黄，大便初硬后溏。

查体：舌体胖大、色暗红，苔薄少津液，脉左弦有力。

西医诊断：耳鸣。

中医诊断：耳鸣。

辨证：土虚木旺。耳鸣声音持续低调音、口干、小便黄均属热象，而怒又为肝志，酸属肝味，提示属木亢之象。舌体胖大、大便初硬后溏属土弱之证，为木旺乘土所致。

治法：扶土抑木，息风止鸣。

主穴：中脘、章门、脾俞、足三里、阳辅、阳谷。

配穴：听宫、听会、支沟、足临泣。

操作：以上穴位直刺 0.5 ～ 0.8 寸，支沟行捻转补法，阳谷、阳辅用捻转泻法，余穴平补平泻。隔日 1 次，每周 3 次。

2016 年 6 月 16 日复诊：反酸症状减轻，耳鸣仍为持续性低调音。守上法继续治疗。

2016 年 6 月 18 日三诊：反酸症状消失，口干、小便黄症状减轻，耳鸣仍为持续性低调音。守上法继续治疗。

2016 年 6 月 25 日四诊：治疗 6 次后，耳鸣低调音有间歇，大便成条状。守上法继续治疗。

治疗 1 个月后，耳鸣消失。

按语：本案患者易怒、反酸，属木亢之象。肝为风木之脏，为将军之官，其志为怒。肝病必侮脾土，而致脾运失司，运化水谷精微功能减弱，不能上注于耳窍则耳低鸣，不能上润口唇则口干。脾为湿土，得阳则运，若命门火无力熏蒸脾土，会使土脏分利水谷功能下降而水走肠间，出现便溏。针对以上病因病机，扶土抑木为标本兼治之法。阳谷、阳辅分别为手太阳小肠经、足少阳胆经的经穴，性属火，用泻法以清两经之热邪。支沟为手少阳三焦经的经穴，其性亦属火，但此火非邪火而是相火，用补法使相火直达于下焦命门，命门火旺则土自强，脾脏营运功能得复，津液得以上承，水入膀胱，小便自解，大便复常。章门、中脘为脾胃之募穴，脾俞为背俞穴，足三里为足阳明之合穴、性属土，配合使用以调理中焦气机，亦有扶土之效。全方选穴精，可清邪热、助相火，使木平土复，耳鸣自消。

脊髓型颈椎病

脊髓型颈椎病是由于颈椎椎骨间连接结构退变，如椎间盘突出、椎体后缘骨刺、钩椎关节增生、后纵韧带骨化、黄韧带肥厚或者钙化等，加上剧烈的运动或长期的不良姿势等动态因素的影响，导致脊髓受压或者脊髓缺血，继而出现脊髓功能障碍，临床表现如四肢麻木无力、活动不灵、走路时有踩棉花感等症状。严重者可以致残，占全部颈椎病的 10% ～ 15%。

本病症状较为复杂，主要表现为感觉、运动和反射等不同程度的障碍，常见颈、肩部酸重、疼痛、僵硬等不适，上肢疼痛、麻木、感觉过敏，手部精细动作差，胸部束带感，下肢伴步态不稳或有踩棉花感，四肢肌力减弱、肌肉萎缩等症状。轻、中度脊髓型颈椎病患者可采用非手术治疗方案，针灸等中医疗法具有良好的临床效果。韩碧英认为，脊髓型颈椎病以骨病为基础，临床以肢体、腰脊痿软无力为主要表现，应属“骨痿”范畴。肾主骨生髓，肾水亏虚，髓不充骨，骨生变动，支撑无力；筋肉附着于骨，筋肉的舒、缩使肢体、关节活动，骨病常累及筋肉同病，故发生筋肉痿软不用的症状，应按“骨痿”论治。

《证治准绳·痿痹门》云“痿者，手足痿软而无力，百节缓纵而不收也”。《灵枢·经脉》云“是主肾所生病者……痿厥嗜卧”。《素问·痿论》云“肾气热，则腰脊不举，骨枯而髓减，发为骨痿”；“肾者水脏也，今水不胜火，则骨枯而髓虚，故足不任身，发为骨痿”。

一、辨病辨证

1. 病因病机

本病主要为内因所致，亦有不内外因。首先，因先天不足，或劳役、房事太过等后天因素耗损阴精。肾主骨生髓，肾精亏虚，髓不充骨。热为阳邪，易耗伤阴精，髓少不能濡骨，骨痿则足不能任地；水枯不能涵木，筋弱则肢体不能收持。其次，肾精的濡润与补益有赖于后天的水谷精微，饮食失度、过食膏粱厚味易损伤脾土，使肾精化生无源，甚者髓海空虚，骨软不立。正如《医经原旨·杂病》云“痿、厥、气满发逆、肥贵人，则高梁之疾也……痿，痿弱无力也”。此外，久坐伏案、跌仆损伤、动作失度等引起筋骨劳损，属于不内外因，亦可发为本病。本病的核心病机，或为骨生变动，肾水不足；或为中焦脾胃虚损；亦可两者兼而有之。

2. 病位

本病病位在于筋骨，属不内外因者为经络病，内因所致者属脏腑经络同病，病本在脏腑。

3. 病性

本病除筋骨损伤多属实证外，虚实夹杂最为多见，亦可见到虚证。其中腰脊痿软、麻木无力等症多属虚，疼痛、项强等症多属实。

二、针灸治疗

1. 调中焦以滋先天

《灵枢·根结》云“阳明为阖……阖折则气无所止息，而痿疾起矣，故痿疾者，取之阳明”。以中焦脾胃为水谷生化之处，其精微者滋养于肾。后天不足，则先天必损，以致骨软无力，筋肉痿弱。韩碧英治疗本病，必调中焦以补益肾精、充养骨髓。按“脏腑病取门海俞募之微”，取中脘、水分、梁门、天枢助中焦分化水谷；取章门、期门疏木培土；取脾俞、胃俞、肾俞、肝俞、命门调节脏腑精气；脾胃蕴热者，又取内庭、大都、气冲、足三里、巨虚及上、下廉泻中焦之热。

2. 注重调治筋骨

韩碧英认为，本病表现的痿软无力等症应属“体重”范畴，《难经》云“输主体重节痛”。阴经“以输为原”，“输穴”亦为原穴，刺之可补五脏真元之气，故常取足三阴经输穴（太溪、太白、太冲）以治疗。本病以筋骨懈惰为主要表现，治法上尤重对二者的调养，取八会穴中骨、髓、筋会（大杼、绝骨、阳陵泉）调筋益髓充骨。此外，肾气热者，易销烁骨髓，加重本病，加刺足少阴肾经荥穴然谷以泻肾热。

3. 随症加减

本病可出现肢体麻木、疼痛。《标幽赋》云“大抵疼痛实泻，痒麻虚补”。麻木之症，病位在皮部孙络，属荣卫之行涩，病性为虚，选取同侧原穴、阴经郄穴以调补营卫止麻木。疼痛之症，病位在经络，属经络阻滞，病性为实，《标幽赋》云“住痛移疼，取相交相贯之迳”，辨经选取阳经郄穴、交会穴、三阳经“根结穴”以疏通经络止痛。

4. 调阴阳二跻脉

首先，《奇经八脉考·二跻为病》云“跻者，捷疾也。二脉起于足，使人跻捷也”。二跻脉同会于目内眦睛明穴而上行，下入风池穴，并入脑之髓海，通过督脉联系上下骨髓，取二跻脉穴可调节髓海。其次，二跻脉有调节阴阳平衡的作用，《难经·二十九难》云“阴跻为病，阳缓而阴急；阳跻为病，阴缓而阳急”。下肢无力，行走忽左忽右，阳缓阴急则足内收，泻照海而补申脉；阴缓而阳急则足外翻，泻申脉而补照海。此外，阳跻脉主一身之“运动”，本病出现肢体活动无力、筋肉萎缩时，可于四肢选取阳跻脉穴辅助治疗。

5. 骨病治以“短刺”

《灵枢·官针》云“短刺者，刺骨痹，稍摇而深之，致针骨所，以上下摩骨也”。本病为颈部骨之病变，应照“短刺”法治疗。具体操作：以 1 ～ 1.5 寸毫针在大椎穴进针，刺至第七颈椎棘突上骨膜，缓慢小幅度顺时针研磨约 30 秒，以患者感酸胀为度，可激发督脉经气，调节颈部骨质。

三、典型病例

病例 1

谭某，女，72 岁。初诊：2012 年 7 月 5 日。

主诉：头晕多年，加重并四肢乏力、行走困难 6 个月

现病史：患者头晕多年，颈项常有僵硬不适感。6 个月前头晕加重，四肢乏力、腰部酸软无力并逐渐出现行走困难。外院查颈 CT 示 C3 ～ C4 椎间盘突出压迫脊髓，诊断“脊髓型颈椎病”，患者不愿手术治疗。

刻下症：头晕，颈部僵硬，四肢、腰部酸软无力，无法自主行走，纳差，腹部畏寒，常有大便急迫感、每日数次，夜尿频。

查体：四肢肌肉松弛，双手大、小鱼际及虎口处肌肉萎缩。上肢肌力 4 级，下肢肌力 3 级；双 Hoffmann 征（+），双下肢肌张力增高，双巴氏征（+）。面色少华，语声低，舌质淡，边有齿痕，苔白厚腻，脉沉细。

中医诊断：骨痿。

辨证：脾肾两虚。患者年过古稀，肾脏已衰，形体皆极，筋骨懈惰，骨病由生；损及颈骨，则足太阳经脉及督脉失司，阳气不得下降温养肾脏，肾衰益甚。肾者主骨、生髓、司二便，髓失充养故见头晕；腰为肾府，筋骨懈惰，故见腰部酸软无力；命门火衰，故见二便失常；火衰不能温煦脾阳，故见纳差腹寒；脾主四肢肌肉，脾失温养，故见四肢无力、肌肉萎缩；脾胃为后天之本，主补五脏，脾伤则肾气不得水谷精微扶助，脾肾失调，共促本病发生。结合舌脉，为脾肾两虚之象，故辨本病为“骨痿”，其本在脾肾两虚，其标在骨、筋、肉病变。

西医诊断：脊髓型颈椎病。

治法：调中焦，生精化髓充骨。

主穴：大椎、中脘、章门、胃俞、脾俞、肝俞、命门、神阙。

配穴：大杼、绝骨、阳陵泉、照海、申脉、仆参、臑腧、肩髃、太白、太冲、太溪。

操作：患者先取仰卧位、后俯卧位取背部诸穴，胸、背部腧穴斜刺，余穴均直刺，大椎采用短刺法，神阙隔盐灸，其余诸穴针刺深度 0.3 ～ 0.5 寸；诸背俞、募穴、足三阴原穴、八会穴、阴谷采用捻转补法，余穴采用平补平泻法。胸、背部各留针 20 分钟，一周 3 次。

首诊后，患者觉腰部酸重感减轻。

2012 年 8 月 7 日复诊：10 诊后，双手抓握较前有力，腰部酸软好转，可在搀扶下缓慢挪步，仍时有头晕，大便急迫感减轻，夜尿减少。加风池、风府、陶道，太溪穴以温针灸法，余守上法继续治疗。

2012 年 9 月 20 日三诊：25 诊后，头晕消失，双手肌肉凹陷处已显饱满，生活基本自理，四肢肌力明显恢复，已可自行缓慢行走，二便基本恢复正常。守上法继续治疗。

治疗 30 次后，因患者家庭因素停止就诊。经针刺治疗后生活可自理，嘱患者每日自行艾灸关元、足三里穴 20 分钟。

按语：治疗脊髓型颈椎病以改善症状，提高患者生活质量为首要目的。本病属“骨痿”，核心病机是“骨生变动”，故针刺必定刺至骨上，“短刺”大椎下棘突骨膜可有效调节颈部骨质；本患者肾水亏虚，命门火衰，中焦土败，故以艾灸神阙、关元温补元气，先后天同调；中脘调节中焦，分利水谷诸穴，使脾胃恢复升清、降浊之能。此外，对“治痿独取阳明”的理解应活学活用，本病除注重调治后天脾胃外，对肾的调治亦不可忽视。章门、胃俞、脾俞、肝俞、命门、太白、太冲、太溪诸穴可调节肾、肝、脾、胃等脏腑精气，充养骨、筋、肉；照海、申脉、仆参、臑腧、肩髃、风池分属阴阳二跻脉，取之可调节髓海及四肢运动；大杼、绝骨、阳陵泉为八会穴，以调治骨、筋、髓。依法治疗后，患者基本恢复自理能力，脾、肾两亏所致诸症明显改善。

病例 2

王某，男，66 岁。初诊：2014 年 4 月 3 日。

主诉：左上肢疼痛、麻木、抓握不稳 2 周。

现病史：患者素有颈肩不适，左上肢时有窜痛、手背麻木感，晨起明显。2 周前，长时间伏案后出现左上肢痛、麻感加重，逐渐出现无力症状，抓握不稳。颈椎 CT 检查：C5 ～ T1 椎间盘突出，黄韧带钙化，脊髓退行性病变。

刻下症：颈肩部酸沉，左手力弱，手背麻木，左上肢窜痛，大便溏，日 2 次。

查体：左上肢肌力远端 4^- 级，近端 5 级，无明显肌萎缩；下肢肌力、肌张力正常；左上肢窜痛部位主要位于后外侧，左手背侧皮肤痛、温觉减退；少神，舌质黯，苔白腻，脉弦。

西医诊断：脊髓型颈椎病。

中医诊断：①骨痿；②麻木；③痹症。

辨证：经络阻滞，筋骨失养。患者年过六旬，肾水亏虚，骨生变动。颈部骨质病变导致左上肢气血运行不畅，经络滞则痛，营卫虚则麻木，据症属手太阳经脉及孙络；筋以束骨，肉以包骨，骨变则筋肉亦懈惰无力，故见抓握不稳；大便溏为中焦升清降浊失司，营卫生化乏源，濡养不足，亦为诸症内因。

治法：①调中焦，生精化髓充骨；②原穴、阴经郄穴止麻木；③阳经郄穴、交会穴、“根结”穴止痛。

主穴：大椎、中脘、梁门、水分、天枢、脾俞、胃俞、肝俞、命门。

配穴：合谷、腕骨、阳池、阴郄、至阴、睛明、养老、臑俞、肩髃、大杼、绝骨、阳陵泉。

操作：患者先取仰卧位，后取俯卧位。背部腧穴斜刺，余穴均直刺。大椎采用短刺法，至阴穴点刺，睛明直刺 0.2 寸，其余诸穴针刺深度 0.3 ～ 0.5 寸；诸背俞、八会穴、手三阳经原穴、阴郄穴采用捻转补法，余穴采用平补平泻法。前后侧各留针 20 分钟，一周 3 次。

首诊后觉左上肢窜痛减轻。

2014 年 4 月 15 日复诊：5 诊后，患者觉双手抓握较前有力，疼痛减轻，麻木症状针后隔日有所反复。上法加刺患侧手三阳经络穴（外关、偏历、支正）、少海、手三里穴，以调畅经气，减轻麻木；余同前。

2014 年 4 月 29 日三诊：10 诊后，患者自觉症状消失近 80%，左手力量基本恢复、略觉力弱，疼痛、麻木大有好转。守上法继续治疗。

治疗 15 次后，患者左上肢肌力基本恢复，已无疼痛、麻木。嘱患者可自行艾灸关元、足三里，不适随诊。

按语：该患者虽无腰脊无力的临床症状，但参照影像学检查有骨生变动的情况，故诊断上归属“骨痿”，又兼有疼痛、感觉异常等症，故又诊为“麻木”“痹症”，相应的治法宜“养”宜“通”。该患者疼痛、麻木涉及手太阳经脉、皮肤及孙络。手少阴与太阳相表里，取郄穴阴郄以调营血，取手三阳经原穴、络穴激发经气以止麻；至阴、睛明为太阳经“根结”穴，为同名经取穴，刺之可疏通太阳经气；臑俞、肩髃为阳跻脉交会穴，应“住痛移疼，取相交相贯之迳”之意，可止痛并改善无力症状。此外，《百症赋》云“且如两臂顽麻，少海就傍于三里”。据此，加以少海、手三里二穴，并取脾胃俞募相配以调后天补先天。

肩周炎

肩周炎为“肩关节周围炎”之简称，主要发生于中老年人，年龄多在50岁左右，由于肩关节囊及其周围韧带、肌腱和滑囊等组织出现慢性特异性炎症，产生肩部疼痛，夜间为甚，常逐渐加重，引起肩关节活动功能受限。疾病后期可出现肩部肌肉萎缩、粘连，功能障碍加重而疼痛程度减轻。

中医病名为“漏肩风”“肩凝症”“五十肩”。本病主要病位在肩关节，涉及经筋、经脉、络脉，属中医“痹症”中“筋痹”“寒痹”范畴。《证治准绳·痿痹门》云“风寒湿三气杂至合而为痹……又以所遇之时，所客之处而命其名……别有骨痹、筋痹、脉痹、肌痹、皮痹也”。《素问·长刺节论》云“病在筋，筋挛节痛，不可以行，名曰筋痹。刺筋上为故，刺分肉间”。

一、辨病辨证

1. 病因病机

本病主要病机为体虚感寒，凝滞肩部经络作痛；久之经筋拘挛，活动失度。体虚多由于年过五十，天癸近衰，肝肾已虚，筋骨懈惰，易受外邪。正如《素问·上古天真论》中所说“五脏皆衰，筋骨懈惰”。外感常见风、寒、湿三气趁虚客于肩部经络及经筋，其中又以寒邪为主。此外，肩部劳损、跌仆损伤致气血壅滞，亦可导致本病。

2. 病位

病位在肩部，涉及局部经筋、经脉及孙络，范围可包括手太阴、手三阳及足太阳。《灵枢·经筋》云“手太阴之筋……出缺盆，结肩前髃，上结缺盆”“手太阳之筋……后走腋后廉，上绕肩胛……其病……腋后廉痛，绕肩胛引颈而痛”；“手阳明之筋……结于髃；其支者，绕肩胛，挟脊……其病……肩不举，颈不可左右视”；“手少阳之筋……上绕臑外廉，上肩，走颈”；“足太阳经筋……从腋后外廉结于肩髃；其支者，入腋下……其病……肩不举，腋支缺盆中纽痛，不可左右摇”。诸筋病时，所过支转筋痛。活动受限、疼痛多责之于经筋，麻木等感觉异常则多涉及经脉与孙络。正如《素问·痹论》中提及“在于筋则屈不伸”。《金匮翼·痹症统论》中云“三气袭人经络……入于筋则屈而不伸，入于肉则不仁，入于皮则寒”。

3. 病性

《素问·痹论》云“风寒湿三气杂至合而为痹……寒气胜者为痛痹……痛者，寒气多也，有寒故痛也”。因寒而致病者多为邪盛，故本病早期多为实证。日久肩部筋肉失养而萎缩，经筋活动失司，则属虚实夹杂。

二、针灸治疗

1. 早期止痛，后期解筋

本病早期以邪客肩部经络为主，疼痛较重，甚者活动失度，辗转难眠；后期以筋肉拘挛失养为主，活动受限进一步加重，还可伴有肌肤不仁。故早期治疗以止痛为首则，后期以解筋为要法。

2. 以交会穴、郄穴止痛

韩碧英善用《标幽赋》中“住痛移疼，取相交相贯之迳”及“阳跻阳维并督带，主肩背腰腿在表之病”之义，认为本病属在表之病，选取奇经八脉与阳经交会穴（后溪、申脉、足临泣、外关）以疏通阳经经气以止痛。此外，由于阳经郄穴有良好的止痛作用，也常辨经选取手三阳经郄穴（温溜、养老、会宗）。

3. 舒筋解结，灸热驱寒

筋结易发于数条经筋交会之处，炎症、粘连使经筋挛急僵硬、活动受限。在局部筋结处可按“恢刺”法舒筋解结。《灵枢·官针》云“恢刺者，直刺傍之，举之前后，恢筋急，以治筋痹也”。操作方法是在患肩循按，选取筋结处并用手指甲掐十字以定位，再以1.5寸毫针于定位处垂直进针，刺至筋结之上，施以捻转泻法。然后将针退至皮下，不出针，再分别沿筋结四周斜刺进针，刺至筋结上，施以捻转泻法。每次将针退至皮下时，令患者缓慢活动肩部，以原活动受限方向为主。最后，再垂直进针，刺至筋结上。经筋遇寒则收引，得热则舒展，故可同时施以温针灸法驱寒止痛。

4. 辨症分经取穴

根据患者活动受限、疼痛症状，辨经取穴。

（1）痛在肩内廉，后伸受限明显，属手太阴，上取手太阴中府穴（《甲乙经》云“治肩背风”），下取阴陵泉（同名经合穴属水，实则泻其子）。

（2）痛在肩前，上举、外旋受限明显，属手阳明经，上取臂臑穴（交会穴）、肩髃穴（《针灸大成》云“治肩臂痛，手阳明、阳跻之会”），下取足阳明经条口（同名经络穴，手阳明经气传于足阳明）。

（3）痛在肩外侧，外展受限明显，属于手少阳经，上取肩髎（《针灸大成》云“臂痛、肩不能举”），下取阳陵泉（筋会穴）。

（4）痛在肩后侧及肩胛部，前屈、内收受限明显，属手太阳经，上取臑俞（手太阳、阳跻交会穴），下取跗阳（交会穴，阳跻脉郄穴）。

症状兼见两经或两经以上者，则多经同取。

5. 病在孙络，治以毛刺、缪刺

本病皮肤麻木或感觉异常，多为寒邪客于孙络，可以“毛刺”法鼓动孙络阳气以祛邪。操作方法是以6支1寸毫针，针尖对齐，按局部皮肤不适范围，由外向内逆时针毛刺，以不刺入皮下为度。此外,《针灸甲乙经·缪刺》云“今邪客于皮毛，入舍于孙脉……溢于大络而生奇病焉”。韩碧英认为，麻木等皮肤感觉异常属经外“奇病”范畴，可以“缪刺”法治之，左病刺右、右病刺左，点刺对侧相应手三阳经井穴（商阳、关冲、少泽）。

三、典型病例

病例 1

张某，女，44 岁。初诊：2015 年 6 月 4 日。

主诉：左肩关节疼痛伴活动受限 3 日。

现病史：患者 3 日前夜晚受凉后出现左肩疼痛，肩部内收、后伸时活动受限、疼痛加重，伴有左肩后侧皮肤麻凉不适，自用狗皮膏药后无缓解，故就诊。

查体：左肩胛区及肩内廉局部压痛，可扪及筋结。左侧肩关节内收受限，左手无法触及右肩；后伸摸脊受限，左手仅能触及 L4 水平。左肩后侧皮肤痛温觉减弱，痛苦面容，舌淡红，苔薄白，脉紧。

西医诊断：肩关节周围炎。

中医诊断：漏肩风。

辨证：寒凝经脉，经筋痹阻。外受风寒后出现肩部疼痛、活动受限、麻凉等症，考虑为寒凝经脉，气血阻滞，不通则痛；活动受限为经筋受寒拘急，运动失司；麻为孙络感寒，气虚不畅。病位在手太阴、手太阳经筋、经脉，手太阳孙络。

治法：①恢刺解筋；②交会穴、郄穴止痛；③麻凉治以毛刺、缪刺。

主穴：后溪、外关；中府、阴陵泉、臑俞、跗阳。

配穴：大椎；少泽；养老；肩贞、腕骨、支正。

操作：患者取坐位，中府、养老斜刺，深度 0.2 ～ 0.3 寸；取右侧少泽穴点刺，深度 0.1 寸；大椎穴捻转泻法，左侧阴陵泉、跗阳捻转泻法，针刺时协助患者缓慢活动肩关节；余下穴位直刺，深度 0.3 ～ 0.5 寸，平补平泻，留针 30 分钟。左肩后皮肤麻凉范围局部毛刺；局部筋结处“恢刺”后，温针灸 1 壮，每周治疗 3 次。

首诊后患者左肩部疼痛缓解，内收及后伸摸脊时活动范围增大，可触及对侧肩部及背部 L2 水平，左肩后侧麻凉区域感觉舒适。

2015 年 6 月 6 日复诊：患者内收及后伸改善，左肩胛区、肩内廉仍有压痛，循按触及筋结，较前松解，左肩后皮肤麻凉范围缩小。守上法治疗。

2015 年 6 月 22 日：5 诊后，患者左肩内侧筋结缓解，范围明显减小。内收活动正常，后伸可达 T11 水平，活动时略感僵硬。左肩后皮肤异常感基本消失。减毛刺，加魂门，斜刺补法，余守上法治疗。

诸症痊愈，嘱患者慎避风寒，肩部适量运动。

按语：该患者外受风寒，凝滞肩部经筋、经脉、孙络，辨属手太阴、手太阳经。局部筋结处按“恢刺”并温针灸可有效散寒，疏解疏筋。后溪、外关为八脉交会穴，中府、阴陵泉为太阴经上下同取，臑俞、跗阳为太阳经上下同取，大椎穴为诸阳经交会穴，泻法疏导阳气，养老为手太阳经郄穴，以上诸穴可有效疏经止痛。“缪刺”法取右侧少泽以激发卫气，局部“毛刺”以止麻木；腕骨、支正为手太阳经原、络穴，有通经络阻滞之意。《标幽赋》云“筋挛骨痛补魂门”，肝藏血养筋，取魂门以养血柔筋，扶正祛邪。

病例 2

关某，女，76 岁。初诊：2014 年 7 月 5 日。

主诉：右肩关节僵硬 10 年余，疼痛伴活动受限 7 日。

现病史：患者早年有右肩关节外伤史，近 10 年来右肩僵硬发凉，活动不舒。7日前高处取重物时不慎拉伤，现右肩关节酸胀、疼痛，向上抬举及外展时疼痛明显、不敢活动。

查体：右侧肩关节上举、外展受限，外展小于90°，上举时耸肩、肘部无法伸直。右肩部前外侧有明显压痛，肩部肌肉僵硬，可扪及明显筋结。面色暗，少神，痛苦面容，舌淡红，苔白滑，脉沉细。

西医诊断：肩关节周围炎。

中医诊断：冻结肩（筋痹）。

辨证：肾阳虚衰，经筋损伤。患者早年筋伤，留有宿疾，是本病再发基础。肾气已虚，筋骨懈惰，卫气失于温煦，故常年肩部僵硬、发凉。七日前用力过度诱发旧病，肩部经筋损伤，脉络阻滞，故不通则痛、活动受限。根据症状，辨经为手阳明、手少阳经，属经筋、经脉、孙络同病。

治法：①恢刺解筋；②交会穴、郄穴止痛；③温益肾气。

主穴：后溪、外关；肩髃、条口、肩髎、阳陵泉。

配穴：太溪；大椎；温溜、会宗；合谷、偏历、阳池。

操作：患者取坐位，诸穴直刺，深度0.3～0.5寸；大椎穴捻转泻法；太溪穴捻转补法，加温针灸1壮；右侧阳陵泉、条口捻转泻法，针刺时指导患者缓慢活动肩关节；余穴平补平泻，留针30分钟。局部筋结处“恢刺”后温针灸1壮，每周治疗3次。

首诊留针后，患者右肩部疼痛缓解，外展时僵硬感减轻；上举仍困难，范围略有增大，仍有筋结牵拉感。

2014年7月19日复诊：4次治疗后，患者右肩僵硬感明显缓解，但仍可扪及筋结，有压痛；外展位活动范围增大明显至135°，上举仍困难，肘部弯曲无法贴耳，加右侧阳明经“根结”厉兑、头维穴，余守上法治疗。

2014年8月11日三诊：10次治疗后，患者右肩自觉松解，已无明显僵硬疼痛感，无明显筋结。外展位已无明显疼痛，活动正常。上举位可贴耳，较左侧差，仍略有牵拉不适感。守上法治疗。

13诊后，患者右肩症状基本消失，肩关节外展及上举活动如常，嘱患者慎避风寒，坚持肩部康复运动，可自行艾灸肩部。

按语：本例患者特点是旧病新发，肾气虚惫，筋骨懈惰，本次诱因为姿势及用力不当。对于老年患者，应充分考虑其年龄因素，肾气亏虚，其筋骨必将懈惰而易受外邪或劳力损伤，治疗时应注意温益肾气，故以太溪穴温针灸法。“住痛移疼，取相交相贯之迳”(《标幽赋》)，肩髃、条口、肩髎、阳陵泉，同名阳经穴上下同取，有交贯以止痛之意。合谷、偏历，阳池、外关为原络穴，可调动经气推动邪余，气行则痛止；温溜、会宗为手太阳、少阳经郄穴，可有效缓解急性疼痛；厉兑、头维为阳明经“跟结”。初步治疗后，患者仍上举困难，属阳明经，刺之可引络脉经气疏通阳明经阻滞。

急性腰扭伤

急性腰扭伤是腰部肌肉、筋膜、韧带等软组织因外力作用突然受到过度牵拉引起的急性损伤。常发生于搬抬重物、腰部肌肉强力收缩时，临床主要表现为腰部及邻近部位肌肉痉挛疼痛、活动受限等。急性腰扭伤可使腰骶部肌肉的附着点、骨膜、筋膜和韧带等组织撕裂或水肿。

急性腰扭伤属于中医“闪挫腰痛”范畴。《伤科汇纂·挫闪伤》云“挫闪者，非跌非打之伤，乃举重劳力所致也。或挫腰瘀痛，不能转侧”。《素问·刺腰痛》云“衡络之脉令人腰痛，不可以俛仰，仰则恐仆，得之举重伤腰，衡络绝，恶血归之”。

一、辨病辨证

1. 病因病机

本病病因主要为腰部劳力闪挫、用力失度、姿势不当等，属于不内外因。病机为腰部经筋受损，运动失司，经络阻滞，不通则痛。《金匮翼·腰痛》云“闪挫及强力举重得之……若一有损伤，则血脉凝涩，经络壅滞，令人卒痛，不能转侧”。

2. 病位

病位在腰部经筋、络脉、经脉。腰部主要为足太阳、足少阳、足少阴经筋所过，急性腰扭伤引起经筋损伤拘挛，则腰部经络亦将阻滞而为疼痛，主要涉及任脉、督脉、带脉、足太阳、足少阳二经及其络脉。

3. 病性

本病为腰部经筋受损，经络阻滞，属实证。

二、针灸治疗

1. 止痛安神

急性腰扭伤患者疼痛较为剧烈，痛则扰神，神扰则气乱，经络愈加阻滞，表现为情绪紧张、腰部筋肉挛急、活动受限等。故韩碧英临床必先取止痛穴以安神，神宁则气顺，以缓筋急。

2. 辨经论治

依活动受限方式及疼痛部位辨经取穴。

（1）《诸病源候论·腰背病诸候》云“阳病者，不能俯；阴病者，不能仰，阴阳俱受邪气者，故令腰痛而不能俯仰”。《奇经八脉考·督脉》云“任脉、督脉……乃水沟而相接”。水沟穴为沟通阴阳的要穴，腰痛无论俯仰受限皆可取之。不能俯者，病在督脉，取筋缩；不能仰者，病在任脉，取关元。

（2）少阴、少阳为阴阳二气的枢纽，急性腰扭伤表现为腰痛伴转侧及侧屈受限时，取交信、绝骨沟通经气以治疗。

3. 取八脉交会穴、输穴、郄穴通经络

《标幽赋》云“阳跻阳维并督带，主项背腰腿在表之病”，故取与阳跻、阳维、督脉、带脉相联系的后溪、申脉与足临泣、外关治疗腰痛。“输主体重节痛”，韩碧英认为阳经“输穴”善治节痛，有较好的止痛效果，病在足太阳经取束骨，病在足少阳经取足临泣。阳经郄穴有止痛良效，病在足太阳经取金门，病在足少阳经取外丘。

三、典型病例

病例 1

刘某，女，28 岁。初诊：2015 年 4 月 9 日。

主诉：提重物后腰部扭伤 1 日。

现病史：1 日前，提重物下楼时不慎腰部扭伤，疼痛难忍，右侧尤甚。现腰部疼痛紧张，不敢活动，双腿酸软无力，行走及起身疼痛难忍，由家人搀扶就诊。

查体：腰部前屈 20°即出现后腰部剧烈疼痛，L3 ～ L5 棘突及右侧肌肉明显压痛。因畏惧疼痛无法配合坐姿，舌黯，苔薄白，脉细涩。

西医诊断：急性腰扭伤。

中医诊断：闪挫腰痛。

辨证：经筋受损，经脉阻滞。提重物用力不当而致腰部扭伤，经筋受损挛急，活动失司，经气阻滞，不通则痛。督脉属阳，阳病不能俯；带脉失约，起坐困难，辨经属督脉、带脉及足太阳经。

治法：通络止痛安神。

主穴：水沟、脊中；章门、带脉；肝俞、魂门。

配穴：束骨、金门；后溪、申脉。

操作：患者先取直立位，直刺水沟，深度 0.2 寸，捻转泻法 30 秒，同时嘱患者缓慢活动腰部。待疼痛缓解后，再以坐位。背部腧穴斜刺，肝俞、魂门捻转补法，深度 0.2 ～ 0.3 寸；余下穴位均直刺，深度 0.3 ～ 0.5 寸，平补平泻。留针 30 分钟，一周 3 次。

首诊后，腰部紧张感缓解，疼痛好转，可自行缓慢起身。

2015 年 4 月 11 日复诊：患者紧张感明显缓解，腰部可小范围活动，腰部右侧疼痛仍较剧烈，自觉下肢乏力。前穴加气冲，向下肢方向斜刺 0.5 寸，余守上法继续治疗。

2015 年 4 月 14 日三诊：患者腰部疼痛大有缓解，活动范围增加，活动时仍有刺痛感，双下肢已无乏力。加足太阳经络穴飞扬，余守上法继续治疗。

五诊后患者诸症痊愈，嘱患者近期避免腰部劳力活动。

按语：急性腰扭伤拘挛、疼痛明显，临床应急治其标，辨经选取止痛穴，神宁则气舒。经络似河川，行于经筋之间，筋伤则经络气血阻滞，不通则痛。“住痛移痛，取相交相贯之迳”为治疗一切痛症的总则，故先取水沟以沟通任督二脉的经气，通络止痛。损及带脉，则腰部及下肢气机不畅，出现腰酸腿软、起坐不能，故取章门、带脉穴调节带脉经气。此外，补肝俞以柔筋，补魂门以安神；取阳经郄穴束骨、金门以止痛；取脊中通督止痛；取后溪、申脉分调督脉与阳跻经气。取气冲可调达胫气街，通畅下肢经气；飞扬为足太阳之络，取之亦通经导滞。

病例 2

李某，女，42 岁。初诊：2014 年 9 月 9 日。

主诉：腰部剧烈疼痛 2 日。

现病史：3 日前穿高跟鞋久站一天后，傍晚出现腰部不适，次日晨起突然转身后出现腰部疼痛、紧张感。前往美容院按摩后疼痛加重，冷汗淋漓，无法站立，乘轮椅家人推来就诊。现腰部疼痛剧烈，无法转身，腰部牵拉紧张感，僵直不敢放松。

查体：双侧骶髂关节、L4 棘突及右侧腰部外侧压痛。无法侧屈及转侧。无法自行起身，经家人搀扶过程中有明显牵拉疼痛感。舌黯，水滑苔，脉沉细。

西医诊断：急性腰扭伤。

中医诊断：闪挫腰痛。

辨证：经筋损伤。患者踮足久立，足太阳膀胱经筋劳损，猝然转身后伤及足少阳经筋；外加不当按摩手法，经筋受损，加重拘挛，不通则痛。辨经当属督脉及足太、少二阳经。

治法：通络止痛安神。

主穴：水沟、委中、绝骨。

配穴：后溪、申脉；临泣、外关。

操作：患者取坐位，直刺水沟，深度 0.2 寸，捻转泻法 30 秒；直刺委中、绝骨，深度 0.5 寸，捻转泻法，嘱患者缓慢活动腰部。余下穴位均直刺，深度 0.3 ～ 0.5 寸，平补平泻。留针 30 分钟，一周 3 次。

首诊后，紧张牵拉感缓解明显，心情放松，腰痛略减，仍不敢活动。

2014 年 9 月 11 日复诊：患者骶髂关节及腰部压痛减，可缓慢起身，仍有紧张感，侧屈及旋转时疼痛。加肝经络穴蠡沟，余守上法治疗。

2014 年 9 月 16 日三诊：治疗 4 次后，患者腰部活动时疼痛已大有缓解，起身基本恢复，侧屈时稍有疼痛，转侧可。加刺足少阳经跟结（足窍阴、听宫），余守上法治疗。

7 诊后，患者诸症痊愈。嘱患者近期避免腰部劳力活动，慎避风寒。

按语：该患者足太阳、足少阳经筋受损，累及二经经脉及督脉，故取水沟、委中、绝骨调整经气；取后溪、申脉与临泣、外关，分调阳跻阳维并督带，治疗项背腰腿在表之病。《素问·刺腰痛》云“厥阴之脉令人腰痛，腰中如张弓弩弦”，急性腰扭伤时，患者如有紧绷牵拉感，则取蠡沟穴往往有良效。病程后期遗留足少阳经气不通，仍有疼痛，依据跟结“旁通”理论，加刺足窍阴、听宫疏导经气，则滞散痛解。

腰椎间盘突出症

腰椎间盘突出症是临床较为常见的疾患之一，主要是因为腰椎间盘各部分（髓核、纤维环及软骨板），尤其是髓核，有不同程度的退行性改变后，在外力因素的作用下，椎间盘的纤维环破裂，髓核从破裂处突出（或脱出）于后方或椎管内，导致相邻脊神经根遭受刺激或压迫，从而产生腰痛及一侧下肢麻木、疼痛等一系列临床症状。

腰椎间盘突出症属于中医学“腰痛”“腰腿痛”“腰胯痛”范畴。《素问·刺腰痛》云“足太阳脉令人腰痛，引项脊尻背如重状”；“少阳令人腰痛，如以针刺其皮中，循循然不可以俯仰，不可以顾”。《灵枢·经脉》云“膀胱足太阳之脉……脊痛，腰似折……项背腰尻腘踹脚皆痛”；“胆足少阳之脉……髀、膝外至胫、绝骨、外踝前及诸节皆痛”。《诸病源候论·腰痛候》云“三阴三阳、十二经、八脉，有贯肾络于腰脊者。劳损于肾，动伤经络，又为风冷所侵，血气击搏，故腰痛也”。

一、辨病辨证

1. 病因病机

本病主要表现为足太阳膀胱经与足少阳胆经循行区域的疼痛，常见病因为肾气渐亏，邪滞经络。

（1）肾气虚惫，骨生变动。《景岳全书·腰痛》云“腰痛之虚证十居八九……而或以年衰，或以劳苦……或七情忧郁所致者，则悉属真阴虚证”。《素问·上古天真论》云“五八，肾气衰……七八，肝气衰，筋不能动，天癸竭，精少，肾脏衰，形体皆极”。故本病好发于中、老年。此外，《证治汇补·腰痛》云“腰为肾府……谨其闭蛰封藏之本，则州都之地，真气布护，虽六气苛毒，勿之能害。惟以欲竭其精，以耗散其真，则肾气虚伤，膀胱之府安能独足，所以作痛”。腰为肾之府，肾气不足则腰部经筋失养，无力束骨，致使骨生变动。因此，劳损于肾，骨生变动，动伤经络，为本病基本病机。

（2）寒湿侵袭，经络阻滞。寒湿等外邪因肾虚而侵于腰部及下肢经络，经络阻滞、卫气不行，引起痛、麻等症状。《类证治裁·腰脊腿足痛论治》云“腰者……又为冲任督带之要会，其所由致痛者，以肾气本虚，而风寒湿热之邪皆可乘虚而入，即诸奇经亦多统系焉”。风、寒、湿、热等外邪侵入腰部经络，为本病的外因。此外，寒、湿为阴邪，太阳为寒水之经，其性亦寒，故寒、湿邪更易客而为病。

2. 病位

《诸病源候论·腰背病诸候》云“肾主腰脚，而三阴三阳、十二经、八脉，有贯肾络于腰脊者”。督脉根于肾而行脊中，带脉约束诸经，足太阳起于肾而过腰骶，足少阳入髀厌行于腰侧，腰椎间盘突出有骨的病变，筋附于骨上，两者密不可分。因此，本病病位在腰部筋骨，其本为肾，涉及督、带脉及足太阳、足少阳经。

3. 病性

《证治准绳·腰痛》云“经气虚则邪客之……是风热湿燥寒皆能为病。大抵寒湿多而风热少”。《类证治裁·腰脊腿足痛论治》云“凡腰脊酸痿，绵绵作痛……肾虚也。遇阴雨则隐痛……湿也。得寒则痛……寒也，闪挫痛……血瘀也……负重致痛者，劳力也。凡此皆属标，而肾虚为本”。本病以肾气亏虚、筋骨受损为本，属虚；经络阻滞为标，属实。

二、针灸治疗

1. 温肾气以制寒水

《医经原旨·病机》云“腰椎反痛，屈伸不便者，是又为寒水反胜之虚邪矣”。太阳为寒水之经，由于肾气失于温煦则太阳经寒水反胜，寒湿等阴邪外侵将导致腰部疼痛、屈伸不利等症。因此，韩碧英临床多以太溪穴温针灸法温益肾气，以温化太阳经之寒湿。

2. 随症分经取穴

《普济方·针灸》云“诸经各有腰痛不同，当随证治之”。疼痛部位在腰部正中属督脉，在脊柱两侧属足太阳经，腰部两侧属少阳经；疼痛由腰向下肢外侧放散属足少阳经，向下肢后侧放散属足太阳经。

五输穴中“输主体重节痛”，阳经“输穴”属木应筋。韩碧英临床辨经应用太阳经、少阳经输穴（束骨、足临泣）以止痛且缓解筋急。

郄穴为经气深聚之所，阳经郄穴对急性病证有止痛的良效。疼痛明显时，常辨经取太阳经、少阳经郄穴（金门、外丘）。

此外，带脉环腰一周，约束诸经，与腰部病证密不可分。《灵枢·经别》云“足少阴之正……上至肾，当十四椎，出属带脉”。足少阴之正，当十四椎旁肾俞穴之次，出属带脉，故韩碧英以肾俞穴为始，沿带脉环刺，疏导带脉经气以止痛。

3. 针交会穴以止痛

取相应经脉的原穴与络穴相配，亦调亦通，以疏导经络中阻滞的气机。此外，阳跻阳维并督带，主项背腰腿在表之病，故本病可取八脉交会穴中的后溪、申脉与足临泣、外关，疏通阳经经气以止痛。

4. 骨病治以“短刺”

本病属骨之病变，应治以“短刺”。以 1 ～ 1.5 寸毫针直刺至病变腰椎棘突骨膜之上，缓慢小幅度顺时针研磨数秒，以患者感觉酸胀为度。

5. 随症加减

腰骶疼痛，加上髎、次髎；臀部酸痛，加居髎、秩边；皮肤麻木，局部“毛刺”或辨经取对侧经脉井穴，如后侧麻木取太阳经至阴、外侧麻木取少阳经足窍阴、正面麻木取阳明经厉兑；腰痛不能扭转取足少阴复溜、足少阳经穴绝骨（少阴、少阳为枢，即枢纽之意），可起立竿见影之效果。

三、典型病例

病例 1

隗某，男，78 岁。初诊：2015 年 11 月 2 日。

主诉：腰痛多年，右侧下肢疼痛伴足小趾麻痒感 1 月余。

现病史：患者素有腰痛病史，1 月前劳累受风后出现右下肢酸胀、疼痛及右足小趾麻痒感。下肢疼痛呈放射样，自臀部向小腿后侧放散。外院查 CT：L4 ～ L5、L5 ～ S1 腰椎间盘突出。外用膏药及平卧休息后症状仍未改善，现腰部僵硬疼痛，窜至右下肢，难以行走，足小趾麻痒感，由家人搀扶就诊。

查体：右侧直腿抬高（+），L4 ～ L5 棘突及骶骨压痛（+），两侧腰肌僵硬、压痛（+）。面色少华，舌质暗，苔薄白，脉沉细。

西医诊断：腰椎间盘突出症。

中医诊断：腰腿痛。

辨证：肾气亏虚，风邪阻络。患者高龄，肾气虚疲，骨生变动，腰为肾府，故素有腰痛。本次劳累后受风，腰部经筋拘挛，阻滞经气，卫行不畅，则见右下肢疼痛、足趾麻木，故病位在腰部筋骨，以肾虚为本，涉及督脉、带脉及足太阳经脉、孙络。疼痛属经气阻滞，不通则痛；足趾痒麻为卫气运行不畅，孙络空虚。

治法：温肾气，通经络。

主穴：肾俞、志室、带脉、太溪、束骨。

配穴：L4 ～ S1 棘突上，至阴、后溪、申脉、京骨、飞扬。

操作：太溪穴捻转补法，温针灸 2 壮，背部腧穴斜刺，深度 0.2 ～ 0.3 寸；取左侧至阴穴点刺，深度 0.1 寸；L4 ～ S1 棘突骨膜上“短刺”；余下穴位直刺，深度 0.3 ～ 0.5 寸，平补平泻。留针 30 分钟，每周 3 次。

首诊后患者腰部感觉轻松，右下肢疼痛缓解，可自行缓慢行走。

2015 年 4 月 14 日复诊：4 次治疗后，患者右小腿窜痛感减轻，较为酸胀，右足趾麻木缓解，腰骶部略感僵硬不适。加刺上髎、次髎、气冲。气冲穴向下肢斜刺，深度 0.5 寸；余守上法治疗。

2015 年 4 月 30 日三诊：9 次治疗后，患者下肢仅有轻微疼痛及酸胀感，劳累后易发腰痛，右趾麻痒感消失。守上法继续治疗。

针灸 13 次后，患者诸症基本消失，嘱患者注意防寒保暖，适当活动腰部、避免劳累。

按语：患者为老年男性，肾气本虚，骨生变动，劳累后外受风寒邪气，阻滞经络，不通则痛，病变在骨，涉及督脉、带脉及足太阳经脉、孙络。治疗应标本兼顾，取太溪穴温针灸法温益肾气以制寒水；取肾俞、志室、带脉穴数针斜刺，以疏通带脉经气；取足太阳经输穴束骨以止痛；L4 ～ S1 棘突上按“短刺”治骨病。痛症分经选取交会穴后溪、申脉与京骨、飞扬；麻木按

“缪刺”法取对侧至阴穴以激发卫气；《灵枢·卫气》云“气在胫者，止之于气街，与承山踝上以下”，患者下肢气机不畅，故见疼痛、酸胀，刺气冲穴可助下肢经气运行。本案以“温益肾气”为法治本，“短刺治骨”“缪刺治麻”“交会穴止痛”等为法治标，标本兼顾。

病例 2

刘某，男，43 岁。初诊：2015 年 7 月 16 日。

主诉：腰部及左小腿外侧疼痛 4 天。

现病史：患者平素久坐伏案，腰背部易劳累，1 周前因长时间驾车而出现腰部酸胀、疼痛，左小腿外侧电击样疼痛、难以行走、活动加重，卧床休息后缓解不明显。腰 MRI 示：L5–S1 腰椎间盘突出。现左小腿行走时疼痛剧烈，腰部酸痛，常有“漏风”感。

查体：左侧直腿抬高试验（+）；L5 ～ S1 腰椎棘突压痛；双侧肌肉僵硬，左侧 L5 ～ S1 棘突旁有固定压痛，左侧小腿外侧皮肤温度觉、痛觉减退。舌质淡，边有齿痕，苔白厚腻，脉弦细。

西医诊断：腰椎间盘突出症。

中医诊断：腰腿痛。

辨证：肾气亏虚，经络阻滞。久坐伏案，劳伤筋骨，耗伤肾气，长时间驾车伤筋劳骨更甚。腰部经络阻滞，下肢经气运行不畅，故不通则痛；肾气虚疲，带脉失约则腰部酸重、漏风感；阳维脉与足少阳交会于小腿外侧，经气阻滞，孙络卫气不足则局部痛、温觉减退。故病位在腰部骨筋，以肾虚为本，涉及督脉、带脉及足少阳经脉、孙络。

治法：补虚通滞。

主穴：肾俞、志室、魂门、外丘、足窍阴。

配穴：外关、足临泣、L5 及 S1 棘突上、环跳、风市、气冲。

操作：背部腧穴斜刺，深度 0.2 ～ 0.3 寸；取右侧足窍阴穴点刺，深度 0.1 寸；左小腿按皮肤感觉异常范围，以 6 支 1 寸毫针并排，由外向内毛刺，以不刺入皮肤为度；L5 ～ S1 棘突骨膜上“短刺”，以患者感觉酸胀为度；气冲穴向下肢斜刺，深度 0.5 寸。余下穴位直刺，深度 0.3 ～ 0.5 寸，均采用平补平泻的方法。留针 30 分钟，一周 3 次。

首诊后，患者腰部酸痛缓解，左小腿疼痛感已可忍受，可缓慢行走。

2015 年 7 月 21 日复诊：左小腿外侧疼痛改善，缓步行走无疼痛，快步及久坐时疼痛。腰部有酸痛、发凉感。加太溪穴温针灸，余守上法治疗。

2015 年 8 月 6 日三诊：左小腿疼痛基本消失，跑跳时偶有窜痛，局部皮肤痛、温觉有所恢复。腰部酸重、畏凉好转。加患侧足少阳经“根结”（足窍阴、听宫）以疏通少阳经气。余取穴操作同前。

12 诊后，患者诸症痊愈，嘱患者工作间歇常加运动，慎避风寒。

按语：本患者虽值中年，但久坐伏案，亦将损耗肾气、劳伤筋骨，经脉气血运行不畅而产生疼痛、痛温觉减退等症，病变在骨，涉及督脉、带脉及足少阳经脉、孙络，固护肾气应贯穿治疗腰部疾患的始终，故取肾俞与志室相配。《标幽赋》云“筋挛骨痛而补魂门”，本病常伴腰部筋肉挛急，补魂门以舒筋止痛。

患者就诊时疼痛明显，辨经取足少阳经郄穴外丘，交会穴外关、足临泣止痛；按“缪刺”取对侧足窍阴，“毛刺”局部皮肤以激发卫气；环跳为足太阳、少阳经交会穴，取之可疏通经气止痛；风市为足少阳经穴，为诸风之市集，取之可疏通经气、驱散风邪。

韩碧英认为，六经“根结”属于正经以外的旁系网络状通路，当经脉经气不足或阻滞时，可取“根结穴”调动络脉经气以补充或疏通，本例患者属少阳经经气阻滞，故取同侧“足窍阴、听宫”。

腓总神经损伤

腓总神经损伤是周围神经损伤的一种，病因多为局部损伤导致，如夹板、石膏压伤及手术误伤、小腿外旋位时间过长等。常见临床表现为足下垂，行走呈跨越步态；踝关节不能背屈及外翻，足趾不能背屈；小腿外侧及足背感觉障碍；胫前及小腿外侧肌肉萎缩。

本病症状与古籍中“足缓或足不收”描述基本相同。《灵枢·经脉》云“足阳明之别……虚则足不收，胫枯”。《灵枢·根结》中有“枢折，即骨繇而不安于地”。《针灸甲乙经》云“足下缓失履，冲阳主之”；“足腕不收……丘墟主之”。《针灸资生经》云：“委中疗脚弱无力”。《针灸大成》云“条口……主足麻木……不能久立……足缓不收”。

一、辨病辨证

1. 病因病机

病多由外感寒湿或局部经筋劳损所致。局部经筋因劳因伤致损或为寒湿邪气所客，均可导致所过经脉的气血阻滞，运行不畅而发为本病；甚则经脉闭塞，神气出入不畅，终致足缓不收。

2. 病位

本病的主要表现为足下垂、踝关节不能背屈及外翻、小腿外侧及足背感觉障碍、胫前及小腿外侧肌肉萎缩，属于足三阳经筋及经脉失用，其中足少阳最易受累。由于阳跻脉与对侧足少阳经筋并行于额角，一侧阳跻脉病亦可导致对侧足缓不收的症状。此外，本病日久亦可以累及足三阴经筋及经脉病变。

3. 病性

本病由于局部经脉气血阻滞产生，常猝然出现，故初期属实证；迁延日久，则由于气血不荣，导致筋肉痿软无力，属虚实夹杂。一般舌淡者为偏虚偏寒，舌红者多为有热，苔腻者为湿浊之象。

二、针灸治疗

1. 取足少阳之原络二穴以扶正祛邪

足少阳经脉的原络二穴，一在足踝，一在小腿外侧，正是病证所在之处，取之亦有近取之意，使经脉气血得复，经筋得养，则所客之邪亦渐消散。

2. 取三阳经之根、溜、注、入穴以疏通经络

如阻滞发生于足阳明经脉，根据“根、溜、注、入”法，取厉兑、冲阳、解溪、丰隆、人迎。

3. 灵活运用“维筋相交”理论治疗足下垂

足少阳经筋循行在头角部与阳跻脉相联系：上过右角，并跻脉而行，左络于右，故伤左角，右足不用，称“维筋相交”。因此，一侧的足下垂与同侧足少阳经筋循行于对侧头角部的分支以及对侧的阳跻脉相关。

韩碧英在这个理论的基础上，选取病变对侧头角部足少阳胆经的腧穴，如目窗、正营、承灵，加跻脉起穴申脉的共同作用，调整维筋功能。

4. 善用经验穴

《针灸甲乙经》云“手足痿躄不能行，地仓主之”；“痿不相知，太白主之”；“足下缓失履，冲阳主之”；“足腕不收……丘墟主之”；“虚则痿躄，坐不能起，光明主之”；“足不收，痛不可以行，天泉主之”；“足胫寒……厉兑主之”。

《针灸资生经》云“昆仑主脚如结，踝如别”；“京骨……疗腿膝胫酸”。

《针灸大成》云“飞扬主……足趾不能屈伸”。

《备急千金要方》云“仆参主足痿，失履不收”；“涌泉、然谷，主……五指尽痛不能践地”。

三、典型病例

冯某，男，32 岁。初诊：2014 年 11 月 16 日。

主诉：右足下垂 1 个月。

现病史：患者 1 个月前，午睡后出现右足下垂、活动不能，在外院查肌电图提示“腓总神经损伤”，给予维生素 B_{12} 等药物治疗，症状未见好转。

刻下症：右足下垂，右足仅能跖屈，疲倦乏力，右小腿至足部麻木，纳可，眠安，二便调。

查体：舌淡暗，苔薄白。右足背伸肌力 0 级，右足趾背伸肌力 0 级，右足及足趾跖屈肌力 5 级，右小腿外侧至足背针刺觉减退。

西医诊断：腓总神经损伤。

中医诊断：足不收。

辨证：足三阳经筋气血痹阻。患者午睡后出现右足缓不收，临床较为常见。多由侧卧时久，身侧经脉受压，气血受阻，久不得复，痹阻于经络，经筋不得营卫荣养，以致麻木失用。病位在足三阳经筋，倦怠乏力为气虚之象，是为兼证。

治法：调经气，养血荣筋。

主穴：左申脉、左头角（目窗、正营、承灵交替使用）。

配穴：窍阴、丘墟、阳辅、光明、天容、冲阳、足三里、丰隆（灸）、飞扬、中渚。

操作：患者取平卧位，申脉穴直刺 0.2 寸；头角诸穴斜向后刺，针刺深度 0.3 ～ 0.5 寸，平补平泻法；足三里穴直刺 1 寸，用补法；丰隆直刺 1 寸后，加艾柱灸。窍阴斜刺 0.1 寸，天容直刺 0.5 寸，其余诸穴直刺 0.5 ～ 1 寸，均用平补平泻法。留针 30 分钟，一周 3 次。

2014 年 11 月 30 日复诊：足小趾、足背伸活动开始恢复。患者于外出时撞伤足部致足趾骨折，予石膏固定，遂停止治疗。

2015 年 1 月 4 日三诊：右足踝关节各向运动受限，足趾活动不能，小腿及右足麻木，针刺觉减退，右腓长短肌、足伸趾总肌萎缩。舌淡暗，苔薄白。加仆参。

2015 年 1 月 18 日四诊：麻木减轻，于右足外踝上 15cm 以下，足趾可以上下摆动，足踝有轻微活动。查体：右足踝、足趾肌力 3 级。守上法继续治疗。

2015 年 2 月 16 日五诊：右足踝、趾活动接近健侧，右小趾外展有笨拙感。加灸足临泣。

继治 2 周后，右足恢复正常。

按语：本例重点选用足少阳经筋及阳跻脉穴。因维筋相交于对侧，阳跻主健步，故取对侧头角处足少阳经穴（目窗、正营、承灵）及阳跻脉穴（申脉），治维筋功能失调出现的足不用之症。选取足少阳经“根溜注入”之穴（窍阴、丘墟、阳辅、光明、天容），开辟旁通路线，助本经气血循环，使足部的气血得以濡养其筋肉，达到治疗目的。《灵枢·经脉》云“足阳明之别，名曰丰隆……虚则足不收，胫枯，取之所别也”。故治疗温灸足阳明络穴丰隆，丰肌壮筋，鼓动络脉气血温煦经筋，取阳明经原穴以促经脉气血温通。并且应用古方中的经验穴，足趾不得屈伸取飞扬、感觉障碍取中渚，随症选用。后因骨折停止治疗一月余。再诊仍用前法，出现足痿及失履不收，加取仆参，效果明显。最后遗有小趾外展笨拙，考虑还有少阳经筋的阳气不足，加灸局部穴足临泣，终获全效。

带状疱疹

带状疱疹，是一种在皮肤上突然出现簇集成群的水疱，并伴有剧烈疼痛的急性疱疹性皮肤病。由水痘－带状疱疹病毒引起，此病毒可长期潜伏在脊髓后根神经节或者颅神经感觉神经节内，当机体抵抗力下降时，潜伏的病毒可再次生长繁殖，沿感觉神经轴索下行，到达该神经所支配区域的皮肤内复制产生水疱。与此同时，受累神经发生炎症、坏死而产生神经痛。本病好发部位为胸胁部、腰胁部，也见于颜面部、颈项部与腿部，多沿一侧周围神经分布区域出现，呈带状分布。

中医学最早的文献记载见于汉·马王堆帛书之中的《五十二病方》，并在历史的沿革中积累了丰富的治验。其相关病名在古籍中记载的有“甑带疮”“缠腰火丹”“缠腰龙”“蛇丹”“蛇串疮”“蛇窠疮”“蛇缠疮”“蛇缠丹”“蛇形丹”“蛇缠虎带”“火丹疮”“火腰带”“火带疮”“蜘蛛疮”“火腰带毒”等十余种。隋《诸病源候论·甑带疮候》云“甑带疮者，绕腰生。此亦风湿搏血气所生，状如甑带，因以为名。又云：此疮绕腰匝，则杀人”。明《外科启玄》卷七曰“蜘蛛疮，此疮生于皮肤间，与水窠相似，淡红且痛，五七个成攒，亦能萌开”。清《外科大成》云“一名火带疮，俗名蛇串疮，初生于腰，紫赤如疹，或起水疱，痛如火燎，由心肾不交，肝火内炽，流入膀胱而缠带脉也”。此书中，首将此病命名为“蛇串疮”，并沿用至今。清《洞天奥旨》云“蛇巢疮，生于身体脐腹上、下、左、右，本无定处。其形象宛如蛇也，重者烂深，轻者腐浅，亦有皮肉蠕蠕，暗动欲行而不可得也。此疮或穿著衣服弃于地上，为蛇所游；或饮食之中，蛇涎沾染，其毒未散。因人气血尚壮，不伤脏腑，乃发于皮肤耳。重者，毒重而痛甚；轻者，痛犹可受。治法不必问其重轻，总以解毒为神也”。

一、辨病辨证

1. 病因病机

韩碧英认为，带状疱疹的直接病因为火热之邪侵扰，发于孙络、浮络。孙络、浮络是气、血、津液输布和营养周身的通路，正如《灵枢·痈疽》所说“中焦出气如露，上注溪谷，而渗孙脉，津液和调，变化而赤为血”，即“津血同源”。当热邪侵袭孙络、浮络，不仅灼伤营血，更迫使津液外溢，与热邪相搏而成湿浊，积于皮下，则形成疱疹。火热之邪耗气伤血，火盛伤气者而生痛，血虚生风者而作痒。

2. 病位

本病的病位在孙络、浮络，主要分布在皮部。依照《素问·皮部论》曰“皮部以经脉为纪者，诸经皆然”。临证视其出疱疹的部位，确定病变皮部十二经的归属。

3. 病性

根据皮损的形态、伴随症状等分为两种。皮损为片状丘疹、色红而干，伴心烦易怒、小便短赤、口苦、舌红少津、苔薄黄等症状，多为热邪偏盛；皮损为绿豆大小的水疱、疹色黄白、流水溃烂、疱群之间肤色正常，伴口纳无味、神疲乏力、舌红、苔腻等症状，多为热邪夹湿。

二、针灸治疗

1. 取荥穴、经穴治热病

本病主要病因为火热之邪侵扰，应以泻热除邪为主要治法。依据“荥主身热”的治疗特点，选用各经的荥穴进行治疗。阴经荥穴及阳经经穴均属火，宜用泻法以祛其火盛之势，如劳宫、少府、阳辅、阳谷等穴位，行捻转泻法；阳经荥穴属水，宜用平补平泻，即以水制其火盛之势，如侠溪、内庭等穴位。

2. 取输穴、合穴除湿邪

由于热邪迫津液外出，形成湿浊，依据“输主体重节痛”理论，选用五行属土的穴位进行治疗，即阴经的输穴或阳经的合穴，如太白、足三里、大陵、小海等穴位。

3. 取郄穴止疼痛

根据杨甲三教授提出的阳经郄穴善于止痛的观点，选用六阳经的郄穴，如梁丘、外丘、金门等，调气血，止疼痛，为治标之法。

4. 取井穴缪刺通孙络

《素问·缪刺论》曰“今邪客于皮毛，入舍于孙络，留而不去，闭塞不通，不得入于经，流溢于大络，而生奇病也”。韩碧英认为，本病为奇病之一，治疗宜采用缪刺法。缪刺者，病在左治其右，病在右治其左。而井穴为孙络聚集之所，故取对侧足窍阴、厉兑、至阴等井穴疏通局部孙络气血运行，孙络通则大络气血通，气血通则痛自止矣。

三、典型病例

潘某，男，48岁。初诊：2016年3月19日。

主诉：左胸背部疼痛伴疱疹1周。

现病史：1周前无明显诱因出现左胸背部疼痛，继而局部皮肤出现片状小疱疹，簇集成群，色红而干，呈带状分布，疼痛剧烈，夜间尤甚，伴口部溃疡，二便可。

刻下症：左胸背部疼痛，疱疹簇集成群，色红而干，疼痛夜间尤甚，二便调。

查体：沿T3～T8左侧神经分布区域出现片状斑丘疹，舌红，苔白，脉左弦数。

西医诊断：带状疱疹。

中医诊断：蛇串疮。

辨证：热蕴孙络。疱疹属疮，色红为热，根据疱疹所在部位，为热邪侵袭足太阳、足少阳、足阳明皮部。

治法：泄热，通络止痛。

主穴：劳宫、少府。

配穴：金门、阳交，皮疹局部围刺，对侧至阴、厉兑、窍阴。

操作：至阴、窍阴、厉兑直刺0.1寸；劳宫、少府直刺0.2～0.3寸；阳交、金门直刺0.5～0.8寸；皮疹部位采用围刺，以15°角沿皮向皮损中心平刺0.3～0.5寸；劳宫、少府用捻转泻法，余穴平补平泻。留针30分钟，一周4次。

2016年3月20日复诊：夜间疼痛减轻，丘疹颜色变浅，部分结痂。守上法继续治疗。

2016年3月22日三诊：疱疹吸收，颜色转为暗红，疼痛明显减轻，夜间偶有针刺样疼痛，不影响睡眠。守上法继续治疗。

治疗1周后，疱疹完全吸收，疼痛不明显。

按语：本案为热邪侵于皮部孙络、浮络，属奇病，当以泻热通络为基本治疗大法。手少阴心经和手厥阴心包经五行属性为火，其荥穴少府、劳宫属性亦为火，用捻转泻法可祛热邪；至阴、厉兑、窍阴分别为足太阳、足阳明、足少阳经的井穴，用缪刺法以疏通皮部孙络；金门、阳交分别为足太阳和足少阳的郄穴，以加强止痛的作用，属治标之法。全方标本兼顾，选穴精湛，疗效异常显著。

附：带状疱疹后遗神经痛

带状疱疹后遗神经痛是指带状疱疹的皮疹消退后仍遗留有神经痛，且持续时间为1个月以上者，是带状疱疹最常见的并发症，其患病率随着年龄的增长而有逐渐升高的趋势。临床表现多为局部阵发性或持续性的灼痛、刺痛、跳痛、刀割痛等，表现形式复杂多样，疼痛性质可以单一，也可多样并存。其疼痛部位通常比疱疹区域有所扩大，以胸胁部最为常见，极少数患者会发生双侧疱疹。严重者影响休息、睡眠、精神状态等，影响患者的生活质量。现代医学中以三环类抗抑郁药、抗癫痫药、麻醉镇痛药、维生素类四联治疗为主要治疗手段，长期应用副作用较大。

根据其主要表现以一侧胸胁部疼痛为主，韩碧英临证将其纳入“胁痛”进行诊治。关于胁痛的记载，最早出现于《黄帝内经》，随后又见于诸多医书中，如《素问·缪刺论》云“邪客于足少阳之络，令人胁痛不得息”。《灵枢·五邪》云“邪在肝，则两胁中痛……”。《景岳全书·杂证谟·胁痛》云“胁痛之病，本属肝胆二经，以二经之脉皆循胁肋故也，然而心、肺、脾、胃、肾与膀胱亦皆有胁痛之病。此非诸经皆有此证，但以邪在诸经，气逆不解，必以此相传，延及少阳、厥阴，乃致胁肋疼痛”。

一、辨病辨证

1. 病因病机

基本病机为邪滞孙络及浮络，蕴于皮部。孙络及浮络为卫气营血外达之通路，气血欲行而邪阻之，正邪相牵致疼痛发作有时，故多属血瘀证。本病亦与流连未尽的火热之邪关系密切，因营与卫偕行，所以皮部孙络既有卫阳，也有营阴，入夜阳气入于营阴，阳气与营中的热邪相合，则热邪益盛，表现为夜间痛甚。此外，若热邪耗伤营血，致血虚生风，亦可发为痒症。

2. 病位

病位主要在孙络及浮络。

3. 病性

局部皮肤疱疹结痂或色素沉着，色红或暗红。疼痛发作有时，伴舌暗有瘀点者，为血瘀证，病性属实证；疼痛剧烈持续，夜间尤甚者，为邪热未清，病性属虚实夹杂。痒甚者，局部常见皮损抓痕明显，或抓后有血痂生成，伴舌嫩红，属血虚生风证，病性亦属虚实夹杂。以上三种可以单独出现，亦可合而并见。

二、针灸治疗

1. 通络法

本病治疗注重通络，络通则热散瘀消，阴气得复，通络之法又分三种：

（1）缪刺法通大络：本病病位在皮部，而皮部主要由孙络所布，孙络又是由大络所派生的无数分支，大络的气血直接与经脉交贯，故取病变经脉的络穴，如丰隆、飞扬、光明等，井穴如至阴、足窍阴、厉兑等用缪刺法，意在疏通大络气血，大络气血通畅可使孙络气血灌注更为充盈，则痒痛自止。

（2）毛刺法通浮络：本病属邪滞孙络、浮络，而孙络及浮络属于经络系统的皮部范畴，以 1 寸毫针在色素沉着或后遗疼痛的区域点刺或围刺治疗麻木或疼痛，即如《灵枢・官针》云“毛刺者，刺浮痹皮肤也”。

（3）针刺夹脊穴通经脉与督脉相连的横络：夹脊穴位于脊柱两旁，是督脉与足太阳膀胱经以及与其他经脉相交通的横向联络。《灵枢・经脉》曰“督脉之别，名曰长强，挟膂上项，散头上，下当肩胛左右，别走太阳，入贯膂”。又曰“膀胱太阳之脉……挟脊抵腰中……”。督脉与足太阳脉通过夹脊穴经气相通，而足太阳皮部又通过无以计数的孙络、浮络与相邻的皮部相互渗透，取疼痛部位相应的夹脊穴，旨在疏通孙络、浮络的横贯分支，使局部气血和合，从而恢复孙络、浮络的生理常态。

2. 调虚实，五行子母补泻法

根据疼痛的部位或皮损的位置明确经络归属，采用“实则泻其子，虚则补其母”的原则来调整不同经脉间的虚实，达到“盛则泻之，虚则补之”的目的。如辨证属足太阳者，泻束骨、足临泣；属足少阳者，泻阳辅、阳谷；属足阳明者，泻厉兑、商阳；属手太阳者，泻小海、足三里；属手少阳者，泻天井、足三里；属手阳明者，泻二间、足通谷等。如伴随痒症，补少冲、大敦等以补虚止痒。

3. 调血止痛用郄穴

阴经郄穴善治血症、阳经郄穴善治痛症。取阳经的郄穴如梁丘、外丘、金门等用泻法以止痛，取阴经的郄穴如孔最、中都、郄门等用补法以护营。

三、典型病例

病例 1

陈某，男，67 岁。初诊：2016 年 3 月 12 日。

主诉：左胁部疼痛 4 个月余。

现病史：4 个月前无明显诱因出现左胁部疼痛，并伴有簇集成群的水疱，北京中日医院诊为“带状疱疹”并进行治疗。

刻下症：局部皮肤可见疱疹愈合后瘢痕、色暗红，伴局部皮肤热感，疼痛性质为抽痛，夜间尤甚，大便干、7 ～ 10 天一行，小便可。

查体：疼痛部位分布在左乳下，沿 T5 ～ T6 神经分布斜形放射至季肋部。舌红，苔薄，脉弦。

西医诊断：带状疱疹后遗神经痛。

中医诊断：胁痛。

辨证：热耗营阴，孙络瘀阻。正邪相争，疼痛时轻时重，孙络气血瘀阻。病位在足少阳、足厥阴皮部。

治法：泻热存阴，通络止痛。

主穴：行间、阳辅、少府、阳谷。

配穴：对侧大敦、足窍阴；取 T5 ～ T6 相应节段的华佗夹脊穴，局部皮疹围刺；中都、外丘。

操作：行间、少府、阳谷直刺 0.2 ～ 0.3 寸，行捻转泻法；阳辅直刺 0.5 ～ 0.8 寸，行捻转泻法；中都、外丘直刺 0.5 ～ 0.8 寸，平补平泻；对侧大敦、足窍阴直刺 0.1 寸，平补平泻；取 T5～T6 相应节段的夹脊穴，以 75°角向脊中线方向斜刺 0.3～0.5 寸；皮疹区域以 1 寸毫针围刺。

2016 年 3 月 15 日复诊：皮肤热感消失，夜间疼痛减轻，仍有抽痛。守上法继续治疗。

2016 年 3 月 18 日三诊：夜间疼痛明显减轻，偶有抽痛感。守上法继续治疗。

治疗 3 周，疼痛消失。

按语：本患为带状疱疹后遗神经痛，局部皮肤水疱虽然结痂，却仍为暗红色，局部抽痛，夜间痛甚，舌红、大便干，为热邪未尽，留于皮部孙络，伤及营阴，热灼津液，营血运行不畅，滞而生痛。其疼痛的部位主要位于足少阳、足厥阴皮部。根据其病机病位，治疗以泻热邪、护营阴、通孙络为基本大法。根据五输穴的补母泻子规律，阳辅、行间分别为足少阳胆经、足厥阴肝经的子穴，阳谷、少府则为二者的子经子穴，属性均为火，用泻法以祛热邪；大敦、足窍阴分别为足厥阴、足少阳的井穴，用缪刺法以通其络；中都为足厥阴的郄穴，外丘为足少阳胆经的郄穴，配合使用以和营止痛。全方标本兼顾，余留之热邪得以祛除，则阴自保，血自通而痛自止。

病例 2

庞某，男，73 岁。初诊：2016 年 7 月 26 日。

主诉：右侧胸胁部疼痛 2 个月余。

现病史：2 个月前无明显诱因出现右侧胸胁部疼痛，继而局部皮肤出现片状丘疹，于北大医院诊为“带状疱疹”并进行治疗。

刻下症：局部皮肤疱疹吸收，留有瘢痕，色红，不可触碰；疼痛性质为灼痛，夜间尤甚；二便可。

查体：疼痛部位分布在右侧胁部，沿 T7 ～ T10 神经分布放射至腹部及背部。舌淡，苔薄白，脉细弦。

西医诊断：带状疱疹后遗神经痛。

中医诊断：胁痛。

辨证：热邪滞留，孙络不通。疼痛性质为灼痛，皮肤色红，病性属实，为热邪余留而致孙络不通，病位在足太阳、足少阳、足阳明皮部。

治法：泻热，通络，止痛。

主穴：束骨、阳辅。

配穴：对侧丰隆、飞扬、光明，取 T7 ～ T10 相应节段的华佗夹脊穴，对侧厉兑、至阴、足窍阴。

操作：取束骨 0.2 ～ 0.3 寸，行捻转泻法；阳辅直刺 0.5 ～ 0.8 寸，行捻转泻法；对侧丰隆、飞扬、光明直刺 0.5 ～ 0.8 寸，行平补平泻法；对侧厉兑、至阴、足窍阴直刺 0.1 寸，行平补平泻法；取 T7 ～ T10 相应节段的夹脊穴，以 75°角向脊中线方向斜刺 0.3 ～ 0.5 寸，T7 与 T10 的夹脊穴处连接电针，高频连续波。留针 30 分钟。

2016 年 7 月 28 日复诊：夜间疼痛减轻，疱疹结痂处皮肤颜色变为暗红。守上法继续治疗。

2016 年 8 月 2 日三诊：疼痛明显减轻，局部皮肤可触碰。守上法继续治疗。

治疗 3 周后疼痛消失。

按语：患者胸胁部患带状疱疹 2 个月余，疱疹虽然吸收结痂，但局部皮肤仍色红，且伴有抽痛。色红为热，抽痛为实，考虑系热邪滞留、蕴于皮部孙络所致。疼痛的部位以足太阳、阳明、少阳皮部为主。治疗以祛热邪，通络止痛为基本原则。本案除了选取本经子穴泻实、井穴缪刺之外，还选用足阳明胃经、足太阳膀胱经和足少阳胆经之络穴丰隆、飞扬、光明三穴，意在使经脉之营血灌注孙络，以助驱邪之力。选用络穴疏通大络气血为本案治疗取穴的一大特点，也是韩碧英应用络穴治疗奇病的特点。

湿　疹

湿疹是由多种内外因素引起的过敏性炎性皮肤病，可发于全身多个部位。皮损为多形性，呈弥漫性分布，常对称发作，自觉瘙痒，常反复发病，呈慢性病程。湿疹病因复杂，常为内外因相互作用导致。目前已被认为与湿疹发病相关的有遗传因素、环境因素、感染因素、饮食因素、药物因素、神经精神因素、气候因素以及物理因素等。此外，慢性肠胃疾病、慢性酒精中毒、肠寄生虫以及新陈代谢障碍、内分泌失调等因素亦是湿疹发生的原因。

中医文献中，本病多包含在疮、癣、风之中，如有关浸淫疮的描述与急性湿疹的临床表现相符。《诸病源候论》中记载“浸淫疮，是心家有风热，发于肌肤。初生甚小，先痒后痛而成疮。汁出浸溃肌肉，浸淫渐阔，乃遍体”。

在中医古籍的记载中，本病大多根据发病部位和皮损形态而有不同的命名。如《外科正宗》曰“钮扣风，皆原风湿凝聚成疮，久则瘙痒如癣”，此处即指胸前部的湿疹。《医宗金鉴》有关“旋耳疮”的记载“此证生于耳后缝间，延及耳折下上，如刀裂之状，色红，时津黄水”。此外，还有“脐疮”“乳头风”“四弯风”“肾囊风”等病名的记载，均是指不同部位的湿疹。

一、辨病辨证

1. 病因病机

本病的形成主要与内在的脾湿、心火及风邪三者相关，正如《素问·至真要大论》所云“诸湿肿满皆属于脾……诸痛痒疮皆属于心”。《诸病源候论·疮病诸候》中记载“浸淫疮，是心家有风热，发于肌肤”。“诸疮生身体，皆是体虚受风热，风热与血气相搏，故发疮……肤腠虚，风湿搏于血气，则生㾦疮。若湿气少，风气多者，其㾦则干燥，但痒，搔之白屑出……若风气少，湿气多，其疮痛痒，搔之汁出……”。

韩碧英认为，病多由先天禀赋不足，后天中焦运化失司，致机体抗御病邪能力下降，复感于风湿热之邪，客于肌肤；也有过食肥甘厚味，致湿热内生，与正气相搏于肌肤，而见皮疹丛生，瘙痒难耐。

2. 病位

疹发部位为正虚之所，其病位在皮部，为孙络、浮络之所在。局部湿疹多根据疹疮所在部位而定其经脉的归属，即《素问·皮部论》中“皮部以经脉为纪者，诸经皆然”。

3. 病性

急性者，多以感受风、湿、热邪为主。风为阳邪，性升扬，易侵袭人体的上部与皮毛腠理，风性善行而数变，致皮疹泛发而无定处，起病迅急；湿为阴邪，其性黏滞、重浊，易侵袭人体的下部，于皮肤可见水疱、糜烂、流液等；热为阳盛，热之微为痒，热之甚为痛，故可致皮肤瘙痒、潮红、灼热等。慢性者，多因湿热蕴积，血虚风燥所致。湿疹反复发作，数年不愈，皮损色泽淡红，抓后糜烂渗出，或皮损色黯，干燥脱屑，瘙痒剧烈，抓痕有血痂。

二、针灸治疗

1. 调中焦，助运化治其本

《素问·刺禁论》云“脾为之使，胃为之市”。脾胃同属中土，为人体气机升降之枢纽，为后天之本。对于脾胃功能的理解，不能只限于气血生化之源而只用于虚证的治疗，而应广泛应用于各种寒热虚实之证，如《脾胃论》云“若胃气一虚，脾无所禀受，则四脏经络皆病”。本病的发生与脾胃代谢功能减弱息息相关，胃纳脾运能力不及，导致湿邪聚于体内与风湿热之邪互结，在皮部发为疮疹，或瘙痒潮红，或糜烂流液。故取中脘、水分、天枢、章门、脾俞、胃俞、三焦俞等以加强中焦的运化功能，排湿邪以治其本。

2. 运五行，用五输治其标

本病的发生与六淫邪气中的风、热、湿三邪密不可分。风性为动，五行应木，在皮部见疹发泛泛无定处。热为阳邪，五行属火，在皮部见疮、痒、痛、肿，其色应红。

根据五输穴的五行配伍及生克关系，韩碧英多选取五输穴中属性为木、火、金的穴位进行治疗。热邪偏盛者，取劳宫、少府、鱼际用泻法；风邪偏盛者，取足临泣、束骨、陷谷用泻法，有抑木以防过旺化火之意；取相应病变皮部所属经脉的“金”穴，一则五脏中肺主皮毛应金，二则金克木，可谓一举两得。

3. 井穴缪刺通孙络

本病病位在皮部，针对皮疹泛发部位所属的经脉归属，采用井穴缪刺法疏通局部皮肤孙络，亦属治标之法。病及少阳皮部，取足窍阴、关冲；病及阳明皮部，取厉兑、商阳；病及太阳皮部，取至阴、少泽；病及厥阴皮部，取大敦、关冲；病及太阴皮部，取隐白、少商；病及少阴皮部，取涌泉、少冲。

三、典型病例

病例 1

周某，女，52 岁。初诊：2013 年 11 月 21 日。

主诉：周身红疹反复发作 5 年，加重 1 个月余。

现病史：5 年前无明显诱因出现周身红疹，反复发作。近 1 个月来自觉症状加重，瘙痒难耐。

刻下症：周身皮肤红疹，无流水，无结痂，无皮屑。伴口干欲饮，饮后不解渴；大便隔日 1 次，黏腻不成形。小便可。

查体：周身红疹，形态大小不一，突起皮肤，边界清晰。舌体胖大、满口，边缘有齿痕，苔白，脉细。

西医诊断：湿疹。

中医诊断：湿疮。

辨证：中焦湿热。口干欲饮、大便黏腻、舌体胖大、边缘齿痕、苔白为土弱湿蕴；皮疹色红、瘙痒为风热之邪互结客于皮部。本案属中焦失运，湿浊内生，复感风邪，风热蕴积肌肤而致病。

治法：健运中焦，化湿清热。

主穴：中脘、天枢、水分、章门。

配穴：劳宫、鸠尾、支正、鱼际、足临泣、上巨虚、足三里、脾俞、胃俞、三焦俞。

操作：劳宫、足临泣行捻转泻法，余穴平补平泻。鸠尾向剑突方向斜刺 0.2 ～ 0.3 寸，脾俞、胃俞、三焦俞向脊柱方向平刺 0.2 ～ 0.3 寸，鱼际、足临泣直刺 0.2 ～ 0.3 寸，支正、中脘、天枢、水分、章门、上巨虚、足三里均直刺 0.3 ～ 0.5 寸。每周治疗 3 次。

2013 年 11 月 28 日复诊：瘙痒程度减轻，无新发红疹。守上法继续治疗。

2013 年 12 月 5 日三诊：皮疹颜色为淡红色，偶觉瘙痒。守上法继续治疗。

皮疹消退，无瘙痒症状，随访 3 个月未发作。

按语：本患周身皮疹色红伴瘙痒，属风邪、热邪为患；大便黏腻不成形且隔日 1 次，为脾阳不足，胃失和降。当脾胃运化功能失常，可致湿邪内生，日久化热，损耗正气，卫气保护肌表能力下降，易与风之气相感，在皮部发为疮疹。治疗宜健运中焦，化湿清热，为标本兼治之法。

鱼际为手太阴肺经的荥火穴，用泻法以祛热邪；中脘、天枢分别为胃经、大肠经的募穴，上巨虚、足三里为其下合穴，章门既为脏会又是脾之募穴，配合脾俞、胃俞、三焦俞共达转运中焦之效。支正为手太阳小肠经的络穴，《灵枢·经脉》曰“虚则生疣，小者如指痂疥，取之所别也”；鸠尾为任脉之络穴，《灵枢·经脉》曰“虚则瘙痒”。韩碧英认为，无论是疣、痂疥，都是皮肤之病，为孙络气血运行障碍所致，滞而为结，虚则为痒。临证中，常将此两穴配合，用于皮肤病变的治疗，也是中医“异病同治”治疗思想的体现。而在本案中，患者皮疹周身泛发，并未局限于某个部位，取此两穴意在疏通大络的气血运行状态，使皮部的孙络、浮络营卫调和，则疹消痒止。

病例 2

陈某，男，47 岁。初诊：2016 年 4 月 23 日。

主诉：皮肤瘙痒反复发作 6 年，加重 10 天。

现病史：6 年前无明显诱因出现皮肤瘙痒，反复发作，曾于北京协和医院诊为“湿疹”。

刻下症：皮肤瘙痒，右下腹部成片红疹，凸起皮肤，伴口干口渴，小便黄。

既往史：高血压病，高脂血症，高尿酸症。

查体：右下腹部成片红疹，凸起皮肤，约 15cm×12cm 大小，边界清晰。舌边尖红，苔薄白，脉弦。

西医诊断：湿疹。

中医诊断：湿疮。

辨证：热蕴皮部。患者基础病较多且皮疹反复发作，可知其素体禀赋不足。右下腹部成片红疹伴瘙痒，为热邪蕴于肌肤而致，病位在足阳明、足太阴、足厥阴皮部。

治法：健中焦，泻热通络。

主穴：中脘、水分、天枢。

配穴：劳宫、解溪、行间、大都、陷谷、隐白、厉兑、大敦、局部围刺。

操作：劳宫、行间、大都行捻转泻法，解溪行捻转补法，隐白、厉兑、大敦用缪刺法，余穴平补平泻。劳宫、解溪、行间、大都、陷谷均直刺 0.2 ～ 0.3 寸，对侧隐白、厉兑及大敦直刺 0.1 寸。围刺皮疹部位，平刺 0.3 ～ 0.5 寸，针尖朝向皮损中心。

2016 年 4 月 28 日复诊：皮疹颜色转为暗红，仍突起皮肤，瘙痒程度减轻。守上法继续治疗。

2016 年 4 月 30 日三诊：皮疹颜色为淡红色，凸起皮肤的皮疹面积约为 4 cm×5cm，偶觉瘙痒。守上法继续治疗。

皮疹消失，无瘙痒症状，随访 2 个月未发作。

按语：本病患者皮损色红、突起皮肤，并伴有瘙痒，为热邪蕴于皮部所致。“邪之所凑，其气必虚”，热邪之所以能侵袭肌表，是因为正气不足。以健中焦，扶正气，泻热通络为基本治疗原则。中脘、天枢、水分使水谷得利，精微运转，中焦气机升降复常。劳宫、行间、大都为阴经的荥穴，依“荥主身热”原则，用泻法以祛热邪；陷谷、足临泣分别为足阳明经、足少阳经的输穴属木，用泻法以化木气之过；解溪为足阳明经经穴，五行属火，根据子母补泻原则，用补法，意在以火生土，助运中焦；隐白、厉兑、大敦分别为足太阴、足阳明、足厥阴的井穴，刺之使局部皮部孙络气血运行通畅则疹自消。

第四章
薪火传承

韩碧英不仅医德高尚，医术精湛，而且为将针灸理论和经验传承下去，在培养接班人上下大功夫，她授课、讲学、带徒，为中医事业的继承发展做出了重要贡献。本章即是她的学生对她学术经验的总结。

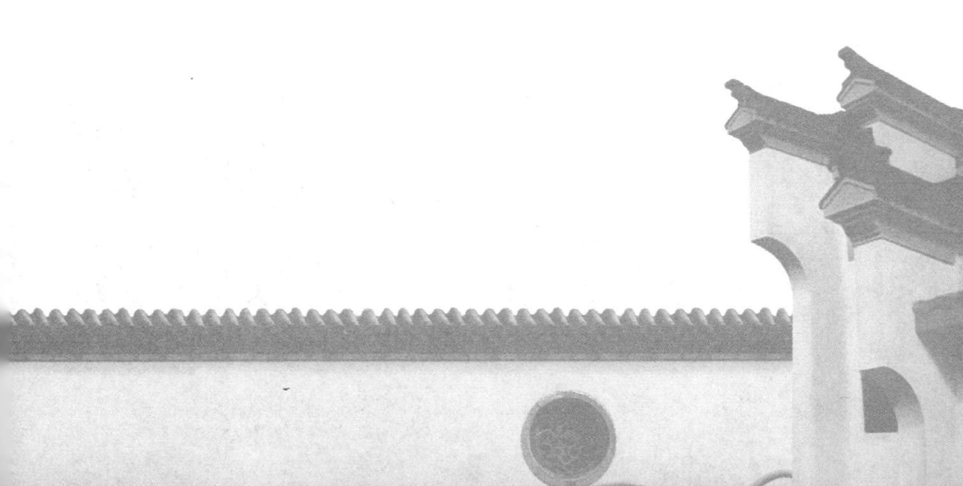

颈部疼痛的外治法

刘元石

【作者介绍】刘元石，男，生于1974年，副主任医师，医学硕士，1997年毕业于北京中医药大学针灸推拿系，同年8月到中国中医科学院广安门医院工作，跟随韩碧英临证学习多年，是韩碧英学术传承人之一。北京针灸学会会员，中国针灸学会经筋分会会员，现从事针灸临床工作。

1. 颈部与经脉、筋、骨的关系

十二正经中手三阳经从手走头，足三阳经从头走足，故三阳经与颈部的关系密切，手足三阳经均交会于督脉大椎穴。就分野而言，颈前属阳明，两侧属少阳，项部属太阳。任脉行于颈前，督脉行于项部，阴阳二脉行于两侧。足太阳经筋夹脊上项结于枕骨，一支从缺盆上结于耳后。足少阳经筋从缺盆上行至耳后，绕行上额角。足阳明经筋从缺盆沿颈前部上行挟口唇。

2. 颈痛的病因病机及辨证施治

（1）病机：中医认为“不通则痛”，因此在治疗过程中，当审证求因，辨证施治。在治疗原则方面应掌握如下几点：①寒邪所致经络气血凝滞，以温通法为主：温针灸、实按灸、火针。②扭伤瘀血所致，根据“菀陈者除之”，取疏经活血、通络止痛为主：刺络放血、罐疗法。③风寒湿邪内侵久不愈，损伤正气者，既要祛邪，又要扶正，施攻补兼施治法：补大椎、大杼、绝骨填髓充骨，治疗骨痹（骨质增生、颈椎病的颈痛等）。

由于长期伏案工作，久则伤损气血，颈骨与脑窍失于充养所致颈项酸痛、头部隐痛。痛者应以补虚为主，益精填髓、养血止痛。

（2）取穴：①症见颈、肩、背窜痛、酸胀、遇冷加剧者，刺大椎（补）、风府（泻）、风池、颈夹脊、天柱、天井（平补平泻）。②症见颈部及上肢痛点不移、刺痛、指端紫绀者，刺天柱（补）、后溪（双）、大椎、列缺（双，电针15分钟，连续波），痛点刺络放血。③症见颈项酸痛、耳鸣、头晕、头痛者，刺百会（补）、风府、哑门、大椎（补）、风池、四神聪、绝骨（补）；头针：晕听区、平衡区。

（3）对症取穴：①项强不能转侧：承浆、风府、后溪。承浆用1寸毫针，刺入0.5寸，用捻转补泻法先泻后补；风府用1.5寸毫针向下刺入1寸，捻转泻法；后溪用1.5寸毫针，进针1寸，平补平泻。刺承浆及后溪穴时，令患者转动头部。②项强不可仰俯者：刺大杼、京骨。大杼用1.5寸毫针向棘突方向刺入0.8寸，捻转补泻法先泻后补；京骨用1寸毫针直刺入0.5寸，并令患者转动头部。③颈项拘急引肩痛者：刺后溪、承浆、百会、中渚、肩井。百会、中渚均用1寸毫针，刺入0.5寸，平补平泻；肩井用1寸毫针，沿斜方肌向颈部刺入0.8寸，平补平泻；后溪、承浆刺法同前。④落枕：针后溪以通督脉，适于痛点在脊柱正中者。绝骨穴为阳脉穴，阳主平衡，针刺得气后，令患者轻转头部，施提插捻转泻法，以痛减为止。配阿是穴可起到镇痛作用。

3. 其他辅助疗法

（1）温针灸

取穴：颈华佗夹脊穴、阿是穴。

操作：夹脊穴用1.5寸毫针向下直刺0.8～1寸，捻转得气后将针尖退至0.5寸处，针尾加艾条灸。阿是穴据具体位置不同决定针刺深度，得气后操作同夹脊穴。灸后继续留针5～10分钟。

（2）实按灸

取穴：大椎、颈夹脊、阿是穴。

操作：取麝香虎骨膏或小方纱一块，叠四层垫于穴上，将点燃的艾条重按于垫上，迅速抬起，使热力达于深部，勿烧灼皮肤，每个穴按 5 ～ 10 次。

（3）刺络拔罐

取穴：大椎、颈夹脊穴、阿是穴。

操作：大椎穴、阿是穴用三棱针放血 1 ～ 3mL；夹脊穴用梅花针叩刺至微出血后，均加罐 5 ～ 10 分钟。

（4）火针

取穴：阿是穴（对侧相应位置的压痛点）。

操作：用火针在酒精灯上烧至针身发白后，迅速将针刺入穴位，立即出针即可。

（5）耳针

取穴：胆、膀胱、胃（循经取穴），脾（脾主肌肉），皮质下、神门（止痛），松肌穴（位于胃穴直外方，可缓解肌肉痉挛）。

操作：局部消毒后，用小块胶布将王不留行籽贴压于穴上。每日按压 4 ～ 6 次，每次 5 ～ 10 分钟。

（6）腕踝针

取穴：上 6（位于腕横纹上 2 寸，尺骨尺侧缘）。

操作：用 2.5 寸毫针与皮肤呈 30°角沿皮下浅表层刺入约 1.5 寸，若患者有酸胀等针感为刺入筋膜下层，应将针退到浅层。留针 20 ～ 30 分钟，不提插捻转。隔日 1 次，10 次为一疗程。

（7）熏洗疗法

药物：乳香、没药、伸筋草、五加皮各 15g；川乌、草乌、桑枝、桂枝、羌活、秦艽、当归、川芎、鳖虫、路路通、骨碎补各 120g。

操作：上药加水5升，煎20分钟。过滤后，取药液先熏蒸后温洗患处约20分钟，每日1次，1周为一疗程。

（8）经验介绍

①陈凤山取健侧养老穴治疗落枕所致颈痛，进针后沿尺骨小头桡侧缘的骨缝向上斜刺，用强刺激，不留针。

②王新月用指压承山穴治疗颈椎病性颈痛，用双拇指重按承山穴，并嘱患者活动颈部至疼痛消失。

③高洪宝用肩井穴治疗落枕及颈椎病所致颈痛。用28号2.5寸毫针向颈部横刺入2～2.5寸，捻转1分钟提至皮下后再分别向肩胛、肩峰、锁骨针刺，每个方向针刺后均捻转1分钟，留针30分钟。孕妇及有出血性疾患者禁用，勿垂直深刺，以免伤及肺脏。

④孟杰用陵下穴治疗急性颈扭伤，用28号1.5寸毫针直刺入0.8～1寸，使针下有放电感，行提插捻转泻法1分钟后，嘱患者休息1～2分钟，捻转3次后出针。

⑤邵经明认为，单用后溪、绝骨或外劳宫行捻转泻法，多有即时见效。兼见仰俯困难者，加昆仑；不能左右顾者，加支正；肩背痛者，加肩外俞。

⑥韩明单用绝骨或外丘治疗急性扭伤，头不能左右顾者，加天鼎，使用电针后疗效较佳。通过大量临床实践证实，针灸对颈部疼痛有明显疗效，对改善临床症状起着重要的作用。

中国临床医生杂志，2000，28（3）：9-10.

针灸治疗肩关节周围炎

郭玉峰

【作者介绍】郭玉峰，男，生于1973年，主任医师，北京中医药大学针灸专业博士学历、博士学位，中国中医科学院中医内科博士后经历。中国中医科学院第二届中青年名中医，中国中医科学院广安门医院第三届中青年十佳医师，中医科学院广安门医院第二届中青年科技标兵。1996年本科毕业于北京中医药大学针灸推拿专业，同年8月在广安门医院工作，跟随韩碧英临证学习多年。临床熟练运用火针、火罐、梅花针、老十针等传统特色针灸疗法，结合中药汤剂，治疗带状疱疹、痤疮、慢性湿疹、斑秃、神经性头痛等专病。现任广安门医院科研处副处长兼广安门医院南区科教处处长，主要社会兼职为中华中医药学会亚健康分会常务委员。

针灸治疗肩周炎，以祛风散寒、调理气血为法。以针刺为主，结合艾灸、电针、火针、耳针、水针、拔罐等多种外治方法综合治疗，具有疗程短、疗效确切巩固、副作用少的特点。

1. 常用特种针法

（1）水针疗法

取穴：患侧肩前、肩内陵、肩外陵。

选药、用量及操作：中药制剂如当归注射液、灯盏花注射液、丹参注射液。西药：维生素 B_1 100mg（2mL）加维生素 B_{12} 250mg（1mL）混合，或地塞米松15mg加2%利多卡因5mL混合。每次选用一种药物，每穴0.5mL。常规消毒后，刺入穴位。

得气后，待抽取无回血，即可注入。出针后，用消毒棉球压迫针孔。

（2）火针疗法

取穴：以筋结处为主。筋结是数条筋交会之处，因病理性原因容易在此发生炎症、粘连而致病。一般与临床体征之最痛点相对应。在患肩仔细寻找，并用手指甲掐十字以定位。

操作：局部用碘酒消毒、酒精脱碘后，将火针在酒精灯上烧至针尖发白亮，运用腕力迅速将针刺入穴位，随即迅速出针，不留针。可再用同法以该处为中心，围刺 5 ～ 10 针。

3 ～ 4 日 1 次，间歇期配用体针。嘱患者火针刺处勿着水。治疗至痛除、活动改善为止。

注意：①针棘深度应以病程来定，初病刺浅（0.5cm），久病刺深（1cm）。②针刺避开神经、血管。③针后局部红肿，红晕未消除时不能洗浴。局部发痒，禁搔抓。④如针刺过深，则应加盖消毒敷料 2 天以防感染。

（3）电针疗法：多作为其他针法的辅助方法。如常用的肩三针等体针疗法，于主穴上加用电针；耳穴针刺后，加以脉冲电刺激。运用电针特定强度、频率的电脉冲可以达到促进血循环，止痛的作用。临床最常用频率为 100Hz 的疏密波，持续 30 分钟，对于肩周炎有显著的止痛效果。

（4）梅花针疗法：用梅花针叩刺，以肩髃、肩髎、肩贞三穴及肩周筋结处为主穴，可在梅花针治疗时加用电刺激，即“电梅花针”。根据活动受限方向辨经进行循经叩刺和远端穴位叩刺。重叩至皮肤泛红，患者感到局部温暖、松弛舒适为度。

（5）芒针透刺疗法：芒针脱胎于古时九针中之“长针”，用来治疗“深邪远痹”。

穴方：肩髃透臂臑、肩髎透臂臑、肩贞透极泉。

操作：采用 28 号 6 寸芒针沿皮透刺，用提插捻转手法，促使针感沿经络走行方向传导。得气后，运用九六数行先补后泻手法，以扶正祛邪。

每次留针 40 分钟，间隔 10 分钟行针 1 次。

2. 灸法及火罐疗法

（1）灸法：灸法具有温通气血、扶正祛邪的功效，对于因寒邪凝滞而导致的肩周炎，具有显著的疗效。

①实按灸法：法出古时“太乙神针”。利用艾火热力将药物逼入穴位，可发挥药物、针刺、艾灸的协同止痛效能，起事半功倍的效果。

操作：在筋结点施术。将麝香壮骨膏折为四折作为药垫，放置在筋结点，用点燃的艾条按压在药垫上。当患者诉热甚难忍时，迅速移去药垫，以防烫伤。

隔日治疗 1 次。

②温针灸

操作：穴位取肩髃、肩峰、肩髎，用 1.5 寸毫针垂直刺入 1.5cm，调针得气后，将艾条截成 2cm 长小段，插在针柄上，点燃近端。待其燃尽为一壮。病浅则一壮而已，病深则可加至三壮。

③斑蝥灸

制药：将适量斑蝥粉与等量元胡粉加凡士林油调和，取黄豆大小药膏摊在 2cm 见方纸片上，然后贴在穴位上。

选用穴位：第 1 组取肩髃、肩峰、肩髎；第 2 组取肩前、肩内陵、肩外陵。

其中第 1 组穴位主要用治疼痛症状，第 2 组穴位主要用治肩关节活动受限。

注意：因斑蝥为剧毒药物，医生在配制粉末时，应做好防护，以免中毒。贴敷时，应以患者局部有灼热感为度，迅速取下。局部用干棉球擦净，以防发疱。

（2）火罐疗法：具有拔除体内风寒邪气，温经止痛的功效。单用即有相当好的疗效，如配合针刺法、刺络放血法等效果更为显著。

取穴：肩井、肩贞、肩中俞、肩内陵、曲池、合谷。

操作：在肩周寻找最痛点，将所取穴位常规消毒，用三棱针散刺，使其出血。继拔罐放血，以 3 ～ 5mL 为度。如果压痛点不明显，可于肩贞或肩中俞两穴处散刺拔罐放血。

3. 全息疗法

（1）耳针疗法

选穴：以耳神门穴、松肌穴、脾穴为主，并在肩穴、肩关节穴两穴周围寻找最敏感点作为针穴。松肌穴位于胃穴正外方，具有缓解肌肉痉挛的作用，有助于止痛。

操作：可采用王不留行子贴压、皮内埋针或电针治疗。每次贴压单侧耳穴，3 日后换用对侧耳穴。

嘱患者每日自行按压 4 次，每次每穴 10 下。

（2）腕踝针疗法：选取腕部上 4、上 5、上 6 三点进针。取用患肩同侧位点，如双侧病则取双侧点。

定穴：上 5 即外关穴。与之相平，于拇指侧桡骨缘取上 4，小指侧尺骨缘取上 6。

操作：准确取穴后，皮肤常规消毒。医者左手固定进针点上部皮肤，右手持针 30°角快速刺入皮下。针体贴近皮肤表面，沿皮下浅层刺入一定深度，以针下松软感为宜。针刺方向纵行向上，进针 2cm，不做提插捻转，留针 30 分钟。

（3）第二掌骨全息针法：在第二掌骨桡侧穴位上针刺，先用针在头穴与肺穴间寻找明显的压痛点，常规消毒后，用 1 寸 30 号毫针在压痛点上沿第二掌骨桡侧边缘进针入 1cm，变化进针方向以得最强针感。留针 1 小时，间隔 10 分钟行针以保持针感。

4. 依据疼痛部位及活动受限方向辨经取穴

（1）韩碧英认为，结合患侧肩关节活动受限情况，以后伸摸脊背困难则治疗时加用阴陵泉、肩关节内收困难时加用申脉、肩关节上举困难时加用条口透承山、肩关节外展困难时加用阳陵泉。

（2）南京中医药大学王忠良认为，手太阴经病型肩部臂内侧酸痛，痛引缺盆，可放射至拇指，压痛点多在臂内侧上段、肩腋前沿如中府穴处，肩关节活动受限以旋转反背为主；手阳明经病型肩峰及臂前廉疼痛，痛引肘臂，肩及臂前廉有明显压痛，放射至示指，肩关节活动受限以前屈、上举为主；手少阳经病型肩肘臂外侧疼痛连及肩胛，肩处压痛明显，疼痛可放射至无名指，肩关节活动受限以外展、抬举为主；手太阳经病型肩外后廉及肩胛牵掣痛、痛引颈部并可放射至肘臂外侧及小指，压痛点在肩后廉、肩胛骨中央或肩胛部外下缘等处，肩关节活动受限以内收抬高为主；混合型，兼见两经或两经以上症状者。

（3）山东省滨州地区中医院焦玉祥等认为，据肩关节疼痛部位及活动受限情况，可依手三阳经辨证取穴。肩峰臂前廉疼痛，痛引肘臂及拇示指，上举、外展活动受限者，病属手阳明经，取用肩髃、臂臑、合谷；肩外后缘及肩胛牵制疼痛，痛引颈部，可放射达肘臂外侧及小指，内收、内旋障碍者，病属手太阳经，取用肩贞、后溪、天宗；肩外缘痛，痛引颈项伴无名指，小指麻木，外展、伸举、内旋受限，病属手少阳经，取用肩髎、外关、中渚；混合型，痛在肩部，活动均受限，则用合谷、三肩。

（4）武汉市第二医院严宝珠认为，可循经辨证配合，取用郄穴治疗肩周炎。肩臂内前缘疼，在三角肌、胸大肌、云门穴有压痛，旋外、上举困难者，病在太阴，取孔最或地机；肩臂之外前缘疼，在三角肌上部中央处、肩髃穴有压痛，上举困难者，病在阳明，取温溜或梁丘；肩臂疼受腋下牵引，在喙肱肌、极泉穴有压痛，旋外、上举困难者，病在少阴，取阴郄或水泉；肩胛冈上下疼，在冈上肌、冈下肌、秉风、天宗穴有压痛，内收、上举困难者，病在太阳，取养老或金门；肩臂疼受胸肋牵连，在喙肱肌与肩胛下肌之间，肩前穴有压痛，旋外、外展、上举困难者，病在厥阴，取郄门或中都；肩臂外后缘疼，在三角肌上部中央处，或肩胛提肌与冈上肌之间，肩井穴有压痛，外展、上举困难者，病在少阳，取会宗或外丘。

5. 总结

（1）针灸治疗肩周炎除医生常规操作外，如在针刺时指导患者进行正确的患肩主动运动，则可以大大提高治疗的效果，某些病例甚至可以一次痊愈。具体方法是，在进行耳穴治疗，或肢体远端穴位针刺、艾灸时，在加强刺激的同时，鼓励患者用力由轻到重，最大限度地向活动受限方向做主动肩关节运动，忌用力过猛。每次治疗时，重复 3 ～ 4 次。

（2）根据疾病的严重程度，可以选用不同的治疗方法。在疾病早期，病邪侵入尚停留于皮毛，可用梅花针疗法、实按灸法，以驱散表邪；当病邪深入，病情加重，以至活动严重受限时，则应选用火针、艾柱灸、温针灸等，可深入筋肉，直达病所的治疗方法。各种治疗方法也可同时运用，如体针配合电针、火针和体针治疗间歇时用水针疗法、耳针治疗后嘱患者坚持自行按压，以巩固疗效。

（3）治疗的疗次。急性期，采用复合疗法一般可在 10 次治愈；慢性期及出现粘连症状后，辅以功能锻炼，在 10 ～ 20 次。

中国临床医生杂志，2000，28（3）：11-13.

韩碧英教授辨证施治举案四则

王卫红

【作者介绍】王卫红，主任医师，曾跟随韩碧英教授临证学习。山东省名中医药专家、山东省中医药五级师承指导老师、日照市有突出贡献的中青年专家、山东中医药大学兼职教授、山东省推拿专业委员会委员、日照市针灸学会副会长、日照市医疗事故鉴定委员会委员。从事临床工作30余年，临床经验丰富，擅长特种针治疗多种疑难杂症，尤其对带状疱疹（蛇串疮）、颈肩腰腿痛、中风后遗症、脑瘫、面瘫、眩晕、呃逆、骨性关节炎、小儿腹泻等病证的治疗有独到之处。

例1：石某，男，59岁，因中风失语、痴呆就诊。症见失语，表情淡漠，生活不能自理，舌淡红，苔薄水滑，脉沉细无力。辨证为肝肾不足，髓海空虚。治则：调髓海，醒神开窍。选百会、风府、哑门、大椎、四神聪为主穴；配以通里、照海、语言一区、语言二区、廉泉。治疗5次后，表情活跃，虽语言不清，但有与人交流之意。共治20次，虽仍不能言语，已能自己吃饭，可帮助家人做事。

体会：以往笔者在治疗神志病证时，仅从“心主神明”着手，忽略了“髓海”作用。而老师认为，“脑为元神之府”，语言、思维的物质基础为“髓”，“髓”又为精血所化生，故与心主血脉、主神明有密切关系。方中百会、风府为髓海穴，大椎、哑门为气海穴，在气化的作用下，精血转为“脑髓”，再配以通里、照海、四神聪，使心、脑并治，共取其效。

例 2：柳某，男，67 岁，以脊背发冷、烫水不能解、衣被不能缓，伴有轻微针刺样痛 8 年就诊。曾行针灸治疗，疗效不能巩固。舌质淡红，苔薄白，脉沉细无力。辨证为督脉气虚，里寒证。治则：调督脉，助阳温里散寒。选以大椎、百会、命门、肾俞、太溪为主穴，配以身柱、膈俞、肝俞、风府、风门；施迎随补泻法沿督脉走向取走罐疗法。共治 10 次，背部冷感明显好转，但夜间偶有凉感。

体会：老师认为，分辨表寒、里寒证的关键是治疗中表寒证遇热能较快取效，如在局部施以温灸法、拔罐法、贴敷温热性的药物等，可在短期内治愈，其理在于寒邪由外侵袭于体表。而里寒证的产生多由表入里，或因脏腑、气血功能减退，属正气衰弱的表现，用温热治疗虽可取效，但疗效不能巩固，常易复发。其原因是内在正气不足，对外邪无力驱逐或自身失去温煦作用。抓住里寒证“烫水不能解、衣被不能缓”之特点，治疗时当以扶正助阳为主，散寒为辅。患者背部恶寒，背部以足太阳经、督脉所过，督脉总督一身之阳气，源于肾，故调补督脉阳气可助阳温煦肌肤，最善治背寒证。足太阳经主开，当经气不足时，腠理易开，寒邪入侵，表里俱寒，故表现恶寒热不能解又兼有走窜疼痛的征象。本方以百会、大椎、命门、肾俞、太溪为主穴，助阳温里，以除里寒证，兼以身柱、膈俞、肝俞治背痛；配风府、风门以疏风散寒，加之督脉走罐治疗，更激活督脉经气，加强温煦里寒力度。

例 3：程某，女，46 岁，因右头顶部反复疼痛 17 年，加重 1 天就诊。每因汗出受凉则疼痛即发，按之则减，动则有汗，舌质淡暗，苔薄白，脉虚细。辨证为气虚，腠理不固，寒邪留滞太、少两经皮部，经脉气血阻滞。治则：益气固表，通络止痛。选以百会为主穴，施以隔姜灸，每次 5 壮（小号艾炷），取补法；配以玉枕、囟会、列缺、率谷、颔厌。3 次汗止痛减，5 次治愈。

体会：头痛按之痛减、有汗，每因汗出而加剧。证属卫阳不固，风寒侵袭皮络，气血阻滞。以隔姜灸百会穴，取百会为诸阳之会，助阳固表敛汗，邪无所入而取效；配玉枕、囟会、列缺、率谷、颔厌等治头痛要穴，可使气血运行通畅，通则不痛。

例 4：何某，女，46 岁，因肩背痛 2 天就诊。左肩胛缝相当于第 4 胸椎水平呈局限性剧痛，曾行火罐、外敷止痛膏治疗无效，舌质淡暗，苔白，脉弦紧。辨证：寒邪侵袭手足太阳经脉，气血不通则痛。治宜：温经通脉止痛。选大椎、绝骨为主穴，配以身柱、肺俞、膈俞、阿是穴。先刺绝骨产生针感后，提插捻转 4 次，将针提到皮下，令患者左右翻转，针后疼痛即刻明显减轻。再针余穴，痛点施以实按灸，共治 3 次而愈。

体会：背痛、恶寒，重在不能转彻。老师认为，病在手、足太阳经，而阳跻起于足太阳，其功用主平衡，故先刺绝骨（阳跻穴）以调其左右阴阳平衡，故痛止。大椎、身柱、肺俞、膈俞可行气活血；实按灸阿是穴，可温经通脉，使疼痛缓解。

中国医刊，2000，35（2）：54.

针刺治愈视野缺损 1 例

段锦绣　彭唯娜

【作者介绍】段锦绣，女，生于 1982 年，主治医师，医学硕士。师从刘保延、刘志顺教授，曾跟诊韩碧英教授半年，现为中国著名肾病学家聂莉芳教授的学术继承人之一。北京中医药学会肾病分会青年委员、北京中医药学会全科分会青年委员、中国中医药学会体质分会委员。现从事中医全科工作。

视野缺损是临床重要的致盲原因之一，导致中心和 / 或周边视野缺损原因很多，青光眼、糖尿病视网膜病变、脑卒中等都可能会引起视野缺损。其治疗非常棘手，目前中西医均无特效方法遏制，改善或恢复视野缺损已成为许多学者研究的课题。笔者采用中国中医科学院广安门医院韩碧英教授多年经验用穴，以针刺治愈视野缺损患者 1 例，兹就其成功经验简介如下。

1. 病例介绍

陈某，男，60 岁，2009 年 9 月就诊。主诉：双眼视物模糊、视野缺损 1 年多。患者于 2008 年 5 月出现剧烈头痛，持续 5 秒钟后完全恢复。2009 年 2 月出现双眼视物模糊，以双颞侧为主，并诉看不见两侧的人，未予重视。2009 年 7 月再次发作，双眼黑蒙，右眼剧烈胀痛，持续约 1 分钟后症状消失，但双眼视物模糊无变化，至本院寻求针灸治疗。

诊见：症如上述，伴眼痒、眼胀，舌淡暗，脉弦细。

查 MRI 示：腔隙性脑梗死。眼科检查：视力：右眼 0.6，左眼 0.8；眼压：右眼 18mmHg，左眼 15mmHg；眼底视乳头无水肿，眼底动脉硬化。查视野图示：右眼视野缺损，类似管状视野，左眼以颞侧视野缺损为主（图 4–1、图 4–2）。查空腹和餐后血糖增高，符合 2 型糖尿病的诊断。

中医诊断：暴盲、视瞻昏渺，证属邪郁少阳。

治以和解少阳为主，辅以养肝明目。

取穴：采用韩碧英教授多年针灸经验用穴。

主穴：光明、睛明。

对症配穴：养老、天柱、地五会、瞳子髎。

操作：采用 0.32mm×40mm 的毫针，常规针刺，光明穴针刺前局部行导气手法，6 穴位针刺得气后均不做手法，留针 20 分钟，每天 1 次。连续 5 天后，患者诉视物模糊较前好转，视野范围较前增大。治疗 10 天后，患者再次做眼科检查：视力：右眼 0.6，左眼 0.6；眼压：右眼 17mmHg，左眼 15mmHg；视野完全恢复正常（图 4–3、图 4–4）。

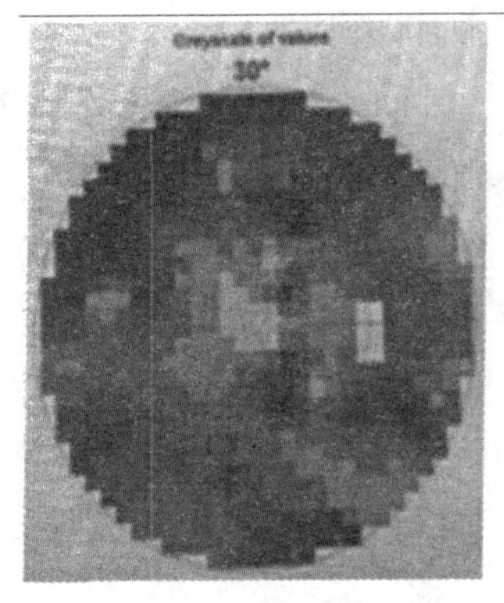

图 4–1　右眼（疗前）

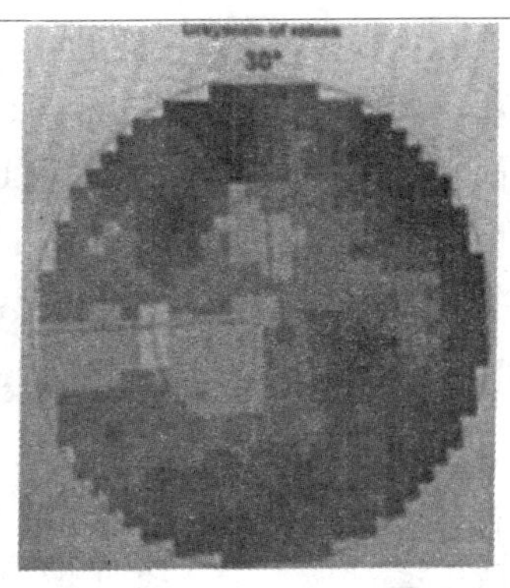

图 4–2　左眼（疗前）

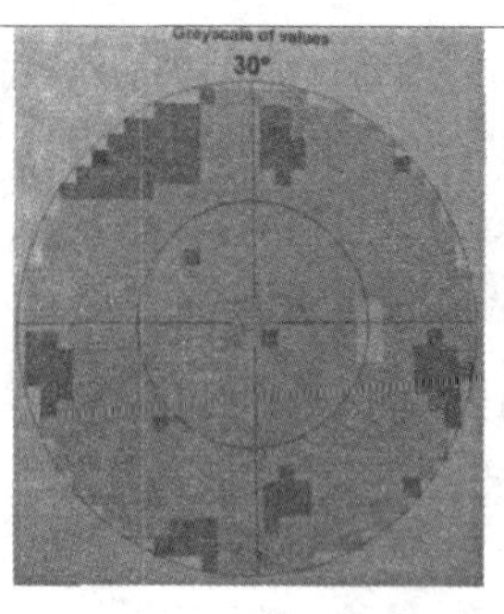

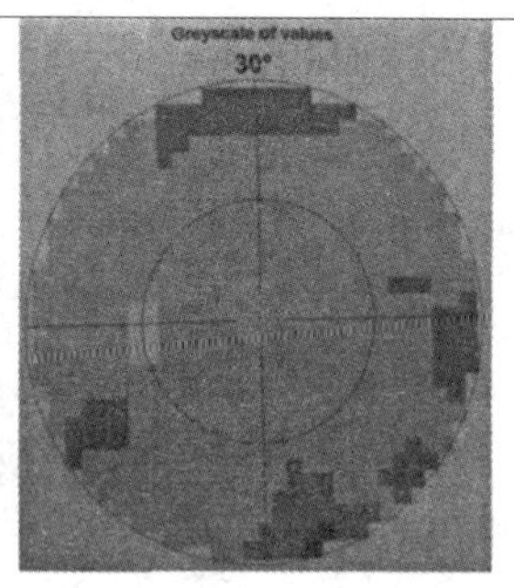

图 4-3　右眼（疗后）　图 4-4　左眼（疗后）

2. 讨论

本案患者右眼类似管状视野，左眼颞侧视野缺损。造成视野缺损的潜在原因很多：其一，患者曾伴有右眼胀痛，首先要考虑青光眼，但当时未就诊，此次患者治疗前后做眼科检查，眼压均在正常范围，诊断证据不充分。其二，是中枢性视觉传导通路的病变，但患者的病史及影像学证据不足以解释患者视野缺损的特点。其三，患者双眼视力正常，且视野缺损亦不符合视神经炎及糖尿病视网膜及周围神经病变的发病特点。总之，患者西医病理机制尚无定论，但针灸治疗确有成效。

视野缺损属中医学之“暴盲”或“视瞻昏渺”范畴，已有文献探讨视野缺损的中医病机。《灵枢》云“目得血则能视”，且“五脏六腑之精皆上注于目”。然上注有路，上注之路须借太阳、少阳、阳明经与目系相连，之后输注于脑，即髓海，所以髓海是目能视的物质基础。各种原因所致的髓海不足，是目无所视的潜在原因之一。

本案患者暴盲的同时，伴眼痒、眼胀，结合舌淡暗、脉细弦，为邪郁少阳，肝血不能上荣所致。法当和解少阳为主，辅以养肝明目。故取光明、睛明为主穴。光明为足少阳胆经之络，别走厥阴肝经，肝开窍于目，少阳胆经与眼睛关系较为密切，足少阳经别亦上系目系。杨上善注“光明即眼也。少阳、厥阴主眼，故得其名”。光明能清肝明目，消胀止痛。睛明为足太阳经之起点，为诸阳气上行达目之所。足太阳经的其中一分支与足少阳胆经相交，故睛明可清肝明目。养老为手太阳经之郄穴，天柱属足太阳经穴。《百症赋》曰“目赤痛，天柱主之”。二穴合用作为配穴，可养肝血明目。地五会为足少阳经穴，为足少阳脉气上下会同之处。《标幽赋》曰“眼痒眼疼，泻光明与五会”。此穴与光明相配，可清肝消胀止痛。瞳子髎为足少阳经之起点，手足少阳之会，可解少阳之郁。以上6穴合用，共奏和解少阳、养肝明目之效。本例选穴配方治疗视野缺损取得理想的疗效，此法为韩碧英教授多年经验用穴，同时也继承和发扬了古人的成功经验，值得同道进一步研究和学习。

新中医，2010，42（2）：81-82.

针刺治愈中风后眼睑下垂1例

莫　倩　彭唯娜　黄　漫

【作者介绍】莫倩，女，1987年出生，医学博士，2015年毕业于北京中医药大学针灸推拿专业，同年9月进入贵阳中医学院（现贵州中医药大学）工作，担任针灸推拿学院临床针灸教研室教师、教学秘书，并在第二教学临床医院针灸科进行临床工作。曾跟随韩碧英教授临证学习多年。主持省级及校级重点教改项目1项；主持2017国家自然科学基金1项、省科技厅项目1项、院级科研课题1项，参与2014国家自然基金（面上项目）1项，现任国家自然科学基金初审专家（中医学十处）及中国针灸学会青年委员会委员候选人。

黄漫，女，1992年毕业于北京针灸骨伤学院针灸专业。就业于中国中医科学院广安门医院针灸科，任副主任医师，受教于韩碧英教授，并跟诊学习，又师从仝小林教授。2013年就业中医脑病科。

眼睑下垂是针灸科临床常见症状，以各种原因引起的动眼神经损伤为其病理基础。临床主要表现为眼睑下垂，眼裂变窄，眼球不能向上、内、下三个方向运动，眼球位置向外下方偏斜，复视，瞳孔散大以及对光反应消失等。多因脑血管病、颅内肿瘤、颅底炎症及颅脑外伤等所致，临床治疗较为棘手。笔者采用中国中医科学院广安门医院韩碧英教授多年经验用穴，以针刺治愈中风后眼睑下垂患者1例，兹就其成功经验简介如下。

1. 病案摘要

郭某，男，49 岁，2011 年 3 月主因左眼睑下垂伴右侧肢体无力 4 个月收入我科。症见：左眼睑下垂，不能睁眼，左眼向外斜视，伴视物模糊及视物成双，右侧肢体无力，大便干，舌红，苔黄厚腻，脉滑数。

查体：构音障碍，左眼睑下垂，左侧瞳孔散大 5mm，对光反射迟钝，左眼外展斜位，仅可向鼻侧轻微运动。右上肢肌力 3 级，右下肢肌力 3^+ 级，右侧肢体腱反射活跃，右侧病理征阳性。余神经系统检查阴性。头颅 MRI 提示左侧中脑、大脑脚梗死。

中医诊断：①中风后遗症；②睑废。

西医诊断：脑梗死恢复期。

取穴：申脉、京骨、睛明、光明、瞳子髎、养老、天柱、五处、承光、中脘、水分、阴陵泉、内庭。

操作：采用 0.32mm×40mm 的毫针，光明穴针刺前，局部行导气手法。所有穴位均常规针刺，针刺得气后均不做手法，留针 20 分钟，每天 1 次。

针刺 5 次后，患者诉上眼睑能抬起至正常人幅度，但因视物成双不愿睁眼。针刺 10 次后，患者视物成双好转，已能如正常人睁眼。查体：双眼睑抬举正常，眼球活动较前灵活，左眼球基本居中，向鼻侧活动基本达边，余神经系统体征大致同前。

2. 讨论

此患者脑梗死位于左侧大脑脚，临床上称为大脑脚综合征，损伤动眼神经，导致同侧动眼神经瘫。出现眼睑下垂，眼球外展斜位，瞳孔散大，对光反射消失。该患者就诊于我科之前，已经西医治疗 4 个月，头晕等急性中枢系统症状改善良好，即风证已息，但是眼睑下垂未见改善，说明邪气造成气血逆乱，于脏腑已复，于经络未复。治疗以驱除邪气，调整气血，整复经络为法。

中医认为，此属中风后“风牵目偏”。杨上善曰“五精合而为眼，邪中其精则五精不得比和”。故人之脏腑虚，风邪入于目，乃本病的发病基础。《灵枢·大惑论》又言“故邪中于项，因逢其身之虚，其入深，则随眼系以入于脑，入于脑则脑转，脑转则引目系急，目系急则目眩以转矣。邪中精，其精所中不相比也，则精散，精散则视歧，视歧见两物”。

跻脉阴阳之气的盛衰，与眼睑及眼球运动有关。《灵枢·脉度》云“跻脉者……属目内眦，合于太阳、阳跻而上行，气并相还则为濡目”。故调节跻脉是治疗动眼神经麻痹的重点。又太阳为目上纲，故眼睑下垂不仅与五轮（肉轮）有关，更与足太阳经筋关系密切，经筋失养则无力而睑下垂。

“精”濡目。“主精合而为眼”，“精”来源于中焦，今见大便干、舌红、苔黄厚腻、脉滑数，是为中焦蕴热，升降失常，影响水谷精微的生化，久之“精”必亏损。故以中脘、水分、阴陵泉、内庭清湿热，健中焦，生气血，化“精”濡脑、目。

京骨为足太阳之原穴，配五处、承光调气血，营足太阳经筋，有血养方能弛张有度，故能提纲举目，并能体现上病下取的取穴原则。而申脉乃八脉交会穴，通于阳跻；光明、睛明、瞳子髎、养老、天柱均为治眼要穴，光明、瞳子髎为足少阳经穴，“少阳为枢”，配阳跻之申脉，“阴阳跻司开阖”与“少阳主枢”，“开”“枢”结合，共奏其效。

本例选穴配方治疗眼睑下垂，取得理想疗效，是在继承和发扬了古人精良的辨证论治基础上，与韩碧英教授多年成功经验选穴相结合，突出体现了中西医的融通，辨证选穴，效果显著，值得同道进一步发扬学习。

世界中西医结合杂志，2011，6（11）：976.

韩碧英教授运用经筋理论治疗痿证验案浅析

田 楠 林 驰 叶永铭

【作者介绍】田楠，女，生于1988年，医学硕士，2006年就读于北京中医药大学，2011～2013年于中国中医科学院广安门医院实习，跟随韩碧英教授临证侍诊，现工作于北京中医药大学附属护国寺中医医院，从事中医针灸临床工作。

叶永铭，女，主任医师，医学硕士，1993年毕业于北京中医药大学针灸推拿专业。同年到中国中医科学院广安门医院针灸科工作，是韩碧英名医传承工作站负责人，是韩碧英教授主要学术传承人。现任中华中医药学会脑病专业分会第二届神经内科专业委员会委员、中国针灸学会穴位贴敷委员会第一届委员会委员、世界中医药学会联合会第一至第五届睡眠医学专业委员会常务理事。

韩碧英教授在中国中医科学院广安门医院针灸科从事临床诊疗工作近50载，学验皆丰。她将古代医家经验与多年临床心得结合，运用经筋理论治疗痿证境界新辟，疗效颇佳。笔者有幸随诊学习，受益良多，现将韩碧英教授从经筋治痿证的经验介绍如下。

1. 分经辨证论治

痿证是中医临床常见疾病，指筋脉弛缓、软弱无力、不能随意运动，或伴有肌肉萎缩的一种病证。《灵枢·经筋》云“经筋之病，寒则筋急，热则筋弛纵不收，阴痿不用”。韩碧英教授结合多年临床实践，认为痿证之成与热密切相关，其病因病机为脏腑功能失调，津液精微无以输布，中焦湿热积聚，热灼筋伤，渐而成痿。治疗上在审因取穴、和调脏腑、泻热存津的同时，重视经筋理论的运用，将经筋走行与肢体躯干功能结合，注重触诊，反复寻找挛缩筋结点及萎缩凹陷处。对于筋结挛缩处，垂直经筋走行方向针刺以解结止痉；对于萎缩凹陷处，平行经筋走行方向针刺以起痿壮肌。《灵枢·经筋》将手三阴经筋走行、病候描述为“手太阴之筋……上结缺盆，下结胸里，散贯贲”，司肺的呼吸功能，病甚成息贲；“手少阴之筋……挟乳里，结于胸中”，“手心主之筋……结腋下，下散前后挟胁；其支者，入腋，散胸中……病则胸痛息贲”。可见手三阴经筋散于胸部，当患者出现胸大肌塌陷、肋间肌萎缩、上肢外展及内收或旋转困难、呼吸表浅无力时，应考虑累及手三阴经筋在胸部的分布区。韩碧英教授布针方式为向肩峰方向平刺，可以将经筋与经穴结合，选取病变区域附近经穴，如缺盆、中府、云门、天池。手三阴、三阳经筋皆起于指尖，循指上行，结于腕，上循臂，结于肘部，若触诊患者手部肌肉痿软、抓握持物或屈伸困难时，考虑累及手部经筋，韩碧英教授沿经筋循行方向平行布针。手足三阳经筋皆上行结聚于面部，韩碧英教授根据经筋走行结聚特点，认为面颊部主要由阳明经筋、手太阳经筋和足少阳经筋支配，额头部主要由足太阳经筋支配，当患者头面部肌肉松弛下坠时，考虑累及以上经筋，再依据具体痿陷部位，平行所属经筋走行方向针刺，下关、颊车、地仓、巨髎等面部经筋循行区域内穴位常为布针部位。

《素问·痿论》言“阳明者，五脏六腑之海，主润宗筋，宗筋主束骨而利机关也……故阳明虚则宗筋纵，带脉不引，故足痿不用也”。阳明乃多气多血之经，韩碧英教授常配伍选取阳明经四肢关节处穴位，沿经脉走行方向排刺以益气血，气血足则壁除、络通、脉濡、筋缓。背俞穴为脏腑之气输注之处，五输穴中“荥主身热”，对于脏腑功能失调导致的中焦湿热或湿热浸淫，韩碧英教授常选背俞穴、相应经脉荥穴及腹部腧穴，如中脘、水分、气街，以清热行气血、和调脏腑。

2. 病案举例

（1）面瘫

患者，男，25 岁，2011 年 12 月 8 日“右侧口角㖞斜 3 周”就诊。患者初起伴有耳周疼痛，经激素、针灸治疗后，现已不明显。

首诊症见：右侧面颊肌肉松弛下坠，右眼闭合不能，耸鼻、示齿不能，口干，咽痛，口唇干红，二便调。

查体：舌胖有齿痕、边尖红，舌质嫩，苔薄白。

西医诊断：面神经麻痹。

中医诊断：面瘫。

治法：针患侧下关、颊车，向口鼻方向平刺；地仓、巨髎、瞳子髎向耳屏方向平刺，平行眼眉走向于攒竹至前发际连线上平刺 2 ～ 3 针，颧髎沿手太阳经筋上行方向斜刺 0.3 ～ 0.5 寸，睛明浅刺 0.1 寸，四肢部取商阳、三间、中冲、劳宫、足三里、行间、内庭泻法。留针 30 分钟，每周治疗 3 次。2 个月后，患者面纹对称，耸鼻、示齿动作出现，力量较对侧稍弱。

按： 患者右侧面部松弛下垂为肌肉痿废不收，属痿证表现，《灵枢·经筋》云“卒口僻，急者目不合，热则筋纵，目不开……有热，则筋弛纵缓不胜收，故僻”。取患侧下关、颊车向口鼻方向平刺，地仓、巨髎、瞳子髎向耳屏方向平刺及额头部平刺布针，意在通过调治经筋，恢复面部肌肉功能。颧髎为诸筋结聚之处，直刺以解结。《灵枢·经筋》云“太阳为目上网，阳明为目下网”，睛明穴为卫气始发之处，卫气为阳，阳主升、主动，刺睛明穴即在此意；同时此处血络丰富，针刺时不宜过深。结合全身辨证，患者阳明有热，四肢穴位用泻法以泻热存津。

（2）痿证

患者，女，55岁，2011年6月18日“四肢无力伴咳嗽喘憋10个月”就诊。患者于2010年9月无明显诱因自觉无力，10月起出现咳嗽，于当地医院多方治疗未见缓解。2011年5月至北京就医，协和医院确诊为“运动神经元病”。

首诊症见：四肢无力，肌肉萎缩，上肢为甚，手部骨间肌、大小鱼际肌萎缩明显，胸部肌肉萎缩，气短、不能平卧（夜间依赖呼吸机），痰涎壅盛、咳吐不利，语声低微、语音含混不清，进食时有呛咳。

查体：纳少，大便日1行，排便无力，小便频数；舌淡胖，苔白厚腻，脉沉缓；舌肌萎缩纤颤。

西医诊断：运动神经元病。

中医诊断：痿证。

治法：主穴中脘、关元、足少阴肾经胸部诸穴、水分、水道、气街、足三里、太溪、鱼际、手三阳及足阳明经原穴、大椎、风府、肺俞、脾俞、命门、肾俞、三焦俞，均常规针刺。经筋配伍：手三阴经筋胸部分布区，足阳明经筋颈部分布区，足太阳经筋下肢、臀部分布区。每周治疗3次，至笔者撰稿时，患者痰涎明显减少，构音较前清晰，每日可缓慢步行100m，夜间依赖呼吸机。

按：运动神经元病是一系列以上、下运动神经元改变为突出表现的慢性、进行性、神经系统变性疾病。以肌无力、肌萎缩、锥体束征的不同组合为临床表现，累及延髓时，可出现构音不清、饮水呛咳、吞咽困难等延髓麻痹症状。其病因和发病机制尚不明确，目前西医缺乏有效的治疗方法和药物，愈后多不佳。韩碧英教授认为，运动神经元病临床以全身多处肌肉渐进性瘘软无力为主要表现，中医辨证以痿证为主。《素问·痿论》云“肺热叶焦，则皮毛虚弱急薄，著则生痿躄也”。此患者证属中焦运化失常，痰浊壅阻，气血生化失源，累及脏腑，以肺、脾、肾为主。韩碧英教授选取背俞穴和相应经脉原穴、荥穴，在和调脏腑、泻热存津的同时，选取痿症病变范围所累及区域穴位以疏通气血，生肌起痿。

3. 小结

经筋是经络系统的重要组成部分，“筋”在《说文》中解作“肉之力也”，意指能产生力量的肌肉。《素问·五脏生成》云“诸筋者，皆属于节”，即十二经筋多结聚于关节和骨骼附近，其功能如《素问·痿论》云“宗筋主束骨而利机关也”，有约束骨骼、活动关节、保持人体正常的运动功能及维持正常体位姿势的作用。韩碧英教授在辨证施治的基础上，依据经筋理论，治疗痿证相关疾病，使痿软无力的肌肉重新恢复肌力，在恢复肢体功能方面疗效显著，从而提高患者生活质量，值得深入探讨。

北京中医药，2012，31（7）：501–502.

韩碧英教授应用“交贯法”治疗肘痛验案

骆晓金　高　岚　孟秀杰　李媛媛　叶永铭

【作者介绍】骆晓金，女，生于1971年，山东省枣庄市市立医院针灸理疗科副主任，副主任医师，医学学士，2004年毕业于山东省中医药大学中医系。山东针灸学会会员，山东省针灸学会第一届小儿经络推拿专业委员会委员，山东省枣庄市针灸学会理事。发表论文10余篇，科研6项，发明专利2项，曾荣获枣庄市委市政府嘉奖及三等功等荣誉。现从事针灸临床工作。2016年在中国中医科学院广安门医院进修，跟随韩碧英教授临证学习半年。

肘痛是常见的临床症状，其中骨关节病变较少，多数为软组织伤病，如肱骨外上髁炎、肱骨内上髁炎、肘后滑囊炎等。古代医家根据其发病部位称为“肘瘦”“肘部伤筋”“肘劳”“肘痛”等，《内经》最先提出了这一病名，《素问·长刺节论》记载“病在筋，筋挛节痛，不可以行，名曰筋瘦”。中医认为，本病多因慢性劳损及外邪阻滞经络所致。由于素体不足、气血虚弱导致肌肉筋脉失于濡养；加之风寒湿邪侵袭肘部经络，或是由于前臂在反复地做伸、拉、旋转等动作而致筋脉损伤，使肘部经筋气血运行不畅，气滞血瘀，不通则痛。病理特点为本虚标实。针灸简、便、廉、验，对本病有较好疗效。

韩碧英教授善用针灸治疗本病，疗效显著，现将临床验案报道如下。

患者，女，61岁。右肘关节外侧疼痛一月余。1个月前不慎将右肘关节扭伤，西医诊断为“右肘部软组织损伤”，在他处治疗一周后效不显。

症见：右肘关节外侧疼痛，不敢拧毛巾，提物时有突然“失力”的现象，局部无红肿现象，肘关节屈伸活动尚可，前臂旋前或旋后时局部剧痛。

查体：上举、外展、后伸动作未见明显疼痛，旋转时出现剧痛。痛点位于手太阳小肠经小海穴下 3 寸处，偏于手少阳经。

中医诊断：肘痛（气滞血瘀）。

辨证：痛点位于小肠经，邪居于此，气血运行不畅，故“痛则不通”。涉及手少阳经气，使气机枢转不利，故旋转时剧痛。

取穴：后溪、养老、绝骨、大椎、大杼。

操作：患者取坐位，上述穴位常规消毒，选用华佗牌 1 寸毫针。先刺患侧手太阳经输穴后溪，直刺 0.5 寸，得气后，施捻转泻法，留针。又刺患侧手太阳经郄穴养老，采用斜刺，针尖朝向肘关节，左手拇指按压在尺骨茎突的桡侧，快速进针，得气后，施捻转泻法，以便于针感向上传导，进针深度为 0.8 寸左右；多采取运动针刺法，即在针刺养老穴同时，让患者做前臂的旋前、旋后运动，并加以行针（以捻转为主），从而达到治疗的作用，留针。再刺患侧足少阳胆经绝骨穴，直刺胫腓骨之间，进针深度为 0.8 寸左右，得气后，施捻转泻法，令患者做前臂的旋前、旋后运动，患者诉痛消大半。最后刺督脉大椎穴、大杼穴，平补平泻。刺毕，诸穴留针 20 分钟。出针后，患者肘部疼痛完全消失，前臂旋前、旋后活动不受限。

体会：疼痛是临床常见症状，古今治痛方法甚多，如火针、电针、循经刺、阿是穴等，都有一定效果。韩老师在治疗痛证时，取《标幽赋》中“住痛移疼，取相交相贯之迳”为治疗法则，命名为“交贯法”。因经络之间有相互交会，本经病可取相交会的他经之穴治疗，如表里经之交会穴、八脉交会穴等。此法可即时止痛，且疗程短，复发率低，疗效显著。此例病证，病在经络，涉及手太阳、手少阳经气紊乱，少阳少阴主枢（一枢一轴也）。

后溪穴最早见于《灵枢·本输》，系手太阳小肠经之输穴，“俞主体重节痛”，故后溪穴可用于治疗小肠经脉循行部位所发生的疼痛。后溪通于督脉，同时手太阳小肠经流注于足太阳膀胱经，具有疏通经络、调整气血的作用，古代多用于治疗各种疼痛性疾病的诊疗。养老为手太阳小肠经的郄穴，“阴经郄穴多治血证”“阳经郄穴多治痛证”。

韩碧英教授认为，手足三阴三阳与阴阳跻、阴阳维深藏的血气出于井，流于荥，注于输，过于原，行于经，并先后旁出络别缜密的交经，完成各脉相互依存的联系，由郄而出，入合于肘膝关节之处，以完成经络周而复始、环转流注方式。

韩碧英教授认为，郄穴不仅是治疗血证、痛证、急性病证的首选穴，在调节气血运行不畅时，除遵循“经络滞取原别交会”“住痛移痛取相交相贯之迳”之外，还应配合相关郄穴，促使经气运行流畅。针刺深度应选深刺，一寸针入七八分。

足少阳经绝骨穴为韩老的经验穴，根据“少阳主枢”，解枢折，利于邪气外出。用于治疗关节转动障碍。属“上病取下”，为远道刺。大杼穴属于足太阳膀胱经的腧穴，又为手足太阳、少阳经的交会穴，有宣通太阳、少阳经气的作用。

大椎位于督脉之上，高端之处为阳中之阳，督脉为阳脉之海，总督一身之阳气，是振奋督脉之阳气的要穴。阳气充实则筋骨坚，大椎有温经、通络止痛的功效。

《灵枢·经脉》云“上循臑外后廉，出肩解，绕肩胛，交肩上”。小肠经是先跟大椎交会，然后再返回肩背部；小肠经又与督脉的附分、大杼、大椎交会，小肠经正好分布在肩胛、背部。韩碧英教授认为，一条经脉发生病变时，不是孤立的一条经，会牵扯到周围联系的一些网络、支脉或者更小的孙络，如《标幽赋》云“住痛移疼取相交相贯之迳”，治疗疼痛一定要全面考量，慎重选穴。诸穴合用，共达祛邪通络止痛之功。

中国临床研究，2017, 9（23）：73-74.

韩碧英年谱

1940年，出生于吉林省辽源市。

1954年，全家迁居北京。

1956年，考入北京第八女子中学。

1961年，高中毕业，并考取北京中医学院（北京中医药大学前身）。

1962年，与叶成鹄相恋。

1963年，在北京国务院宿舍家中初见叶心清老中医，并得到指点。

1965年，在延庆实习期间，跟随尤炳忠老中医学习；在康庄实习期间，跟随任应秋、刘渡舟、程莘农、刘弼臣等老中医学习。

1967年，在宽街中医院跟随柴嵩岩老师学习，同年毕业。

1968年，与叶成鹄喜结连理。同年，被分配到甘肃宁县盘客公社卫生院。

1971～1972年，受到政治审查隔离，其间针刺治愈平子公社党支部书记，影响很大。

1976年，调回北京。10月赴北京矿务局大安山矿职工医院工作。

1979年，调至北京门头沟区矿务局医院。

1983年，被聘为北京矿务局职工医院护士学校教师。

1985年，调回广安门医院针灸科，任主治医师。

1986年，被聘为燕山函授中医大学教授。同年与叶成鹄完成《耳穴诊治法》一书的编写。

1987～1988年，担任中国针灸学会第四届理事会理事，中国针灸学会耳穴诊治委员会委员及北京针灸学会临床委员会委员等。

1989年，被美国纽约国际针灸学会聘为针灸客座教授。

1991年，赴西班牙工作1年，同年被南美洲中医研究学会聘为顾问；同年与叶成鹄共同完成并出版《实用灸法》。

1995年，晋升主任医师。

1999年，再次前往西班牙讲学一周，并因针灸贡献被赠予市徽。

2000年，退休。

2001年，被聘为北京全国针灸高级进修学校教师。

2000～2005年，被中央保健委员会聘为中央保健会诊专家。

2014年，被北京同仁堂中医院聘为专家门诊专家。